LEÇONS THÉORIQUES ET CLINIQUES

SUR LES

AFFECTIONS GÉNÉRIQUES

DE LA PEAU

OUVRAGES DU MÊME AUTEUR.

Recherches sur la nature et le traitement des teignes. Paris, 1853, in-8°, 3 planches sur acier.................................. 3 fr. 50

Cours de sémiotique cutanée, suivi de leçons théoriques et pratiques sur la scrofule et les teignes. Paris, 1856, in-8°...................... 2 fr.

Leçons théoriques et cliniques sur les affections cutanées parasitaires, professées à l'hôpital Saint-Louis, rédigées et publiées par A. Pouquet, interne des hôpitaux, et approuvées par le professeur. Paris, 1858, 1 vol. in-8° orné de 5 planches sur acier. (Épuisé.)

Leçons théoriques et cliniques sur les syphilides, considérées en elles-mêmes et dans leurs rapports avec les éruptions dartreuses, scrofuleuses et parasitaires, professées par le docteur Bazin, recueillies et publiées par Louis Fournier, interne de l'hôpital Saint-Louis, revues et approuvées par le professeur. Paris, 1859, 1 vol. in-8°........................... 4 fr.

Leçons théoriques et cliniques sur les affections cutanées de nature arthritique et dartreuse, considérées en elles-mêmes et dans leurs rapports avec les éruptions scrofuleuses, parasitaires et syphilitiques, professées par le docteur Bazin, rédigées et publiées par L. Sergent, interne des hôpitaux, revues et approuvées par le professeur. Paris, 1860, 1 vol. in-8°.......... 5 fr.

Leçons sur la scrofule, considérée en elle-même et dans ses rapports avec la syphilis, la dartre et l'arthritis. Paris, 1861, 1 vol. in-8°, deuxième édition, revue et considérablement augmentée..... .... 7 fr. 50

Leçons sur les affections cutanées artificielles et sur la lèpre, les diathèses, le purpura, les difformités de la peau, etc., professées à l'hôpital Saint-Louis, par le docteur Bazin, recueillies et publiées par le docteur Guénard, ancien interne des hôpitaux, etc. 1 vol. in-8°. Paris, 1862. 6 fr.

Paris. — Imprimerie de L. Martinet, rue Mignon, 2.

LEÇONS THÉORIQUES ET CLINIQUES

SUR LES

AFFECTIONS GÉNÉRIQUES

DE LA PEAU

PROFESSÉES

Par le Docteur E. BAZIN

Médecin de l'hôpital Saint-Louis, Chevalier de la Légion d'honneur, etc.

RÉDIGÉES ET PUBLIÉES

Par le Docteur Emile BAUDOT

Ancien interne de l'hôpital Saint-Louis.
Lauréat des hôpitaux et de la Faculté de médecine.

REVUES ET APPROUVÉES PAR LE PROFESSEUR.

PARIS

ADRIEN DELAHAYE, LIBRAIRE-ÉDITEUR,

PLACE DE L'ÉCOLE-DE-MÉDECINE,

1862

Tous droits réservés.

PRÉFACE

Ce n'était pas assez d'avoir fondé un nouvel enseignement de pathologie cutanée, il fallait encore prouver que cet enseignement était supérieur aux autres par les principes et la méthode, par des divisions plus logiques et plus pratiques des affections cutanées.

Le moyen le plus simple et le plus sûr en même temps d'arriver à ce but était de comparer nos classifications à celles des auteurs contemporains, de rapprocher nos descriptions de celles que ces mêmes auteurs ont données des affections de la peau.

Mais cette étude comparative ne pouvait avoir lieu qu'en se plaçant sur un terrain commun : de là, pour nous, la nécessité de passer en revue chacune des affections génériques de la peau. En effet, que l'on soit willaniste ou alibertiste, il n'en faut pas moins admettre l'érythème, l'eczéma, le lichen, etc.; jusque-là même tout le monde est d'accord : on ne l'est plus dès que l'on entre dans la description des espèces et des variétés.

Toutefois, pour ce qui est de la limitation des genres, en fait d'affections cutanées, j'ai dû, dans la plupart des cas, m'en rapporter à Willan qui, faisant une abstraction complète de l'idée de maladie, s'est montré plus exact dans la détermination des caractères objectifs des affections cutanées, plus sévère dans la circonscription des genres que les alibertistes.

Ainsi, pour Alibert, le psoriasis et l'eczéma sont deux espèces d'un même genre, le genre herpès; ce sont, il est vrai, deux modalités différentes de la dartre, mais qui ne se ressemblent en aucune manière sous le rapport des caractères objectifs, et par conséquent ne sauraient appartenir à un genre commun dont on doit retrouver les caractères dans toutes les espèces.

La pensée de faire d'une affection cutanée la traduction d'une seule maladie, et d'un trait de plume supprimer les genres pour ne voir dans ces affections que des affections propres, a fait tomber M. Hardy dans une erreur plus grande encore que celle dans laquelle était tombé son illustre maître Alibert, puisqu'il définit l'eczéma : une affection pouvant débuter par des vésicules, des pustules, des papules, des squames, des fissures, etc. Évidemment, il n'est plus possible de reconnaître un genre dans l'eczéma de M. Hardy : c'est la confusion de toutes les lésions cutanées élémentaires.

PRÉFACE.

J'ai donné une signification précise aux mots *genre* et *espèce* en pathologie cutanée. Le genre est l'affection commune à plusieurs maladies : l'espèce ne traduit sur la peau qu'une seule entité pathologique, et dans toutes les espèces on doit retrouver les caractères du genre.

Peut-être nous reprochera-t-on d'avoir reproduit des descriptions que nous avions données déjà dans des publications antérieures ; peut-être nous dira-t-on encore que notre méthode expose à de nombreuses répétitions, en ce qu'elle conduit à admettre autant de formes de maladies que ces dernières comptent de causes.

Il est facile de répondre à ces objections, et déjà, dans notre *Traité de la scrofule*, nous avons réfuté la dernière, en faisant observer que l'on confondait trop souvent cause et nature, et que si, par exemple, il était question de l'urticaire dans quatre ou cinq chapitres de notre livre, cela tenait uniquement à ce que l'urticaire est un symptôme et non une maladie.

Quant aux répétitions, le reproche pourrait être mérité si toutes nos publications ne faisaient qu'un seul ouvrage, mais elles forment autant de livres séparés, et le jour où, les réunissant toutes, nous pourrons offrir au public médical un corps de doctrine, un traité complet de pathologie cutanée, ces imperfections devront disparaître, et l'on pourra se convaincre alors qu'aucune des parties de l'ouvrage ne fait double emploi, n'empiète sur les parties voisines.

Dans cette étude comparative de nos doctrines avec celles de nos collègues, un grand écueil était à éviter : c'était de ne pas nous laisser entraîner par la passion, de ne pas permettre à notre enseignement oral, ni même à la plume du jeune médecin appelé à recueillir et à rédiger nos leçons, de dépasser les bornes d'une critique sévère, mais juste : au lecteur de décider si nous avons atteint ce but.

En tout cas si, à notre insu, nous avions été assez malheureux pour froisser l'amour-propre de quelqu'un des auteurs cités dans cet ouvrage, notre meilleure excuse serait d'invoquer la bonne foi que personne sans doute ne nous contesterait.

L'examen critique des doctrines professées par les autres dermatologistes doit inévitablement donner lieu à des controverses : ceci nous amène à dire quelques mots des débats scientifiques. Où la lutte doit-elle se passer? — Par qui doit-elle être jugée? Tels sont les points sur lesquels il y a divergence d'opinions.

La seconde question est facile à résoudre : un point plus ou moins litigieux sur un sujet spécial ne peut être bien jugé que par un homme compétent, c'est-à-dire par un médecin versé dans l'étude de la même spécialité.

Où la lutte doit-elle se passer? — Dans le sein d'une académie, dira-t-on, dans une feuille périodique...... Je crois l'un et l'autre terrain mal choisis, et je n'en veux pour preuve que l'échec de notre collègue M. Devergie qui a cru pouvoir m'attaquer, une première fois à la tribune académique, une seconde fois dans un journal de médecine.

Je reconnais sans peine que ce médecin distingué possède une tactique habile : diriger ses coups sur deux de ses collègues qui, sous sa plume, se trouvent toujours inséparablement unis; tel lui a paru, sans doute, le moyen le plus commode de les accabler tous deux. L'anathème est lancé sur le couple opposant, mais un seul adversaire est attaqué dans les généralités aussi bien que dans les détails. On promet, il est vrai, d'attaquer le second, mais on ajourne indéfiniment cette attaque, et le but est atteint, parce que l'on s'imagine que les projectiles qui ont frappé le premier ont quelque peu rejailli sur la tête du second.

Loin de moi la pensée de regretter le rapprochement qui a été fait de mon nom et de celui de mon savant collègue et ami le docteur Hardy : bien au contraire, je ne puis qu'être honoré d'une telle communauté; je dirai même que j'ai lu avec une grande satisfaction, la réponse habile que ce dernier s'est chargé de faire, dans un intérêt commun, aux attaques de M. Devergie.

Mais je n'étonnerai personne en affirmant que cette lutte avortée n'a produit aucun résultat. Les deux champions, craignant autant l'un que l'autre d'en venir aux mains, ont pris un soin égal d'éviter la rencontre, et le feu engagé par l'un dans la plaine de Grenelle ne pouvait guère atteindre l'autre qui livrait sa bataille dans la plaine Saint-Denis.

M. Devergie a signalé, avec cette justesse qui porte la conviction dans tous les esprits, les défauts des doctrines de M. Hardy. Avec un talent non moins remarquable d'exposition, M. Hardy a fait toucher du doigt les imperfections, je dirai plus, les excentricités des doctrines dermatologiques de M. Devergie, mais il n'a réfuté aucune des objections que lui avait adressées son redoutable antagoniste.

Les abonnés du journal dans lequel ces attaques ont eu lieu attendent toujours, et probablement attendront longtemps encore la suite du débat : on se rappelle que M. Devergie a annoncé une deuxième attaque, que M. Hardy a promis une seconde lettre.... Vaines promesses qui, sans doute, ne se réaliseront jamais. On en sera quitte pour dire au public que le rédacteur de la feuille est intervenu pour clore un débat qui commençait à fatiguer ses lecteurs.

A la tribune académique, je l'ai déjà dit, une lutte

sérieuse ne peut pas s'engager, à moins que les deux adversaires ne fassent tous deux partie de la docte assemblée, sans quoi les chances ne seraient pas égales, et d'un autre côté il est trop clair que les juges sont tout à fait incompétents dans des questions aussi spéciales.

Concluons donc que la critique n'a des allures franches et libres que dans les livres, et que là seulement elle peut se faire avec cette pleine indépendance et cette liberté absolue qu'exigent les discussions scientifiques.

Concluons aussi que le jugement de cette critique appartient exclusivement au public compétent, c'est-à-dire à ce public médical qui achète et lit les traités spéciaux, précisément parce qu'il veut se tenir au courant de la science.

Aussi, j'adjure ceux de mes confrères qui, ne partageant pas mes doctrines, se sentiraient disposés à m'attaquer, à le faire en champ clos dans des livres ou dans des brochures, où ils pourront donner libre carrière à leurs attaques, avec tous les développements nécessaires à leur argumentation : je serai toujours prêt à relever le gant et à combattre à armes égales, acceptant à l'avance toutes les chances de cette lutte scientifique.

Je ne puis terminer sans adresser tous mes remercîments à M. Baudot. La rédaction de ces leçons ne pouvait être mieux confiée qu'à la plume intelligente du médecin distingué qui a pris pour sujet de thèse les *doctrines médicales de l'hôpital Saint-Louis en* 1861, sujet qu'il a traité avec une grande supériorité de talent et une lucidité remarquable.

Je laisse à ce jeune confrère tout le mérite de la rédaction, mais j'assume sur moi la responsabilité des opinions émises, et si, comme j'en ai l'espoir, mes doctrines dermatologiques se vulgarisent, nul plus que lui n'aura droit à réclamer une large part dans les résultats obtenus.

15 avril 1862.

E. BAZIN.

LEÇONS

SUR LES

AFFECTIONS GÉNÉRIQUES

DE LA PEAU

PREMIÈRE LEÇON.

Messieurs,

En 1855, j'ai inauguré, dans l'enceinte où nous nous trouvons aujourd'hui réunis, un nouvel enseignement de pathologie cutanée, et, depuis cette époque jusqu'à ce jour, j'ai parcouru et minutieusement exploré toute l'étendue du domaine pathologique dont je vous avais assigné les limites et qui constitue une partie si importante de la nosographie.

Appliquant à l'étude de la dermatologie les doctrines médicales traditionnelles ; m'aidant des progrès immenses réalisés dans les sciences physiques, chimiques et naturelles ; mettant en usage les nombreux moyens d'investigation que le génie humain découvre chaque jour dans sa noble ardeur de reculer les bornes de la science, je pus sans peine diriger victorieusement mes attaques contre les travaux des médecins qui m'ont précédé dans la carrière ou la parcourent avec moi.

Aucune classification ne trouva grâce devant mes yeux : celle de Willan comme celle d'Alibert, celle de M. Rayer comme celles de mes collègues, toutes durent passer au crible d'une critique justement sévère et se voir successivement renversées, parce que toutes reposent sur des bases instables, sont entachées d'un vice radical, offrent en un mot la confusion de la maladie, l'affection, la lésion et le symptôme.

Je n'ai pas la prétention de passer en revue toutes les classifications qui, depuis Mercuriali jusqu'à M. Devergie, ont été successivement mises au jour par les médecins dont la plume s'est exercée sur la pathologie cutanée ; le temps ne me le permet pas, et d'ailleurs cette revue rétrospective, si elle n'était fastidieuse, serait au moins inutile, puisque toutes ces classifications peuvent être rattachées à trois classifications mères : celle de Willan, celle de M. Rayer, celle d'Alibert. Seules, ces classifications seront donc de notre part l'objet de quelque attention, et j'espère facilement vous démontrer la supériorité de celle que nous avons établie sur toutes ses aînées et ses contemporaines.

Classification sémiotique. — Willan s'engageant dans la voie que Plenk avait préparée dans son traité intitulé : *Doctrina de morbis cutaneis, quâ hi in suas classes, genera et species, rediguntur,* 1783, prit pour base de sa classification la lésion élémentaire à sa période d'état, et admit les huit classes suivantes : affections papuleuses, squameuses, exanthématiques, bulleuses, pustuleuses, vésiculeuses, tuberculeuses, maculeuses.

Cette classification du médecin anglais constitua un progrès évident au temps où elle fut émise, et présente aujourd'hui même une utilité incontestable pour l'étude des affections cutanées : aussi l'ai-je conservée, mais en la modifiant et en augmentant le nombre insuffisant de ses éléments, par l'addition de l'hypertrophie crypteuse, des tumeurs de la peau désignées sous les noms de *pian*, *mycosis fongoides*, du furoncle, et enfin du godet favique, éléments dont Willan n'avait pas fait mention dans sa classification. Toutefois, je me suis gardé, en l'acceptant, de tomber dans l'erreur de ce dermatologiste et d'un grand nombre de médecins : je ne l'ai pas considérée comme une classification des *maladies* de la peau, mais seulement des lésions cutanées élémentaires, et, si je vous conseille de graver dans votre mémoire le tableau de notre classification qui comprend ces lésions cutanées, et de rechercher toujours, en présence d'une affection de la peau, quel est l'élément primitif par lequel elle a débuté, je ne saurais trop vous engager aussi à ne pas vous satisfaire de ce diagnostic élémentaire, et à rechercher, en outre, et le genre et la nature de cette affection.

Nous avons remplacé les divisions willaniques, par une classification des lésions cutanées élémentaires et des affections génériques de la peau, qui a l'avantage de comprendre toutes les lésions cutanées; la voici :

PREMIÈRE LEÇON.

Classification sémiotique des lésions cutanées élémentaires et des affections génériques de la peau.

PREMIER ORDRE. — TACHES.

HÉMATEUSES ou SANGUINES.
- Intra-vasculaires . . { Congestives (érythèmes). / Inflammatoires (érysipèle).
- Extra-vasculaires . . { Pétéchies. / Purpura.

PIGMENTAIRES . . . .
- Hyperchromateuses (éphélide, nigritie, mélasma).
- Achromateuses (pélades).
- Dyschromateuses (vitiligo).

DEUXIÈME ORDRE. — BOUTONS.

SÉREUX . . . .
- Vésicules . . . . . .
  - Miliaire rouge.
  - Eczéma.
  - Sudamina.
  - Varicelle.
  - Herpès.
  - Hydroa.
- Bulles . . . .
  - Pemphigus.
  - Rupia.

PURULENTS . . . .
- Pustules . . . .
  - Phlysaciées. Ecthyma.
  - Psydraciées. { Miliaire blanche. / Impétigo. / Acné pustuleuse. / Mentagre pustuleuse.
- Furoncles.
- Abcès dermiques.

HYPERTROPHIQUES et HÉTÉROMORPHES. .
- Papules . . . . { Prurigo / Lichen.
- Tubercules . . . . . { Lupus. / Tubercules inflammatoires.
- Hypertrophies acnéiques . . . .
  - Acné varioliforme et pilaris.
  - Acné végétante.
  - Acné cornée.
- Affections propres. .
  - Plaque muqueuse, végétations.
  - Kéloïde.
  - Carcine.
  - Tubercules de la lèpre.
  - Pian.
  - Bouton d'Alep.

PARASITAIRES . . . .
- Eminence acarienne.
- Godet favique.

TROISIÈME ORDRE. — EXFOLIATIONS.

PARASITAIRES . . . .
- Croûtes faviques.
- Gaines blanches trichophytiques.

EXCRÉMENTITIELLES .
- Sébacée, acne sebacea.
- Epidermique.

INFLAMMATOIRES . . .
- Séro-albumineuse.
- Crustacée.
- Pseudo-membraneuse.

GANGRÉNEUSES.

QUATRIÈME ORDRE. — ULCÈRES.
>Excoriations.
>Fissures.
>Ulcérations.
>Ulcères proprement dits.

ORDRE SUPPLÉMENTAIRE. — CICATRICES.
>Cicatrices temporaires (maculatures).
>Cicatrices permanentes.

Classification anatomo-pathologique. — Ainsi, la classification de Plenk et de Willan n'est pas une classification des affections de la peau, mais seulement des lésions cutanées élémentaires et nous devons considérer comme rétrogrades les médecins qui l'acceptent et la défendent en l'envisageant sous le même point de vue que son auteur. M. Rayer est parti d'un principe différent de celui de Willan pour établir sa classification : d'après ce médecin, il est nécessaire de séparer les éléments constituants de la peau et d'en étudier ensuite les altérations; aussi divise-t-il les maladies de la peau en quatre classes, dont la première comprend celles qui sont propres à cette membrane elle-même, c'est-à-dire les inflammations, les sécrétions morbides, les congestions, les hémorrhagies, l'anémie, les névroses, les vices de conformation ;

La deuxième, celles qui ont pour siége les dépendances de la peau, c'est-à-dire les altérations des ongles et des poils ;

La troisième, celles qui sont causées par la présence des corps étrangers qui peuvent s'y développer, qu'ils soient animés ou non ;

La quatrième, les maladies primitivement étrangères à la peau, mais qui lui impriment parfois des altérations toutes spéciales.

Pour nous, messieurs, la classification de M. Rayer n'est

pas plus une classification de maladies que celle de Willan, mais seulement une classification anatomo-pathologique ; elle nous offre le même vice radical que nous avons signalé dans son aînée : la confusion de la maladie avec l'affection, la lésion et le symptôme. Cependant, envisagée au point de vue de l'anatomie pathologique, elle mérite d'être conservée, et notre deuxième tableau vous représente cette classification avec les modifications que nous avons cru devoir y apporter ; le voici :

Classification anatomique des lésions de la peau.

LÉSIONS DU DERME.
- SOLUTIONS DE CONTINUITÉ : Plaies. Déchirures. Ulcères.
- CORPS ÉTRANGERS :
  - Animés : Poux et acares. Végétaux mycodermiques.
  - Inanimés : Crasses, etc.
- CONGESTIONS et INFLAMMATIONS :
  - Exanthémateuses : Erythème, roséole, urticaire, rougeole, scarlatine, érysipèle.
  - Bulleuses : Pemphigus, rupia.
  - Vésiculeuses : Miliaire, hydroa, sudamina, varicelle, eczéma, herpès.
  - Pustuleuses : Ecthyma, impétigo, miliaire blanche, variole, vaccine.
  - Furonculeuses : Orgelet, clou, anthrax.
  - Phlegmoneuses : Abcès dermique, etc.
  - Gangréneuses : Pustule maligne, charbon, etc.
  - Papuleuses : Strophulus, lichen, prurigo.
  - Tuberculeuses : Tubercule inflammatoire.
- HÉMORRHAGIES : Ecchymoses, vibices, pétéchies, purpura, dermatorrhagie.
- LÉSIONS DE NUTRITION : Lupus, carcino, tubercules éléphantiasiques, etc.
- VICES DE CONFORMATION : Hypertrophie et atrophie, nævi vasculaires, verrues, nævi hypertrophiques.

LÉSIONS DU PIGMENT.
- Achromie : Pélades.
- Hyperchromie : Nævi pigmentaires, taches syphilitiques, nigritie, mélasma, etc.
- Dyschromie : Vitiligo.

LÉSIONS DE L'ÉPIDERME. Ichthyose, appendices cornées, tylosis.

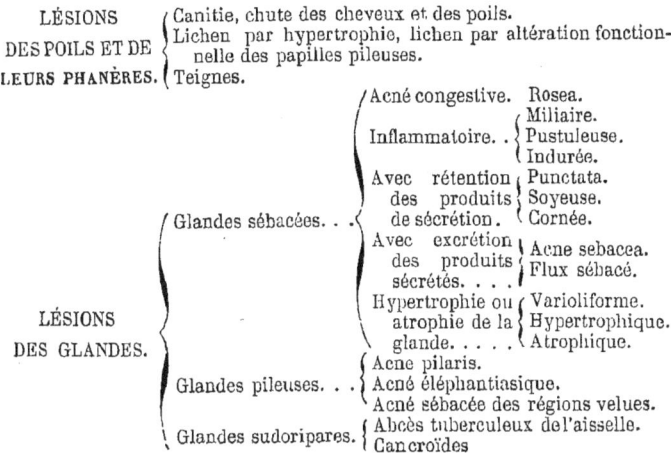

Classification des affections spéciales. — Alibert entrevoyant les imperfections de la classification anatomique de Willan, conçut l'idée de grouper les affections de la peau selon une méthode naturelle, en réunissant dans une même classe toutes celles qui pouvaient être rattachées les unes aux autres par les liens de causalité, de marche, de terminaison et de traitement identiques. Mais parvint-il à fonder une classification naturelle? Je n'hésite pas à répondre négativement.

Le célèbre professeur, adoptant les expressions populaires de *teigne* et de *dartre*, en fit deux grandes classes comprenant, la première, les maladies du cuir chevelu, et la deuxième, les maladies nombreuses et variées qui peuvent exister sur le reste du tégument externe ; en outre, il avait admis les neuf classes suivantes : les pliques, les éphélides, les cancroïdes, les lèpres, les pians, les ichthyoses, les syphilides, les psorides, les scrofules ; enfin il avait établi les subdivisions de ces classes en prenant pour base la lésion locale prédominante : les dartres, par exemple, offraient les variétés furfuracée, squameuse, crustacée, rongeante, pustuleuse....; la teigne, les variétes faveuse, granulée, furfuracée, amiantacée...

Ne vous semble-t-il pas que cette classification ne répond nullement aux principes que l'auteur y avait inscrits en tête? Les teignes comprennent-elles des affections de même nature, ou au contraire des affections scrofuleuses, dartreuses, parasitaires..., c'est-à-dire de nature différente? Le seul lien qui les unit n'est-il pas exclusivement anatomique? La seule notion de siége au cuir chevelu, qu'entraîne à sa suite l'expression *teigne*, n'est-elle pas insuffisante à vous donner une idée de la marche, de la durée, du traitement convenable de l'affection? Ces réflexions enfin ne sont-elles pas applicables à la plupart des autres groupes de sa classification?

En 1832, Alibert créa une classification nouvelle, mais basée sur les mêmes principes, enfanta son arbre des dermatoses qui comprenait douze classes, les dermatoses : 1° eczémateuses; 2° exanthémateuses; 3° teigneuses; 4° dartreuses; 5° cancéreuses; 6° lépreuses; 7° véroleuses; 8° strumeuses; 9° scabieuses; 10° hémateuses; 11° dyschromateuses; 12° hétéromorphes.

Chacune de ces classes comprenait un nombre variable d'affections, dont voici l'énumération :

1° Eczémateuses.— Érythème, érysipèle, pemphix (pemphigus), zoster, phlyzacia (ecthyma), cnidosis (urticaire), épinyctide, variété de lichen herpétique nocturne, olophlyctide (herpès phlycténoïde), ophlyctide, pyrophlyctide (pustule maligne), furoncle et charbon.

2° Exanthémateuses. — Variole, vaccine, clavelée (petite vérole des moutons), varicelle, nirle (exanthème papuleux lenticulaire de vingt-quatre à trente-six heures, succédant souvent à la rougeole), roséole, rougeole, scarlatine, miliaire.

3° Teigneuses. — Achor (teigne muqueuse), trichoma (plique polonaise), porrigine (pityriasis et eczéma chroniques, porrigo decalvans).

4° Dartreuses. — Herpès, varus (acné), mélitagre, esthiomène.

5° Cancéreuses. — Carcinome, kéloïde.

6° Lépreuses. — Leuce (lèpre des Hébreux), spiloplaxie (malemort des arabistes), radezyge (lèpre du nord), éléphantiasis.

7° Véroleuses. — Syphilides, mycosis (*pian* et *frambœsia*).

8° Strumeuses. — Scrofule, farcin.

9° Scabieuses. — Prurigo, gale.

10° Hémateuses. — Pétéchies, péliose (purpura).

11° Dyschromateuses. — Panne (taches de rousseur, pityriasis versicolor, nigra), achromie.

12° Hétéromorphes. — Verrues, dermatolysie (*cutis lapsus*), onygose (touriole), næve (*nævus maternus*), tylose (cors aux pieds), ichthyose.

Est-il besoin d'insister sur les défauts de cette classification et de vous démontrer que la plupart des affections de chacune de ces classes n'ont aucun droit à se trouver les unes à côté des autres (érythème et érysipèle, classe des dermatoses eczémateuses ; porrigo decalvans et eczéma, classe des dermatoses teigneuses ; scrofules et farcin, classe des dermatoses strumeuses, etc.) ?

Concluons donc en affirmant que l'idée d'une classification naturelle régna sans doute dans l'esprit d'Alibert, mais ne reçut jamais sa parfaite exécution. Comment pouvait-il en être autrement? Alibert ne confondait-il pas aussi la maladie, l'affection, la lésion et le symptôme? n'était-il pas aussi organicien que Willan et ses sectateurs?

Nous avons remplacé cette classification par le grand tableau suivant, d'après lequel nous admettons deux classes : la première comprenant les affections de la peau en voie d'évolution (affections pathologiques de cause interne ou externe) ; la deuxième, les affections de la peau arrêtées dans leur évolution (affections stationnaires, difformités congénitales et acquises).

Voici ce tableau :

PREMIÈRE CLASSE.

Affections de la peau en voie d'évolution (affections pathologiques).

Ier ORDRE. — AFFECTIONS DE CAUSE EXTERNE.

Ire SECTION. — **Affections déterminées par une cause mécanique ou physique.**

1° Instruments piquants, tranchants, contondants............	Plaies simples ou compliquées, ecchymoses, thrombus, etc.
2° Piqûres ou morsures d'animaux non venimeux, non parasites.....	Piqûres de punaises, rougets, etc.
3° Calorique...............	Tous les degrés de la brûlure, depuis l'érythème et le coup de soleil jusqu'à l'eschare.
4° Froid..................	Depuis l'engelure jusqu'à la congélation.
5° Électricité, caustiques.........	Depuis la sugillation jusqu'à la carbonisation par la foudre.
6° Pression lente.............	Érythème par décubitus, peau adossée, ongle incarné, crasses non parasitaires, tylosis.

IIe SECTION. — **Affections provoquées** (action non immédiate).

A. AFFECTIONS PROVOQUÉES DIRECTES.

1° Circumfusa, applicata,.........	Éphélide solaire, furfuration et chair de poule permanente par le froid éruption papulo-pustuleuse.

2° Maniement de substances corrosives, âcres (professions nuisibles). . . . Gale des épiciers, des boulangers, éruptions propres aux ébénistes, teinturiers, ouvriers en fleurs artificielles, papiers peints, marbriers, etc.

3° Application de substances irritantes, frictions de même nature dans un but thérapeutique, expérimental ou de simulation . . . . Tous les degrés et toutes les formes de la dermite.

4° Inoculation de matières putrides, vénéneuses, virulentes . . . . Puce maligne, charbon, etc., piqûres ou morsures d'animaux venimeux. — Chancres syphilitiques, pustules varioliques, vaccinales aux points d'inoculation.

5° Produits de sécrétion normale ou anormale à la surface du corps ou dans son intérieur, agissant comme corps étrangers (sueur, mucus nasal, vaginal, ichor dans le cancer, bile dans l'ictère, sang dans le purpura). . . . . Eczéma des ouvertures nasales, prurigo ictérique, etc.

6° Animaux et végétaux parasites . . . Gale, phthiriasis, teignes et crasses parasitaires (favus, herpès, mentagre trichophytique.

B. Affections provoquées indirectes (affections pathogénétiques).

1° Substances alimentaires . . . . . . Urticaria ab ingestis, érythème pellagreux, ergotique, acrodynique, etc.

2° Agents médicamenteux ou toxiques introduits dans le corps dans un but thérapeutique, expérimental ou criminel . . . , ... Tous les degrés et toutes les formes de la dermite par l'usage interne du soufre, de l'arsenic, du mercure, etc.

IIe ORDRE. — Affections de cause interne.

Ire SECTION. — Affections pestilentielles.
Pétéchies, charbon, éruption de la suette.

IIe SECTION. — Affections fébriles.
Taches bleues, taches rosées lenticulaires, sudamina.

IIIe SECTION. — Affections exanthématiques.
Eruptions morbilleuse, scarlatineuse, varioleuse.

IVe SECTION. — Affections pseudo-exanthématiques.
Eruptions ortiée, roséolique, zostérique, pemphigoïdique.

Vᵉ SECTION. — Affections phlegmasiques.

Eruption de l'érysipèle.

VIᵉ SECTION. — Affections hémorrhagiques.

Purpura simplex, hæmorrhagica.

VIIᵉ SECTION. — Affections symptomatiques des maladies constitutionnelles.

HERPÉTIDES (dartre). — A. Pseudo-exanthématiques.

Erythémateuses. . . . 1° Roséole ; 2° urticaire ; 3° pityriasis rubra herpétique.
Vésiculeuses. . . . . . 1° Eczéma rubrum généralisé ; 2° herpès dartreux ; 3° zona dartreux.
Bulleuses . . . . Pemphigus aigu.

B. Sèches.

Erythémateuses. . . . 1° Cnidosis ; 2° épinyctide.
Squameuses. . . . . . 1° Pityriasis; 2° psoriasis.
Boutonneuses . . . . . 1° Prurigo ; 2° lichen.

C. Humides.

Vésiculeuses . . . . . Eczéma herpétique.
Bulleuses . . . . Pompholix herpétique.
Puro-crustacées. . . . 1° Mélitagre herpétique ; 2° ecthyma ; 3° furoncles.

ARTHRITIDES (arthritis). — A. Pseudo-exanthématiques.

Erythémateuses. . . . 1° Erythème noueux; 2° urticaire arthritique ; 3° pityriasis rubra arthritique.
Vésiculeuses. . . . . . 1° Herpès arthritique ; 2° zona arthritique.
Bulleuses . . . . Pemphigus arthritique.

B. Sèches.

Erythémateuses. . . . 1° Erythème papulo-tuberculeux arthritique ; 2° intertrigo id.; 3° cnidosis id.; 4° couperose id.
Squameuses. . . . . . 1° Pityriasis arthritique ; 2° psoriasis id.
Boutonneuses. . . . . 1° Prurigo arthritique; 2° lichen id.; 3° acné id.

C. Humides.

Vésiculeuses . . . . . 1° Hydroa arthritique; 2° eczéma id.
Bullo-lamelleuses. . . Pompholix arthritique.
Puro-crustacées. . . . 1° Sycosis arthritique ; 2° ecthyma id.; 3° furoncles id.

SCROFULIDES (scrofule). — A. Scrofulides bénignes.

Erythémateuses. . . . 1° Engelure scrofuleuse ; 2° érythème induré ; 3° couperose.
Boutonneuses. . . . . 1° Strophulus; 2° prurigo mitis ; 3° lichen agrius ; 4° acné (éléphantiasique, varioliforme, indurée).
Exsudatives. . . . . . 1° Sébacée (acné); 2° impétigineuse (impétigo); 3° eczémateuse (eczéma).

B. Scrofulides malignes.

Erythémateuses. . , . 1° Lupus érythémateux ; 2° lupus acnéique.
Tuberculeuses. . . . . 1° Inflammatoire ; 2° fibro-plastique (simple et hypertrophique); 3° molluscum.
Crustacées-ulcéreuses. 1° Inflammatoires (ecthyma et rupia scrofuleux, impétigo rodens) ; 2° fibro-plastique (lupus exedens).

SYPHILIDES (syphilis). — A. Affections propres.

1° Végétations ; 2° plaques muqueuses; 3° chancres ; 4° pseudo-chancre.

B. Affections communes (syphilides proprement dites).

Exanthématiques. . . 1° Erythémateuse (maculée, granulée, squameuse) ; 2° papulo-tuberculeuse (lenticulaire, miliaire) ; 3° pustuleuse (phlyzaciée, lenticulaire, miliaire) ; 4° vésiculeuse (varicelliforme).
Circonscrites . . . . . 1° Tuberculeuse (en groupes, en anneaux, squameuse ; 2° pustulo-crustacée (éparse, en groupes, miliaire); 3° papulo-vésiculeuse (éparse, en corymbes, en cercles).
Ulcéreuses. . . . . . . 1° Puro-vésiculeuse (disséminée, forme maligne); 2° tuberculo-ulcéreuse (en groupes, serpigineuse) ; 3° gommeuse (éparse, en groupes).

LÉPROÏDES (lèpre). — A. Affections propres.

1° Maculeuse (bronzée, purpurine, blanche) ; 2° hypertrophique (tubercule dermoïde, sclérodermie lépreuse, stéatome tsarathique); 3° ulcéreuse.

B. Affections communes.

1° Bulleuse (pemphigus tsarathique) ; 2° vésico-pustuleuse ; 3° furfuracée.

VIII° SECTION. — Affections symptomatiques des diathèses

1° DIATHÈSES A PRODUITS INFLAMMATOIRES (hémorrhagique, purulente, gangréneuse, etc.).

Purulente simple . . . Eruption pustuleuse de l'infection purulente.
Purulente spécifique . 1° Equinia maligna (morve) ; 2° farcin.

2° DIATHÈSES A PRODUITS HOMŒOMORPHES (séreuse, albumineuse, calcaire, etc.).

N'ont que fort peu de manifestations sur la peau et sont du ressort de la médecine ordinaire.

3° DIATHÈSES A PRODUITS HÉTÉROMORPHES.

Fibro-plastique. . . . 1° Sclérodermie; 2° kéloïde ; 3° tumeurs fibro-plastiques.
Tuberculeuse. . . . . Tubercule cutané.
Fongoïdique. . . . . . 1° Mycosis fongoïde ; 2° fongus acnéique ; 3° tumeurs érectiles.
Epithéliomatique. . . 1° Cancroïde verruqueux ; 2° cancroïde tuberculeux ; 3° cancroïde ulcératif.
Cancéreuse . . . . . . 1° Carcine globuleuse ; 2° carcine squirrho-tuberculeuse ; 3° carcine médullaire.

DEUXIÈME CLASSE.

Affections de la peau arrêtées dans leur évolution, stationnaires.
(Difformités congénitales et acquises.)

I⁽ᵉʳ⁾ ORDRE. — DIFFORMITÉS ARTIFICIELLES PROVOQUÉES (DE CAUSE EXTERNE).

A. Difformités de cause directe.

Ephélide ignéale, tatouage.

B. Difformités par cause indirecte (action pathogénétique).

Teinte bronzée du nitrate d'argent, teinte bleue des ongles par l'indigo.

II⁽ᵉ⁾ ORDRE. — DIFFORMITÉS SPONTANÉES (DE CAUSE INTERNE).

I⁽ʳᵉ⁾ SECTION. — Maculeuses.

A. Maculeuses pigmentaires

Hyperchromie . . . . 1° Ephélide lenticulaire ; 2° nigritie ; 3° nævi pigmentaires ; 4° mélasma.
Achromie. . . . . . . 1° Albinisme ; 2° leucopathie (partielle ou générale).
Dyschromie. . . . . . Vitiligo (congénital ou accidentel, partiel ou général).

B. Maculeuses vasculaires.

1° Nævus flammæus ; 5° nævus araneus ; 3° nævus a pernione.

II⁽ᵉ⁾ SECTION. — Boutonneuses hypertrophiques.

A. Boutonneuses.

1° Nævus boutonneux ; 2° molluscum ; 3° verrue.

B. Hypertrophiques.

1° Nævus hypertrophique (chalazodermie); 2° hypertrophie cutanée ; 3° éléphantiasis arabe.

III⁽ᵉ⁾ SECTION. — Exfoliatrices.

Ichthyose.

IV⁽ᵉ⁾ SECTION. — Atrophiques et ulcéreuses.

Atrophie congénitale et absence d'une ou de plusieurs couches de la peau.

V⁽ᵉ⁾ SECTION. — Cicatrices.

Cicatrices permanentes.

Cette classification ne se distingue pas seulement des précédentes par quelques légères additions, c'est une transformation complète : nous avons fait table rase de toutes celles qui avaient été émises avant nous, et construit sur leurs ruines un édifice auquel les progrès de la science apporteront peut-être quelques modifications, mais dont les bases résisteront aux efforts du temps.

Vous me demanderez probablement sur quelles preuves je m'appuie pour assigner cette supériorité à notre enseignement et à nos doctrines.

Sans doute, si nos collègues avaient unanimement adopté les idées que nous professons, vous vous inclineriez devant cet hommage rendu par des autorités aussi imposantes. En est-il donc ainsi?

La séparation que nous nous efforçons d'établir entre l'affection et la maladie a-t-elle été acceptée? Nullement.

Les médecins de cet hôpital ont-ils reconnu les différences qui séparent, selon nous, les maladies constitutionnelles et les diathèses? En aucune façon. Mais alors, si nos doctrines sont tellement supérieures, d'où vient donc la réprobation dont elles sont l'objet?

Ne savez-vous pas que toutes les réformes, qu'elles soient scientifiques ou politiques, ne sont pas généralement accueillies avec faveur, mais plus souvent, au contraire, systématiquement repoussées, soit qu'elles blessent les croyances et froissent l'amour-propre, soit qu'elles viennent dévoiler les erreurs que l'on a professées pendant vingt-cinq ans de sa vie? Ignorez-vous que la plupart de nos grandes découvertes ont été regardées comme autant de paradoxes par la génération contemporaine?

Cependant, messieurs, toutes les innovations que j'ai apportées dans la pathologie cutanée n'ont pas été rejetées : les affections parasitaires ont été successivement admises par MM. Hardy, Gibert et Devergie, et l'un de nos collègues a même imprimé que la dermatologie nous était redevable du seul progrès important que puisse revendiquer notre époque. Mais, tout en acceptant nos opinions, en nous prodiguant des louanges, on ne put s'empêcher de faire des restrictions : on se demanda si nous n'avions pas trop étendu le domaine des affections parasitaires; on manifesta la crainte de nous voir parcourir, sans nous arrêter, la voie du parasitisme et rattacher à cette cause la plupart des affections cutanées. Le temps s'est chargé de faire taire ces craintes chimériques, et la division des affections cutanées en affections parasitaires, artificielles et constitutionnelles, a démontré le peu de fondement de ces assertions prématurément émises.

Les affections artificielles, dont on ne saurait dire aujourd'hui qu'elles sont encore un sujet d'études, puisque nous en avons fait l'histoire complète dans nos leçons de l'année dernière, sont aussi généralement adoptées que les affections parasitaires, et ont pris une place qu'on ne saurait désormais leur enlever dans le cadre nosologique.

Déjà les affections pathogénétiques ont été moins favorablement accueillies par le public médical. D'où vient cette différence d'appréciation, si ce n'est de ce fait, que l'existence des affections parasitaires et artificielles est évidente, palpable, pour ainsi dire, puisque la cause tombe sous les sens, et que la maladie se confond avec l'affection qui en est l'expression, tandis que la relation de cause à effet, qui existe entre le médicament ingéré et l'éruption cutanée frappe moins les yeux et l'esprit ; si ce n'est parce que les médecins ignorant le plus ordinairement la nécessité d'une prédisposition spéciale pour que l'ingestion du copahu ou de l'arsenic, par exemple, soit suivie d'une éruption cutanée, et ne constatant pas toujours cette éruption après l'administration de ces médicaments, sont portés à la nier ou à la regarder comme pathologique.

Que de fois n'ai-je pas observé des éruptions copahiques que l'on avait considérées comme syphilitiques !!! Mais, soyez-en convaincus, le même sort qu'éprouvèrent les affections parasitaires et artificielles est réservé aux affections pathogénétiques, et quelques années ne s'écouleront pas avant qu'elles soient universellement adoptées.

Mais si l'on a admis l'existence des affections parasitaires et artificielles, on n'en a pas moins repoussé nos doctrines ; et qu'est-il advenu de cette adoption des faits d'une part, et du rejet des idées fondamentales de l'autre, sinon que l'on a fait entrer, contre toutes les lois naturelles, dans la classification de Willan, nos affections parasitaires et artificielles, étonnées, sans doute, de se trouver au milieu d'êtres aussi dissemblables que ceux qui les entouraient ; ouvrez plutôt les ouvrages contemporains, celui de M. Gibert par exemple, ne trouvez-vous pas la gale placée à côté des affections vésiculeuses, de l'eczéma et de l'herpès ; la mentagre parasitaire à côté de l'acné.

Les médecins qui ont admis l'existence des affections parasitaires et celle des affections artificielles n'en ont donc pas moins commis une erreur capitale en voulant placer ces affections dans un cadre suranné ; d'ailleurs, aveu bien triste à faire, les hommes qui condamnent nos doctrines ne les connaissent pas ou ne se sont pas donné la peine de les approfondir, et les rejettent systématiquement parce qu'elles sont en désaccord avec celles qu'ils professent... N'avons-nous pas vu dernièrement un médecin dont la plume avait fait un éloge pompeux de nos leçons sur les affections parasitaires, dans une feuille périodique, critiquer et rejeter sans appel notre arthritisme, prétendant que nous avions détruit d'une main ce que nous avions fait de l'autre, médecin complétement étranger à la dermatologie, ne l'ayant jamais étudiée sérieusement, et qui, en repoussant l'arthritis, repoussait seulement la doctrine que nous professons à son sujet !

Cependant, messieurs, il existe aujourd'hui un assez grand nombre de jeunes médecins distingués qui ont accepté franchement nos idées, les défendent chaque jour, travaillent même au couronnement de l'édifice que nous avons construit. Je suis heureux de pouvoir vous signaler spécialement M. Allard, médecin inspecteur des eaux de Royat, qui, dernièrement encore, a publié une brochure sur l'arthritisme viscéral.

Tel est aujourd'hui l'état des esprits à l'égard des affections parasitaires et artificielles ; il me reste maintenant à vous énumérer les objections qui ont été dirigées contre notre classe d'affections de cause interne, et à les renverser successivement.

Toutefois, je ne puis m'empêcher de revenir tout d'abord sur une accusation dirigée contre nous par des hommes de talent, et de laquelle je me suis déjà plus d'une fois disculpé ; on a prétendu que la division des affections cutanées en deux grandes classes : affections de cause interne et affections de cause externe, n'était pas neuve, et qu'elle était simplement renouvelée de Lorry.

Il faut, en vérité, avoir bien mal lu cet auteur pour avancer une telle proposition ! Non, messieurs, les divisions de Lorry ne sont pas les nôtres ; non, vous ne retrouverez pas en lisant ses œuvres, nos classes, nos genres, nos espèces !

Lorry était un médecin humoriste, et pour lui toute affection reconnaissait pour cause un vice humoral dont l'action était directe ou indirecte : tantôt, en effet, le principe morbide provenait d'un point plus ou moins éloigné de la peau, et déterminait à la surface de cette membrane des affections variées (*propellit ad cutem*), tantôt au contraire, né de la peau, il allait infecter tout le reste de l'économie. Y a-t-il dans ces idées quelque analogie avec nos maladies constitutionnelles ?

Sans doute, vous trouverez dans l'ouvrage de Lorry un chapitre consacré à l'histoire de la teigne ; mais ce dermatologiste attribuait cette maladie à un vice humoral, tandis que nous avons démontré qu'elle était due à l'existence d'un parasite végétal.

Sans doute, il admettait les affections causées par les parasites animaux ; mais, pour lui, la présence d'un corps étranger animé était chose secondaire, et l'altération seule des humeurs était capable d'engendrer ou d'entretenir à la surface du corps le parasite animal, tandis que nous n'admettons pas la génération spontanée, et que notre thérapeutique est surtout dirigée contre l'*acarus*, les *pediculi*...

Enfin, vous chercherez vainement dans son traité la description des affections artificielles.

Ce n'est donc pas à Lorry que nous avons emprunté notre classification, et à nous seul revient justement l'honneur de l'avoir fondée. Mais, si nous sommes désormais dégagé de toute accusation de plagiat, il ne s'en dresse pas moins devant nous de nombreuses objections dont nous devons vous démontrer la faiblesse et le peu de fondement.

On nous a reproché d'avoir placé parmi les maladies dues à une cause interne, la syphilis, maladie toujours consécutive à l'inoculation d'un virus. Nous répondrons à nos adversaires : le virus est un produit, un effet de la maladie et non sa cause; pour expliquer son existence, il faut, de toute nécessité, admettre une première maladie spontanément survenue et ayant engendré un premier virus, dont l'inoculation a été capable de déterminer consécutivement la maladie dont il était l'effet ; enfin, pour expliquer la maladie spontanée, il faut admettre aussi l'existence d'une cause interne inconnue dans son essence, mais révélée par ses effets.

D'ailleurs il n'est pas un médecin qui ne fasse de la maladie un être abstrait et non un être concret ; mais si la syphilis se trouve contenue en germe dans le pus virulent du chancre, la maladie ne doit-elle pas être regardée comme un être concret? conclusion évidemment absurde.

Non, la syphilis n'est pas une maladie virulente ; non, elle ne consiste pas plus dans le virus syphilitique que la rage dans le virus rabique, la variole dans le virus varioleux ! Seule, d'ailleurs, notre manière d'envisager cette maladie peut nous expliquer pourquoi nous observons des cas de syphilis d'une bénignité remarquable et des exemples d'une malignité effrayante ; pourquoi, chez ce malade, les affections spécifiques disparaissent sous l'influence du traitement le plus simple, tandis que chez celui-là, elles sont rebelles à tous les agents thérapeutiques dont nous pouvons disposer.

Les autres maladies constitutionnelles, la dartre et l'arthritis, sont restées moins vierges encore que la syphilis d'attaques et de critiques.

Trois objections principales nous ont été adressées :

1° Vous ignorez complétement la cause des maladies constitutionnelles, et pour l'expliquer vous admettez l'existence imaginaire d'une diathèse. Vous remplacez par une nouvelle hypothèse celle des anciens auteurs, et mieux eût valu accepter leur virus, leur vice humoral.

2° Qu'est-ce qu'une maladie qui se compose d'affections variées, multiples, apparaissant à des intervalles éloignés les uns des autres ? A ce titre, il existe plus de malades que de personnes bien portantes ! Pour nous, toutes les affections que vous rattachez à une seule et unique maladie, dite constitutionnelle, forment autant d'entités morbides distinctes et indépendantes.

3° La catégorisation des dartres est impossible.

Première objection. — La diathèse à l'aide de laquelle vous voulez expliquer les maladies constitutionnelles n'existe pas, m'a-t-on objecté ; mais, messieurs, je n'ai jamais émis une opinion contraire ; et si vous avez lu mes leçons sur la dartre et l'arthritis, vous avez dû remarquer que je n'ai pas usé de plus de ménagements envers la diathèse qu'à l'égard des virus et du vice humoral ; que j'ai cherché à démontrer qu'il était inutile d'admettre, avec Chomel, deux sortes de causes internes, toutes deux inconnues dans leur essence, la prédisposition latente et la diathèse ; qu'il n'était pas utile de multiplier ainsi les inconnues étiologiques ; que, cherchant en quoi la diathèse différait de la prédisposition latente dans la doctrine de Chomel, j'ai écrit :

« La diathèse présente cette seule différence qu'elle est
» commune à plusieurs maladies. Mais ne voyez-vous pas
» que toutes ces maladies, identiques dans leur nature, qui
» existent ensemble ou se développent successivement sur
» le même sujet, qui procèdent de la même disposition
» inconnue dans son essence, ne voyez-vous pas que toutes
» ces maladies ne sont que des symptômes ou des lésions
» que Chomel prend pour des maladies ? En réalité, il y a
» une prédisposition latente, une et indivisible, pour chaque
» espèce morbide, et il n'y a point de prédisposition latente
» commune à plusieurs maladies. Il est donc inutile d'ad-
» mettre la diathèse comme une cause interne de maladie
» distincte de la prédisposition latente. »

Cependant, messieurs, si nous n'admettons pas la diathèse dans le sens traditionnel, nous avons néanmoins conservé cette expression ; mais, pour nous, elle est synonyme de maladie, et nous définissons la diathèse : « une maladie aiguë ou chronique pyrétique ou apyrétique,
» continue ou intermittente, contagieuse ou non conta-
» gieuse, caractérisée par la formation d'un seul produit
» morbide, qui peut avoir son siége indistinctement dans
» tous les systèmes organiques. » (Exemple : diathèses tuberculeuse, cancéreuse, etc.)

Deuxième objection. — On a prétendu que nos unités pathologiques n'existaient pas et que l'on devait considérer comme maladies distinctes les affections que nous rattachons à une seule entité morbide. D'où vient donc que des médecins distingués se plaisent ainsi à démembrer les maladies constitutionnelles, à rompre le faisceau des affections qu'elles comprennent?

Trois causes, je pense, peuvent être assignées à cette tendance de l'esprit médical de notre époque.

Les affections dépendant de maladies constitutionnelles étant séparées, dans leur apparition, par des intervalles de temps assez éloignés, on oublie les liens qui les unissent ; on ne recherche pas, en présence d'une affection, si d'autres ne l'ont pas précédée, qui ont apparu dans les mêmes conditions, cessé sous l'influence d'un traitement identique, et on les regarde toutes comme des maladies indépendantes et distinctes.

Ce démembrement n'a jamais existé pour les maladies aiguës, parce que l'on suit mieux alors la filiation des affections, on reconnaît plus facilement les liens qui les rattachent les unes aux autres.

En vain, les chefs de la médecine organopathique chercheront à démontrer que la fièvre typhoïde peut se décomposer en un certain nombre d'états pathologiques distincts, ils prêcheront dans le désert, et ne recueilleront jamais que des sourires d'incrédulité ; seul, le terrain des maladies constitutionnelles leur offre un champ de bataille où ils peuvent en apparence faire flotter victorieusement leur drapeau.

Cependant, messieurs, ne suffisait-il pas de considérer

les affections syphilitiques, si distantes les unes des autres, si différentes dans leur modalité, et néanmoins rattachées à une cause générale et unique, pour admettre les affections dartreuses et arthritiques ?

La deuxième cause de ce démembrement consiste dans la modalité différente des affections : lorsqu'existe une névrose, l'épilepsie, l'hystérie par exemple, les accès sont éloignés les uns des autres, mais conservent toujours leur physionomie caractéristique ; aussi, n'a-t-on jamais cherché à en former autant d'êtres indépendants ; mais quand les affections présentent une modalité différente, on oublie facilement le point de départ, et on brise la chaîne qui les unit les unes aux autres... Ainsi est-il advenu pour les maladies constitutionnelles !

Enfin, la troisième cause que j'assigne au démembrement de ces maladies consiste dans la substitution de la médecine organopathique à la médecine traditionnelle. D'après cette doctrine, qui compte au nombre de ses représentants les plus illustres, Bichat et Pinel, l'étude de l'anatomie et de la physiologie peut seule nous donner la clef des phénomènes pathologiques, et le traitement d'une maladie doit être basé sur le degré de l'irritabilité de l'organe malade et celui de l'affection locale ; en un mot, il n'existe plus de maladies, mais seulement des lésions et des symptômes, partant plus de thérapeutique générale, mais seulement un traitement local.

Cependant, messieurs, une même affection ne présente-t-elle pas une physionomie toute différente, des allures toutes particulières, suivant les individus, les circonstances étiologiques, épidémiques... physionomie, allures, que sont impuissantes à expliquer l'anatomie, la physiologie, l'hygiène...?

Quelles différences n'offre pas l'affection bronchique chez les divers malades qui en sont atteints, bien que la lésion anatomique reste toujours la même! Qui de vous sera jamais tenté de regarder comme identiques les bronchites typhoïdes, rubéoliques, épidémiques et la bronchite aiguë, simple? Qui de vous n'admettra pas une spécificité pour celles-là?

Telles sont les causes qui ont présidé à la dissolution du faisceau des affections constitutionnelles, et ont ainsi entravé les progrès de la médecine proprement dite et de la thérapeutique.

Troisième objection. — L'impossibilité de la catégorisation des dartres est enfin la troisième objection que l'on nous a adressée. Nous pourrions répondre que l'événement a donné tort à nos contradicteurs, puisque aujourd'hui nous avons définitivement établi les caractères des affections herpétiques et arthritiques; mais on nous objecterait sans doute que ces caractères n'existent que dans notre imagination, et ne se retrouvent jamais sur les malades. Nous ne procéderons donc pas ainsi : nous vous exposerons rapidement les caractères de la classe prétendue naturelle des dartres de M. Hardy, et, après vous avoir démontré qu'elle n'offre que les apparences d'une classe naturelle, nous renverserons les objections qui nous ont été faites, et prouverons à notre collègue que, s'il le voulait, il pourrait constater les caractères des arthritides, tout aussi bien que les élèves qui suivent notre visite, que nos internes, qui chaque année nous affirment qu'il est plus difficile de différencier les scrofulides des syphilides, que les arthritides des herpétides.

Sous le nom de dartres, M. Hardy a décrit des affections présentant les caractères de se transmettre par hérédité, de récidiver, d'offrir une facile tendance à s'étendre sur tout le corps, affections dues à une disposition générale de l'économie qu'il appelle diathèse dartreuse et non vice, virus dartreux, comme faisaient les anciens, parce que les produits de la manifestation dartreuse n'offrent pas les caractères essentiels des virus, la transmissibilité par l'inoculation.

Ce médecin place quatre affections sous la dépendance de la diathèse dartreuse : l'eczéma, le pityriasis, le lichen, le psoriasis, quadrilatère dartreux dont les parties constituantes présentent des liens de parenté si étroits que l'une peut se transformer en l'autre, l'eczéma en lichen par exemple ; que des parents affectés de psoriasis peuvent transmettre un eczéma à leurs enfants ; que toutes réclament le même traitement. Enfin, l'existence de cette classe est tellement réelle, que c'est la tradition populaire qui la lui a révélée.

Eh bien ! messieurs, j'ose affirmer que toutes ces assertions constituent autant d'erreurs capitales. Que trouvez-vous en scrutant la profondeur de la diathèse dartreuse, sinon un vide aussi complet qu'en sondant les mots virus et vice dartreux des anciens ? Ne vous ai-je pas suffisamment démontré que la diathèse, envisagée dans le sens traditionnel, devait être rejetée ; qu'il existait une prédisposition latente, une et indivisible pour chaque espèce morbide, mais non une prédisposition latente commune à plusieurs maladies? Enfin, sont-ils aussi naturels que le prétend notre collègue, les liens qui unissent ces quatre affections? Est-il permis d'affirmer que le pityriasis, l'eczéma, le psoriasis et le lichen réclament le même traitement, quelles que soient les circonstances au milieu desquelles ils se présentent.

Parcourez nos salles et celles des divers services de l'hôpital Saint-Louis, et vous observerez des eczémas scrofuleux, artificiels, parasitaires... En ce moment encore existe dans le pavillon Saint-Mathieu un jeune homme affecté d'un lichen dont la nature scrofuleuse ne saurait être mise en doute; et dernièrement entrait un malade atteint d'un eczéma causé par le contact irritant de la vapeur de teinture de cantharides, et qui disparut sans le secours d'aucun traitement. Ce lichen, cet eczéma, sont-ce des affections dartreuses? Enfin, lisez le chapitre consacré au traitement de la classe des dartres, et vous constaterez vous-mêmes combien sont variés les moyens thérapeutiques mis en usage : ici c'est l'huile de foie de morue et l'iodure de fer, là ce sont les préparations arsenicales qui sont préconisées. Et sur quelle indication administrera-t-on tel ou tel agent thérapeutique? Celle du tempérament! Est-il lymphatique, vous ordonnerez l'huile de morue; nerveux, l'arsenic. Mais, messieurs, ne savez-vous pas que chaque jour se présentent à nous des malades atteints d'eczéma scrofuleux, et chez lesquels nous ne trouvons aucun des attributs du tempérament lymphatique? Quel sera donc alors le phare qui éclairera nos pas?

Enfin, croyez-vous que ce soit dans la tradition populaire que notre collègue ait puisé l'idée de la classe des dartres?

Mais le peuple admet les dartres contagieuses, ne confond pas les gourmes et les éruptions dues aux travaux manuels avec les dartres. La tradition scientifique seule a inspiré M. Hardy et s'il avait réellement écouté la voix populaire, il n'aurait pas réuni dans une même classe des affections de nature aussi différente. Ainsi, c'est le médecin qui a confondu les affections scrofuleuses, dartreuses, arthritiques, parasitaires... qui nous accuse d'avoir donné des caractères, que notre imagination seule aurait enfantés, aux affections arthritiques. Après avoir prouvé l'instabilité des bases de sa classe des dartres, prouvons-lui le peu de solidité des objections émises contre nos arthritides.

Nous avons puisé à cinq sources différentes les moyens de remonter à la nature de l'affection, à la maladie constitutionnelle dont elle est l'effet : ce sont les caractères objectifs, le numéro d'ordre de l'évolution, les affections coexistantes, les antécédents et la thérapeutique.

1° On a prétendu que les caractères objectifs n'étaient pas constants, manquaient le plus souvent, et par conséquent ne pouvaient servir au diagnostic. Mais avons-nous jamais eu la prétention d'enseigner que la connaissance d'une seule de ces cinq sources était suffisante pour permettre de reconnaître la nature de l'affection, et n'avons-nous pas annoncé, au contraire, qu'il était nécessaire de les associer et de les combiner ? D'ailleurs, si les caractères objectifs des arthritides font quelquefois défaut, n'en est-il pas de même de ceux des syphilides et des scrofulides ? La couleur cuivrée des syphilides existe-t-elle toujours ? Dira-t-on, cependant, que les caractères objectifs de ces affections sont inutiles ?

Mais non-seulement on a nié la fréquence des caractères objectifs des arthritides, on a voulu aussi en démontrer le peu de valeur, et l'on a cherché à nous prouver que les observations recueillies dans notre service et imprimées dans notre livre, sur les arthritides et les herpétides, étaient en contradiction avec les propositions que nous avions avancées. On a prétendu que la symétrie la plus parfaite existait chez les malades dont nous avions décoré cependant les affections du nom d'arthritides. Malheureusement on prouvait ainsi que l'on avait mal interprété nos paroles, dénaturé notre pensée.

La symétrie ne consiste pas dans l'existence d'une plaque eczémateuse sur le dos de chaque main, mais dans son apparition simultanée de chaque côté du corps ; si une affection cutanée reste limitée pendant un ou deux ans sur un côté du corps, et si ce n'est qu'après ce laps de temps seulement qu'apparaît une éruption semblable du côté opposé, il ne me viendra jamais à l'esprit d'avancer qu'il existe là une éruption symétrique, comme le font nos adversaires.

On a prétendu que les affections cutanées arthritiques, non-seulement ne disparaissaient pas après une certaine durée de la maladie constitutionnelle, ainsi que nous l'avions annoncé, mais augmentaient même en nombre et en intensité pendant deux, quatre ans, et même un laps de temps plus considérable. Eh bien, messieurs, quand même elles s'accroîtraient pendant quinze ans, nous prétendrions encore que notre loi ne perdrait pas de sa valeur ! N'avons-nous pas écrit, en effet, que, pendant tout le cours de l'existence de la période des affections cutanées, celles-ci pouvaient s'accroître, et qu'à l'apparition seule des affections de la troisième période elles disparaissent progressivement ?

2° Nous avons assigné aux affections des maladies constitutionnelles une évolution dont on a infirmé aussi la réalité; on a dit, en effet, qu'elles n'occupaient pas toujours la même place dans l'ordre d'apparition des divers états organopathiques, que tantôt elles apparaissaient peu de temps après le début de la maladie, tantôt à une période avancée; que la scrofule, par exemple, pouvait débuter par une tumeur blanche, affection que nous avons rangée parmi celles de la troisième période. Mais n'avons-nous pas écrit que les maladies constitutionnelles pouvaient se montrer sous diverses formes, sous divers aspects; qu'une ou plusieurs périodes pouvaient manquer;... que les auteurs avaient cru devoir admettre plusieurs formes de la scrofule, que Sauvages avait reconnu l'existence d'une scrofule vulgaire, d'une scrofule bénigne et d'une scrofule maligne; que M. Milcent avait ajouté à ces trois formes, la forme fixe primitive; que moi-même j'admettais sept formes principales : 1° la scrofule régulière et complète dans laquelle les périodes se succèdent dans l'ordre précédemment indiqué : cette forme n'est pas la plus fréquente; 2° la scrofule incomplète, forme vulgaire des auteurs et très commune; 3° la scrofule bénigne; 4° la scrofule maligne; 5° la scrofule fixe primitive; 6° la scrofule larvée; 7° la scrofule ulcérative.

N'avons-nous pas écrit que la scrofule fixe primitive n'était accusée que par une seule affection qui se montrait au début et persistait pendant tous le cours de la maladie ; que tantôt c'était une tumeur blanche, tantôt une ophthalmie, un lupus, etc. ?

3° J'ai indiqué, en troisième lieu, comme source de diagnostic la recherche des affections concomitantes et préexistantes, et l'on s'est encore empressé d'annoncer que, chez un grand nombre de malades, on ne constatait l'existence d'aucun antécédent ; que dans l'arthritisme les affections cutanées n'étaient le plus ordinairement précédées ni de douleurs rhumatismales, ni d'attaques de goutte !

Mais en m'adressant cette objection on oubliait, sans doute, que chaque jour on admet l'existence de scrofulides et de syphilides, bien que les antécédents fassent défaut ; on oubliait surtout que Lorry a écrit que, dans les familles de goutteux, les personnes sujettes à des accès de goutte sont celles dont les téguments restent indemnes de toute éruption, et que les affections tégumentaires apparaissent ordinairement chez celles dont les articulations sont libres ; on avait oublié enfin que nous-même avions dit : « Plus l'attaque de rhumatisme ou de goutte est intense, moins les arthritides sont prononcées ; au contraire, les affections cutanées sont tenaces et opiniâtres lorsque le rhumatisme articulaire n'existe pas ou se montre à un faible degré. »

Enfin on a refusé aux alcalins toute action curative sur les affections arthritiques, et, chose étrange ! ceux-là mêmes qui nient leur utilité les mettent chaque jour en usage, et en ont préconisé l'emploi contre les affections dartreuses développées chez des personnes douées d'un système musculaire très prononcé, d'un tempérament sanguin..., offrant, en un mot, tous les attributs de la constitution arthritique ! D'ailleurs il vous suffira de suivre quelque temps mon service pour constater vous-mêmes les heureux résultats de leur administration.

Elles sont donc illusoires les objections qui ont été émises contre nos doctrines; et en vain une critique véhémente a essayé d'ébranler de son choc l'édifice que nous avons construit, il est resté immobile sur ses bases!

Mais on est allé plus loin encore, et comme s'il ne suffisait pas de chercher à enfoncer la cognée dans l'arbre pour l'abattre, on a voulu nous enlever jusqu'au mérite de la création de l'œuvre que nous défendons, on a publié que seul nous n'avions pas cherché à catégoriser les dartres, et que Joseph Frank et M. Gintrac (de Bordeaux) nous avaient ouvert et préparé la voie.

Sans aucun doute, Joseph Frank et M. Gintrac ont fait de louables efforts pour assigner aux dartres des caractères capables de faire reconnaître leur nature, mais leurs efforts restèrent vains et inutiles, et ces médecins étaient réduits à rechercher les maladies de la famille, les antécédents du malade, le retour des affections à telle ou telle saison de l'année pour remonter à la nature de l'affection : aussi je me crois en droit de revendiquer l'honneur d'avoir le premier découvert et indiqué les caractères objectifs des maladies constitutionnelles.

D'ailleurs Joseph Frank et M. Gintrac ont eu le tort de scinder les maladies, de les diviser en aiguës et chroniques, oubliant ou ignorant que la même maladie peut se présenter à l'état aigu ou chronique, sans qu'elle ait cessé d'être identique avec elle-même ; de ne pas donner la description des pseudo-exanthèmes, auxquels ils ne reconnaissent aucun rapport avec les affections chroniques de la peau, de ne tirer du traitement aucun caractère pour le diagnostic de la nature des affections, de fonder leurs indications thérapeutiques sur le tempérament et la constitution, indications trompeuses, puisque le traitement ne doit subir aucune variation, quel que soit le tempérament d'un scrofuleux, d'un arthritique, d'un herpétique; enfin d'être tous deux partisans des doctrines organiciennes et des diathèses!

En Allemagne et en France ont été aussi entrepris, dans ces dernières années, quelques travaux sérieux dans le but de rattacher à la goutte et au rhumatisme quelques affections cutanées, l'érythème noueux, l'urticaire; mais leurs auteurs ne sont pas allés plus loin, laissant ainsi l'œuvre à peine ébauchée.

Arrivé au terme de cette argumentation, je vous laisserai le soin de décider si je n'ai pas réellement édifié une nouvelle doctrine, dont les bases sont plus naturelles et plus solides que celles des doctrines de nos devanciers, capable de faciliter singulièrement le diagnostic des affections cutanées, et destinée à éclairer votre thérapeutique d'un jour inconnu jusqu'alors!

DEUXIÈME LEÇON.

DE L'ÉRYTHÈME

Messieurs,

Si vous examinez avec attention le tableau de notre classification consacré à l'énumération des lésions cutanées élémentaires et des affections génériques de la peau, vous observerez que nous avons admis deux espèces d'affections cutanées dont la distinction est pour nous de la plus haute importance : des affections simples c'est-à-dire appartenant en propre et exclusivement à une seule maladie ; et des affections communes, c'est-à-dire pouvant constituer les manifestations cutanées de plusieurs maladies.

Le godet favique caractérise uniquement la teigne faveuse et constitue une affection propre ; il en est de même de la plaque muqueuse, affection spéciale à la syphilis ; de la kéloïde, de la carcine, des tubercules éléphantiasiques.

L'eczéma, le lichen, le pityriasis, le psoriasis, constituent au contraire des affections communes, génériques, parce qu'elles peuvent être l'empreinte sensible sur le tégument externe de la scrofule, de la dartre, de l'arthritis,... c'est-à-dire de plusieurs maladies.

C'est parce qu'ils n'ont pas tenu compte de cette distinction capitale que des auteurs recommandables ont été conduits à émettre des opinions étranges et erronées.

Nous nous proposons, dans les leçons de cette année, de vous tracer l'histoire des affections génériques de la peau, et, partant, de combler une lacune regrettable de la littérature dermatologique.

Qui de vous, en effet, s'il a parcouru les ouvrages consacrés à la description des affections cutanées, n'a pas été frappé d'étonnement en constatant les divergences nombreuses qui existent entre les dermatologistes; en s'apercevant que non-seulement les affections génériques occupent une place différente dans leurs classifications, mais aussi portent des dénominations diverses et comprennent un nombre d'espèces variable, suivant les dermatologistes; qui de vous, sans fil conducteur pour guider ses pas au milieu de ce dédale, ne s'est pas égaré plus d'une fois?

Si, au contraire, vous aviez possédé un ouvrage dans lequel l'auteur aurait déroulé sous vos yeux les caractères symptomatologiques des affections cutanées, indiqué la place que chacun des dermatologistes leur a assignée dans sa classification, le nombre des espèces qu'il a admises et décrites, joignant d'ailleurs à cet exposé une critique raisonnée et judicieuse de toutes les opinions; de quelle lumière n'auriez-vous pas été éclairés, et quelle facilité n'auriez-vous pas eue pour comprendre toutes les doctrines passées ou régnantes?

Cet ouvrage, messieurs, vous le posséderez quand seront publiées les leçons de cette année dans lesquelles j'ai l'intention de vous tracer l'histoire dogmatique et critique des principales affections génériques de la peau.

L'érythème est l'affection commune dont nous ferons la description dans cette leçon.

Définition. — On désigne sous le nom d'*érythème* une affection de la peau en voie d'évolution caractérisée, dans sa période d'état, par des taches congestives, rosées ou rouges, larges, n'occasionnant pas de démangeaisons prononcées et se terminant par résolution en présentant ou non une desquamation légère.

Si nous passons en revue tous les termes de cette définition, nous vous démontrerons facilement qu'ils sont à l'abri de tout reproche.

Nous disons que « l'érythème est une affection en voie d'évolution » pour le distinguer des affections stationnaires, arrêtées dans leur marche, des difformités en un mot. Nous ne saurions admettre, en effet, avec Joseph Frank, l'existence d'un érythème de naissance ; l'affection cutanée décrite sous ce nom par le médecin de Vienne, ne présente à nos yeux aucun des caractères de l'érythème et constitue uniquement un nævus :

« Caractérisé dans sa période d'état » pour le distinguer des éruptions papulo-pustuleuses qui, à un moment de leur existence, présentent des taches érythémateuses. Dans la variole, par exemple, on observe des taches congestives, et avant l'apparition des papules, et après la période de desquamation ; quel médecin oserait cependant prétendre que l'éruption variolique est une éruption érythémateuse ? Toute affection cutanée ne doit-elle pas en effet être caractérisée par la lésion cutanée élémentaire que l'on constate à sa période d'état, et non par celle qui constitue la période de début de l'affection ou est le résultat de son évolution ?

« Larges », pour le différencier de la roséole, affection dont les taches sont beaucoup plus petites.

« N'occasionnant pas de démangeaisons prononcées »,
pour éviter la confusion avec l'urticaire.

« Congestives. », pour le séparer de l'érysipèle.

Symptomatologie. — Tantôt l'érythème présente un début brusque, tantôt au contraire l'éruption est précédée de phénomènes précurseurs dont la durée varie d'un à trois jours, et qui consistent dans un malaise général, le brisement des membres, des picotements ou des démangeaisons sur les parties qui doivent être le siége de l'affection, un mouvement fébrile modéré, qui contraste avec la pyrexie intense du début des fièvres éruptives, de la variole par exemple, et enfin le trouble des fonctions digestives, c'est-à-dire l'anorexie, l'enduit blanchâtre de la langue, la soif, la difficulté des digestions.

Que ces phénomènes prodromiques aient existé ou non, des taches rosées ou rouges, congestives apparaissent à la surface du tégument externe, taches qui, d'abord diffuses et mal limitées, ne tardent pas à se circonscrire ; elles peuvent conserver pendant toute la durée de leur existence la teinte rosée du début, mais le plus souvent elles acquièrent une coloration foncée, frambroisée et violacée même ; leur surface peut rester plane et lisse, ou se couvrir de saillies papuleuses et même tuberculeuses ; tantôt elles offrent à leur circonférence un relief, un bourrelet qui les sépare nettement des parties environnantes, tantôt au contraire la coloration morbide se confond insensiblement avec la teinte normale de la peau. L'étendue qu'elles occupent est extrêmement variable : si, en effet, les taches érythémateuses peuvent ne pas dépasser les dimensions d'une pièce de cinq francs et même d'une pièce de deux francs, elles occupent le plus souvent toute une région, la face dorsale des mains, les joues, le front, par exemple; enfin elles disparaissent sous la pression du doigt et sont ou non le siége de démangeaisons très faibles ou de légers picotements.

Arrivé à son plus haut degré d'intensité, l'érythème parcourt une marche inverse à celle qu'il a suivie pendant la période d'augment : on observe alors la décoloration progressive des téguments, l'affaissement graduel du bourrelet circonférentiel et la disparition des démangeaisons lorsque ces deux phénomènes ont existé. Enfin, au déclin de l'affection apparaît souvent, sur les parties malades, une légère desquamation qui ne tarde pas à cesser elle-même.

Quelquefois aussi naissent à la surface de l'érythème des vésicules, des bulles, des phlyctènes, se produit même une sécrétion purulente, ainsi qu'il est donné de l'observer dans l'*intertrigo purifluens*,... mais ces phénomènes doivent être regardés comme essentiellement accidentels, et ne sauraient être considérés comme formant partie nécessaire de l'évolution naturelle de l'affection.

Marche. Durée. Terminaison. — Tantôt l'érythème suit la marche des pseudo-exanthèmes, et disparaît spontanément vers le douzième ou quinzième jour de son existence; tantôt on ne peut lui assigner aucune limite, et on le voit se prolonger pendant des mois et des années et récidiver plusieurs fois avant de disparaître complétement; tantôt enfin sa durée est éphémère et en rapport avec la persistance de la cause qui lui a donné naissance.

Caractères anatomiques. — L'érythème envisagé au point de vue du siége topographique, peut occuper toutes les parties du corps ; envisagé au point de vue du siége anatomique, il consiste dans la congestion des vaisseaux capillaires du derme; dans l'une des variétés de l'érythème se produit même dans le tissu cellulaire une extravasation sanguine de laquelle résultent des nodosités douloureuses, ovales, et offrant une coloration violacée qui ne tarde pas à faire place à une teinte jaunâtre, indice de la résorption que subit le sang épanché (*Erythema nodosum*).

Diagnostic du genre. — L'érythème pourrait être confondu avec l'*érysipèle*, et pour quelques médecins parmi lesquels je vous citerai Callisen, toute distinction entre ces deux affections serait inutile, puisque l'érythème ne constitue que le premier degré de l'érysipèle. Cependant, messieurs, de grandes différences séparent ces deux états morbides : tandis, en effet, que l'érythème est caractérisé par une tache rouge, congestive, l'érysipèle consiste dans une rougeur inflammatoire de la peau ; un frisson intense précède ordinairement cette dernière affection, et ne fait au contraire presque jamais partie du cortége des phénomènes précurseurs de l'érythème.

Dans l'érysipèle existe une surface rouge, surélevée au-dessus des parties environnantes et sensible à la pression, tandis que les taches érythémateuses ne dépassent pas en général le niveau des parties environnantes et ne sont pas ou sont à peine douloureuses.

L'érysipèle présente des bords nettement limités par une saillie festonnée, tandis que la rougeur érythémateuse offre une décoloration progressive et se confond insensiblement avec les parties saines.

Enfin, on observe, à la suite de l'érysipèle, l'infiltration du tissu cellulaire par de la lymphe plastique ou du pus, la gangrène des parties sous-jacentes à la peau,... résultats de l'inflammation que l'on ne constate jamais chez un malade affecté seulement d'érythème.

Des différences plus tranchées encore séparent la *rougeole* et la *scarlatine* de l'érythème; toutes deux en effet sont contagieuses, précédées de symptômes prodromiques pathognomoniques et accompagnées d'une fièvre intense, caractères que l'on n'observe pas dans l'érythème; enfin les éruptions rubéolique et scarlatineuse sont répandues sur toute la surface du corps, tandis que l'érythème n'en occupe qu'une partie peu étendue.

L'*urticaire* se différencie suffisamment de l'érythème par l'existence de papules rosées ou rouges à la périphérie et décolorées au centre, donnant naissance à une démangeaison que l'on a comparée à celle que produit l'application des orties sur le corps et disparaissant pendant une certaine partie de la journée pour reparaître sous l'influence de la chaleur du lit ou au contraire sous celle du froid (urticaire arthritique).

Willan a admis et décrit une variété de *roséole* qu'il a désignée du nom d'annulaire et que l'on pourrait confondre avec l'érythème annulaire, si son existence était réelle; mais à nos yeux la roséole annulaire n'est autre chose qu'un érythème et par conséquent ne peut donner lieu à un diagnostic différentiel.

Je ne fais que vous signaler la possibilité de la confusion de l'érythème avec les *taches syphilitiques*, parce qu'en vérité il faudrait être bien peu initié à la connaissance des affections de la peau pour tomber dans l'erreur et regarder comme érythémateuses des taches pigmentaires, ne disparaissant pas sous la pression du doigt et précédées par des papules ou des tubercules.

La *lèpre* se distinguera facilement aussi de l'érythème, si l'on considère que jamais dans cette dernière affection on ne constate la coloration bronzée de la figure, l'existence de tubercules cutanés et sous-cutanés, l'enchifrènement nasal, l'enrouement de la voix, l'insensibilité des téguments... cortége habituel de la lèpre. Cette maladie ne serait-elle encore caractérisée que par l'existence de macules, que leur couleur d'un jaune fauve, l'absence de décoloration à la pression et leur insensibilité suffiraient pour les différencier des taches érythémateuses?

Pronostic. — Considéré en lui-même, l'érythème est une affection légère et tendant à disparaître spontanément; mais, envisagé au point de vue de son origine, des causes qui lui ont donné naissance, il constitue une affection dont le pronostic est extrêmement variable. Est-il dû à la présence des parasites ou à l'action d'agents irritants, il n'entraîne à sa suite qu'un pronostic des plus bénins, puisqu'il suffit d'enlever la cause pour que l'effet disparaisse; est-il le reflet d'un état général de l'économie, reconnaît-il pour cause une maladie constitutionnelle, il constitue dès lors une affection plus sérieuse, parce qu'il doit faire craindre l'apparition de nouvelles manifestations cutanées plus rebelles, et plus graves dans un intervalle de temps plus ou moins éloigné.

Traitement. — L'érythème de cause externe n'exige qu'une médication locale consistant dans l'emploi de substances parasiticides ou de poudres telles que la poudre de lycopode, le sous-nitrate de bismuth, l'amidon, etc. Ces poudres constituent à nos yeux les meilleurs topiques et doivent être employées de préférence aux corps gras, aux liquides et aux cataplasmes, dont l'usage ne saurait donner d'heureux résultats.

Cette affection est-elle sous la dépendance d'une cause interne, elle peut constituer une affection pseudo-exanthématique ou une affection chronique. — Dans le premier cas les moyens locaux suffiront encore, puisque les pseudo-exanthèmes disparaissent spontanément ; néanmoins, si l'on veut empêcher les récidives, il faut au traitement local joindre une médication interne, médication qui devra primer les moyens locaux si l'érythème revêt une marche chronique. Or, nous verrons bientôt que l'érythème est une affection symptomatique de l'arthritis et de la scrofule ; c'est donc un traitement anti-arthritique, c'est-à-dire l'usage des alcalins ou des antimoniaux, ou un traitement antiscrofuleux, c'est-à-dire l'usage du fer, de l'iode, etc., qu'il faudra conseiller.

CLASSIFICATION DE L'ÉRYTHÈME.

Il est intéressant de rechercher quelle place ont assignée à l'érythème, dans leurs classifications, les médecins dont les œuvres présentent toute la confusion déplorable de la maladie avec l'affection, la lésion et le symptôme ; quelle place lui ont assignée Willan, Alibert et leurs élèves.

1° *École de Willan.* — Les willanistes, dont les classifications reposent toutes sur ce principe : que l'on doit rapprocher et placer dans une même classe les affections qui présentent à leur période d'état, une lésion élémentaire identique, rangèrent naturellement l'érythème, caractérisé par une tache congestive, dans l'ordre des exanthèmes, à côté de l'érysipèle, la rougeole, la scarlatine, la roséole et l'urticaire; ordre des exanthèmes qu'il ne faut pas d'ailleurs confondre avec celui des exanthèmes d'Alibert qui ne comprend que les fièvres éruptives.

Parmi les auteurs willanistes, les uns, au nombre desquels je citerai Bateman et MM. Rayer, Cazenave, etc., ont décrit successivement les cinq maladies cutanées de l'ordre des exanthèmes; les autres, tels que MM. Gibert et Devergie se sont contentés de faire l'histoire de l'érythème, de la roséole et de l'urticaire, renvoyant le lecteur aux traités de pathologie interne pour la description des fièvres éruptives et de l'érysipèle.

Quoi qu'il en soit, leur classification n'en est pas moins inadmissible, parce que l'érythème caractérisé par une tache congestive, se trouve placé à côté de l'érysipèle caractérisé par une tache inflammatoire; parce que cette affection qui n'offre aucun caractère contagieux et donne naissance à un mouvement fébrile modéré, marche de front avec la rougeole et la scarlatine, dont la contagion et la pyrexie forment des caractères essentiels; parce que enfin, un symptôme, l'érythème, devient sœur de maladies complètes telles que la rougeole, la scarlatine, l'érysipèle.

École d'Alibert. — Alibert, dans son premier traité, rangea l'érythème parmi les dartres, sous le nom de dartre érythémoïde; mais lorsqu'il créa son arbre des dermatoses il en fit un genre des dermatoses eczémateuses, famille prétendue naturelle, et composée d'êtres essentiellement différents dans leur nature, puisqu'elle comprend :

1° L'érythème ;
2° L'érysipèle ;
3° Le pemphix ;
4° Le zoster ;
5° Le phlyzacia ;
6° Le cnidosis ;
7° L'épinyctide ;
8° L'olophlyctide ;
9° L'ophlyctide ;
10° Le pyrophlyctide ;
11° Le charbon ;
12° Le furoncle.

Les alibertistes ont considéré l'érythème comme une affection, mais n'ont pas réussi à le classer d'une manière plus naturelle que leur maître : c'est ainsi que M. Hardy a composé, avec la famille des dermatoses eczémateuses d'Alibert, sa classe des maladies cutanées accidentelles ou des inflammations locales, qui comprend les six premiers genres d'Alibert, et en outre les trois genres suivants : le strophulus, le prurigo et l'acné.

Eh bien, messieurs, nous avons hâte de le déclarer, les maladies cutanées accidentelles de notre collègue ne sont pas plus rattachées les unes aux autres que les dermatoses eczémateuses d'Alibert par les liens d'une lésion élémentaire identique, d'une marche, d'une terminaison, d'un pronostic et d'un traitement communs.

L'élément primitif de l'érythème n'est-il pas une tache, celui de l'acné une pustule, celui du pemphigus une bulle?

L'érythème, l'urticaire, le zona, n'ont-ils pas une marche rapide, et ne se terminent-ils pas favorablement dans l'espace de trois à six semaines, tandis que l'acné se perpétue pendant des années, et que le pemphigus offre essentiellement une marche lente et chronique, et se termine en général par la mort?

Telles affections ne réclament-elles pas un traitement local, et celles-ci une médication interne?

Quel est donc le trait d'union de ces affections? M. Hardy leur assigne pour caractères communs d'être accidentelles, non contagieuses et indépendantes de toute diathèse.

Mais, messieurs, les maladies contagieuses, la gale, la teigne, ne sont-elles pas surtout accidentelles, dans le sens absolu de ce mot? n'est-ce pas fortuitement et par le contact essentiellement accidentel d'un individu avec un autre que ces affections surviennent? et celles-là n'ont-elles pas seules avec les affections artificielles le droit d'être décorées du nom d'*accidentelles?* Mais, en outre, est-il permis d'avancer que l'érysipèle, dont on observe si souvent des épidémies, que le zona, dont les limites sont si tranchées, que l'urticaire, dont la marche intermittente est si remarquable, qui tantôt offre la marche aiguë des pseudo-exanthèmes, et alors est précédé de phénomènes prodromiques, tantôt se perpétue pendant des mois et des années à la manière des affections dartreuses, que l'acné, dont la transmission héréditaire est évidente, que le pemphigus, qui conduit si fatalement à la mort..., que toutes ces affections sont accidentelles et indépendantes de toute diathèse? Mais il n'est peut-être pas d'affection qui, plus que l'urticaire, nécessite l'admission d'un état général de l'économie, d'une disposition interne pour permettre d'expliquer son apparition à la suite de l'ingestion de certains aliments, de fraises par exemple.

S'il me fallait opter entre la classe des exanthèmes de Willan et celle des dermatoses eczémateuses d'Alibert ou des maladies cutanées accidentelles de M. Hardy, je n'hésiterais pas un seul instant et j'accepterais immédiatement celle du dermatologiste anglais. A mes yeux, la classe des maladies cutanées accidentelles de notre collègue est l'analogue de celle des hétéromorphes de M. Cazenave, des maladies innominées ou *incertæ sedis* des autres auteurs; elle prouve le vice de sa classification générale, elle nous rend évident l'embarras que son auteur a dû éprouver pour classer certaines affections, en ne prenant pour bases que les principes qu'il y avait inscrits en tête, et la nécessité dans laquelle il s'est trouvé de créer une classe nouvelle et peu naturelle pour y donner place aux affections qu'il ne pouvait faire entrer dans les autres groupes de sa classification, affections essentiellement différentes d'ailleurs dans leur nature et n'ayant aucun droit à se trouver les unes à côté des autres.

Telle est la place qu'ont assignée à l'érythème dans leurs classifications les willanistes et les alibertistes; il nous reste à vous dire celle qu'elle occupe dans la nôtre.

Ne confondant pas la maladie avec l'affection, la lésion et le symptôme, nous n'avons pas éprouvé le même embarras que nos prédécesseurs ou nos contemporains. D'une part envisageant l'érythème comme une affection générique de la peau, nous l'avons placé dans la classe des taches, à côté de la roséole, de l'urticaire, etc.; d'autre part, envisageant l'érythème comme une affection symptomatique, nous l'avons placé parmi les affections de cause externe, et parmi les affections de cause interne. L'érythème papulo-tuberculeux, par exemple, se trouve placé dans notre grand tableau à côté de l'intertrigo, comme affection érythémateuse sèche de nature arthritique, tandis que l'érythème induré se trouve à côté de l'engelure scrofuleuse en qualité d'affection érythémateuse de nature scrofuleuse. (Voy. *classification*, première leçon.)

ÉNUMÉRATION ET DESCRIPTION DES ESPÈCES D'ÉRYTHÈME.

1° *École de Willan*. — Bateman a admis six espèces d'érythème : l'*erythema fugax*, l'*erythema læve*, l'*erythema marginatum*, l'*erythema papulatum*, l'*erythema tuberculatum* et l'*erythema nodosum*.

1° L'*erythema fugax* est une variété que tous les dermatologistes qui ont écrit depuis Bateman ont acceptée; il est caractérisé par l'existence de taches rouges, apparaissant successivement sur divers points de la surface du corps et n'ayant qu'une durée éphémère. C'est à la suite des diarrhées bilieuses ou dans le cours des pyrexies et des maladies chroniques, telles que la dyspepsie, l'hystérie, l'hémicranie, qu'on l'observe.

2° L'*erythema læve* ou érythème lisse, apparaît dans le cours des hydropisies à la surface des parties œdématiées; il est caractérisé par une coloration de la peau luisante, uniforme et toujours un peu moins accusée que celle des autres érythèmes. Assez souvent apparaissent à sa surface des vésicules et même des phlyctènes remplies d'une sérosité sanieuse au-dessous de laquelle on trouve des taches gangréneuses des téguments. L'érythème lisse constitue une affection de cause externe, due à la distension des téguments et doit être rapproché du prurigo ictérique et de l'*erythema varicosum*. Bateman prétend l'avoir observé chez des femmes à l'époque de leurs règles et chez des personnes affectées d'un embarras intestinal.

3° *Erythema marginatum*. — Cette variété est caractérisée par l'existence de taches circulaires offrant une coloration d'un rouge foncé, quelquefois même une teinte vineuse dont les bords relevés sont nettement séparés des parties environnantes. Ces taches sont sous la dépendance de quelque dérangement interne et leur développement doit être regardé comme nuisible.

4° *Erythema papulatum*. — Cette variété ne diffère de la précédente que par les saillies papuleuses dont sont parsemées les surfaces érythémateuses; si les saillies sont plus volumineuses, acquièrent les dimensions d'un tubercule, on a alors sous les yeux la cinquième variété de Bateman, l'*erythema tuberculatum*. Le plus souvent, d'ailleurs, existent simultanément, à la surface des taches, des papules et des tubercules, aussi avons-nous cru devoir créer une nouvelle espèce d'érythème, que nous avons désignée sous le nom d'érythème papulo-tuberculeux, qui est caractérisée par une rougeur érythémateuse, des papules et des tubercules, et qui appartient par sa nature à l'arthritis; nous en donnerons plus loin la description. Bateman dit que dans les trois cas d'*erythema tuberculatum* qui s'offrirent à l'observation de Willan, le traitement ne put empêcher la fièvre hectique !

L'*erythema nodosum*, dit Bateman, paraît n'attaquer que les femmes, et se manifeste à la partie antérieure des jambes. Les laxatifs, les acides minéraux et au décours de l'affection, les toniques, tels sont les agents que l'on doit administrer.

Bateman n'a pas admis l'intertrigo au nombre des variétés de l'érythème, mais du moins a-t-il terminé l'histoire de cette affection en annonçant que Willan, dans le chapitre de l'érythème, avait fait mention de l'intertrigo dû au contact de deux parties voisines, à l'action d'un liquide acrimonieux, etc.

Ainsi, l'auteur anglais a considéré l'érythème comme une maladie et non comme une affection symptomatique d'une maladie ; n'a reconnu que des variétés d'érythème et non des espèces ; n'a pas établi la distinction capitale de l'érythème de cause externe et de l'érythème de cause interne ; n'a pas recherché si telle variété pouvait être observée dans des circonstances différentes, pouvait constituer tantôt un érythème artificiel ou parasitaire, et tantôt un érythème symptomatique d'une maladie constitutionnelle, et a été naturellement conduit à conseiller un traitement identique pour une affection qui reconnaît des origines diverses.

Tous les dermatologistes qui ont accepté la classification et les doctrines de Willan ont, à son exemple, décrit les six variétés qu'il avait admises, sans se préoccuper davantage de leur nature, de leur pathogénie, et ne se sont distingués de l'auteur anglais que par l'admission de trois variétés nouvelles : l'érythème centrifuge dont l'histoire a été tracée pour la première fois par la plume de Biett, l'érythème acrodynique et l'érythème pellagreux.

Ouvrez les traités de pathologie cutanée de MM. Gibert et Cazenave, et vous constaterez vous-mêmes que ces auteurs ont écrit dans le chapitre consacré à l'étiologie, que « l'érythème pouvait être symptomatique et lié à un dérangement viscéral, à une phlegmasie interne, à une fièvre, etc., ou idiopathique, ou enfin le résultat du contact d'un agent irritant » (Gibert), rattachant ainsi un symptôme à un symptôme (dérangement viscéral), mais non à une maladie, telle que la scrofule, l'arthritis, etc., suivant en un mot la même ligne de conduite que Willan et Bateman.

D'ailleurs remarquez à quelles erreurs conduit la confusion du genre et de l'espèce, de la maladie, de l'affection, de la lésion et du symptôme. Dans la définition de l'érythème que donne M. Gibert, on lit ces mots : « L'érythème est un exanthème non contagieux. » Et plus loin, dans le paragraphe consacré à l'étiologie, on apprend que cette affection exanthématique est due au contact d'un agent irritant; comme si le caractère essentiel des affections exanthématiques n'était pas de constituer des affections de cause interne ! Notre collègue eût-il donné cette définition, s'il avait établi la distinction fondamentale de l'érythème de cause externe et de l'érythème de cause interne? Au reste, nous avons démontré que l'érythème de cause interne ne constitue pas un exanthème, mais uniquement un pseudo-exanthème.

L'érythème centrifuge, l'érythème acrodynique et l'érythème pellagreux, telles sont, avons-nous dit, les variétés qu'ont décrites MM. Gibert et Cazenave, en outre des six variétés de Willan et Bateman. L'érythème centrifuge de Biett serait caractérisé par l'existence de taches rouges, congestives, dont la partie centrale marcherait vers la guérison, tandis que le bourrelet circonférentiel s'étendrait et envahirait les parties saines environnantes, et à la place desquelles on constaterait tantôt la conservation de l'état normal des téguments et tantôt un tissu cicatriciel.

Mais d'où vient cette différence de terminaison d'une même affection? C'est une question que n'ont pu résoudre ni Biett, ni ses élèves. Pour nous, au contraire, la solution du problème est des plus faciles. L'érythème centrifuge ne laisse-t-il à sa suite aucune cicatrice, il reconnaît pour cause l'existence d'un parasite ; est-il au contraire suivi de la présence d'un tissu cicatriciel, il constitue une affection scrofuleuse que nous avons désignée sous le nom de lupus érythémateux. M. Gibert a sans doute entrevu les rapports de cause à effet qui existent entre la scrofule et l'érythème centrifuge, puisqu'il a rapproché cette affection de l'*impetigo rodens* et a proposé de la désigner sous le nom d'*erythema rodens;* mais il n'est pas allé plus loin, bien mieux, il a regardé cette variété comme une nuance de l'*erythema lœve* à cause de l'aspect lisse et luisant de la peau qu'elle présente, donnant ainsi une nouvelle preuve de l'égarement dans lequel tombent les hommes qui ne considèrent que l'élément primitif, les formes extérieures des affections, sans chercher à remonter à la nature, à la cause de l'affection.

Quant aux érythèmes acrodynique et pellagreux, ce sont deux variétés dont nous admettons l'existence, mais auxquelles nous reconnaissons pour cause la présence d'un parasite végétal dans les aliments dont on fait usage.

Tandis que les dermatologistes précédents décrivirent

successivement toutes les variétés d'érythème, sans établir aucune division, M. Rayer a admis deux classes d'érythèmes : les érythèmes aigus et les érythèmes chroniques.

Les variétés d'érythème aigu sont : l'*erythema intertrigo*, l'*erythema papulatum*, l'*erythema tuberculatum*, l'*erythema nodosum*, l'*erythema marginatum*, l'*erythema circinatum*, l'*erythema fugax*.

Les variétés d'érythème chronique sont : l'érythème dû à l'action d'une substance irritante ; l'érythème dû aux efforts répétés que fait l'enfant pour opérer la succion chez les femmes qui nourrissent pour la première fois ; l'érythème vulgairement désigné sous le nom de taches de feu, qui coïncide quelquefois avec la couperose ou lui succède et est caractérisé par une teinte rouge de la peau qui pâlit sous le doigt et par de légères arborisations vasculaires sur les pommettes ou sur les ailes du nez ; l'érythème acrodynique.

Cette division est mauvaise parce qu'un même érythème peut s'offrir à l'observation à l'état aigu et à l'état chronique, et doit dès lors occuper les deux classes. En outre, M. Rayer place l'intertrigo parmi les érythèmes aigus et l'érythème par succion dans la classe des érythèmes chroniques, mais l'intertrigo présente ordinairement une durée plus longue que l'érythème par succion du sein. Cette dernière variété ne saurait en effet subsister longtemps parce qu'elle est en général accompagnée de crevasses qui déterminent des douleurs si violentes que les mères sont obligées de cesser l'allaitement ; or, vous savez que l'effet disparaît ordinairement avec la cause. Enfin l'érythème vulgairement appelé taches de feu et caractérisé par l'existence d'arborisations vasculaires, ne constitue pas un érythème, mais n'est autre que l'affection désignée sous le nom de couperose.

M. Devergie a admis des érythèmes symptomatiques et des érythèmes idiopathiques. — Mais un érythème, pour être symptomatique, doit constituer la manifestation cutanée d'une maladie à laquelle il peut être rattaché par les liens de cause à effet. — Voyons donc si les érythèmes symptomatiques de M. Devergie sont réellement les effets d'une maladie! D'après cet auteur, l'érythème est symptomatique d'un état inflammatoire général de l'économie, d'un état anémique, de la syphilis et d'une cause mal connue. Eh bien! est-il permis d'avancer qu'un état inflammatoire général de l'économie, un état anémique, une cause mal connue, constituent des maladies, et ne vous semble-t-il pas vrai que notre honorable collègue s'est payé de mots?

Il n'existe parmi les causes que M. Devergie a assignées à l'érythème qu'une seule maladie, la syphilis, et par malheur l'érythème syphilitique est une création de l'esprit, et n'a jamais été observé! La roséole seule reconnaît pour origine la maladie vénérienne.

Les *érythèmes idiopathiques* sont l'*erythema solare*, les érythèmes par piqûre (*a punctura*), par brûlure, succion, par le contact d'une fluide irritant, de la sueur, des urines. Mais croyez-vous que ces érythèmes ne soient pas symptomatiques au même titre que les érythèmes lisse et paratrime, que M. Devergie regarde comme symptomatiques d'un état anémique, et qui ne sont que des érythèmes de cause externe, dus, l'un à la distension des téguments, l'autre à la pression ? Cette division des érythèmes est donc radicalement mauvaise et doit être rejetée. J'ajouterai enfin que M. Devergie a méconnu la nature parasitaire des érythèmes circiné et pellagreux, la nature scrofuleuse de l'érythème excentrique de Biett, et a eu tort d'avancer que l'engelure était un érythème de cause mal connue. Il est unanimement admis aujourd'hui que l'érythème pernio passager reconnaît pour seule origine l'influence du froid, et qu'il faut au contraire admettre l'existence d'une maladie constitutionnelle, de la scrofule, pour expliquer la ténacité des engelures et leur persistance après la cessation de l'hiver.

Ainsi, aucun des willanistes n'a établi l'importante division de l'érythème en érythème de cause externe et érythème de cause interne ; aucun n'a admis des espèces d'érythème, mais tous au contraire ont décrit des variétés d'érythème uniquement fondées sur la considération de la forme, de l'aspect extérieur, ou de la marche, ou de la durée ; enfin aucun n'a institué un traitement basé sur la nature de l'affection.

2° *École d'Alibert.* — Alibert a admis sept espèces d'érythème : l'érythème spontané, l'érythème acrodynique, l'érythème pellagreux, l'intertrigo, l'érythème paratrime, l'érythème pernio et l'érythème par adustion ou premier degré de la brûlure.

L'érythème spontané comprend trois des variétés admises par Bateman : les érythèmes papuleux, tuberculeux, noueux, et une variété nouvelle : l'érythème dit mamellé, parce qu'il est caractérisé par une rougeur et un soulèvement de la peau assez considérable pour simuler l'aspect des mamelles : n'ayant jamais observé cette variété, je ne puis que vous la signaler.

L'érythème spontané est ainsi appelé parce qu'il apparaît sans qu'on puisse le rattacher à une cause appréciable, sensible, tandis que les érythèmes intertrigo, paratrime, reconnaissent une cause extérieure. Cette division nous démontre donc qu'Alibert s'efforçait de s'appuyer sur l'étiologie pour établir les espèces d'un genre, comme il s'était basé sur la cause première pour établir sa classification. Malheureusement ses efforts sont restés stériles et cette division n'est rien moins que naturelle à nos yeux ; en outre que la distinction de l'érythème en érythème de cause externe et érythème de cause interne n'est pas nettement posée, l'intertrigo, l'engelure sont des érythèmes qui peuvent dépendre d'une cause interne ou d'une cause externe, et qui devraient par conséquent être aussi bien placés parmi les variétés d'érythème spontané que parmi les variétés d'érythème de cause externe ; enfin avancer qu'un érythème est spontané, n'est pas nous donner beaucoup d'indices sur sa nature, n'est pas nous indiquer son origine arthritique, scrofuleuse, etc.

M. Hardy a rangé dans trois catégories les variétés de l'érythème.

La première comprend les érythèmes purement locaux ;

La deuxième, les érythèmes disséminés à la surface du corps, accompagnés de phénomènes généraux et simulant une fièvre éruptive ;

La troisième, les érythèmes secondaires qui surviennent comme complications d'une autre maladie.

Les érythèmes de cause locale sont l'érythème simple qui reconnaît pour cause l'action d'agents irritants à la surface du corps, l'érythème vésico-pustuleux et l'intertrigo. Mais que signifient les mots érythème de cause locale? Ne savez-vous pas que l'érythème étant une affection, toutes les causes qui le produiront, agiront localement, détermineront une modification pathologique en un point du corps?

N'est-il pas vrai que les érythèmes lisse et paratrime sont tout aussi bien des érythèmes de cause locale que les érythèmes simples? Ce ne sont pas des érythèmes de cause locale qu'il faut admettre, mais des érythèmes de cause externe. D'ailleurs qu'est-ce qu'un érythème caractérisé par l'apparition de petites vésicules ou de petites pustules sur une surface rouge, qu'un érythème vésico-pustuleux en un mot? Est-ce là un érythème?

M. Hardy définit l'érythème une affection caractérisée par des taches congestives, se terminant ou non par desquamation, et quelques lignes plus loin il donne la description d'une espèce qui toujours et invariablement est caractérisée par des vésicules. Cependant la définition du genre devrait entraîner celle de l'espèce ; d'où vient donc que, chemin faisant, cet auteur oublie les prémisses et tire une fausse conclusion? La raison en est simple. Notre collègue ayant professé que l'eczéma était toujours dartreux, ne pouvait sans inconséquence admettre un eczéma artificiel, et comme il ne pouvait nier cependant que les frictions mercurielles ne déterminassent une éruption vésiculeuse à la surface de la peau, il a dû chercher un faux-fuyant, créer un érythème vésiculo-pustuleux, être hybride et de nécessité !

L'intertrigo, enfin, est tantôt un érythème de cause externe et tantôt un érythème arthritique, constitutionnel.

2° Les érythèmes accompagnés de phénomènes généraux sont, d'après M. Hardy, les érythèmes papuleux, noueux, scarlatiniforme, mamelonné, copahique. Cette classe est-elle plus naturelle que la précédente ? Nullement, puisque l'érythème noueux est la seule espèce qui soit invariablement précédée de phénomènes généraux. Mais, en outre, devons-nous admettre toutes ces espèces, existe-t-il un érythème scarlatiniforme ? M. Hardy assigne à cette variété les caractères suivants :

L'érythème scarlatiniforme, dit-il, apparaît après un jour ou deux de malaise, quelquefois tout d'un coup sur diverses parties du corps, sous la forme d'une rougeur pointillée qui s'accompagne d'une légère cuisson et de démangeaisons. Ce piqueté s'étend et gagne le cou, la face; sa coloration devient rouge ; en même temps le mouvement fébrile tombe s'il avait existé; au bout de vingt-quatre ou de quarante-huit heures, l'éruption pâlit et une très légère desquamation commence. On voit, ajoute l'auteur, combien cette éruption ressemble à la scarlatine.

Cette description ne s'applique pas, selon nous, à un érythème, mais plutôt à une roséole.

Enfin la troisième catégorie d'érythèmes de M. Hardy comprend les érythèmes secondaires ou symptomatiques qui surviennent comme complication ou conséquence d'une autre maladie. Ces érythèmes sont : l'érythème lisse, l'érythème paratrime et l'érythème pernio.

Mais l'engelure ne constitue pas une complication ou

une conséquence d'une maladie quand elle reconnaît pour cause l'impression du froid, et si elle est scrofuleuse, elle n'est pas secondaire, mais l'effet direct d'une maladie, de la scrofule, comme les érythèmes noueux et papulo-tuberculeux sont les effets de l'arthritis. Enfin les érythèmes lisse et paratrime ne sont pas des complications ou des conséquences d'une maladie, mais le résultat d'un état morbide symptomatique, tel que la distension de la peau par de la sérosité infiltrée dans le tissu cellulaire ou le décubitus prolongé.

Ainsi, les divisions de M. Hardy ne sont pas plus acceptables que celles d'Alibert, son maître : quelques-unes des variétés que ce dermatologiste décrit ne sauraient être admises (érythème scarlatiniforme, vésiculo-pustuleux), et enfin il en est dont on désirerait trouver la description (érythèmes acrodynique, pellagreux, parasitaire).

Joseph Frank a admis six variétés d'érythème : un érythème de naissance, un érythème en gouttes rosées, l'érythème des engelures, l'érythème solaire, l'érythème par pression, et l'érythème des nouveau-nés.

La première espèce serait caractérisée par une tache congénitale, tantôt large, tantôt allongée, de la couleur du feu ou du vin rouge, et occupant la face, le cou, les épaules ou la marge de l'anus; souvent, aussi, elle s'élève au-dessus du niveau de la peau et a quelque ressemblance avec une framboise, une cerise ou bien une araignée.

Il est évident que c'est un nœvus que Joseph Frank a décrit sous le nom d'érythème de naissance.

La deuxième variété, ou érythème en gouttes rosées, ne doit pas davantage être considérée comme un érythème;

elle correspond à notre *acne rosea* et à notre couperose. Frank dit en effet : « L'érythème en gouttes rosées est une tache qui ne s'accompagne ni de prurit ni de douleur, et ne s'étend pas; elle est rouge foncé, presque livide, brillante, et on la rencontre surtout sur le nez et les joues, quelquefois sur le front; souvent elle est hérissée de papules saillantes, petites, d'un rouge foncé et couvertes d'écailles à leur sommet. »

Je n'ai aucune particularité à signaler relativement à l'érythème des engelures et à l'érythème solaire. Quant à l'érythème par frottement, il correspond à l'intertrigo, puisqu'il survient, dit J. Frank, entre les plis de la peau chez les enfants et les personnes grasses.

L'érythème œdémateux n'est autre que l'érythème lisse; enfin l'érythème des nouveau-nés est une espèce qui, d'après Joseph Frank, n'aurait pas été décrite avant lui, surviendrait vers le quatrième ou sixième mois après la naissance, débuterait au pourtour de l'anus et de là s'étendrait aux parties génitales et aux fesses, durerait un mois et quelquefois plus, reviendrait d'une manière périodique, ne déterminerait aucun dérangement dans la santé des enfants robustes, tandis qu'il serait accompagné, chez les enfants faibles, de diarrhée, de dépérissement et enfin suivi de mort.

Il est probable que Joseph Frank a voulu parler de l'érythème qui survient consécutivement à l'entérite.

Quoi qu'il en soit, il n'en est pas moins vrai que le médecin de Vienne a omis un assez grand nombre de variétés et rangé, parmi les espèces d'érythème, des variétés qui ne doivent rien moins que porter ce nom.

M. Gintrac a admis des érythèmes aigus et des érythèmes chroniques.

Les érythèmes aigus peuvent être diffus ou circonscrits.

L'érythème aigu diffus est le résultat :

De l'action directe d'une substance irritante ;
De l'inoculation ;
D'une pression continue (érythème paratrime) ;
Du contact mutuel de deux surfaces cutanées ;
De la distension des parties (*erythema læve*) ;
D'une perturbation subite dans la circulation d'une partie du corps (*erythema fugax* de Willan) ;
D'une perturbation du système nerveux ;
Des modifications produites dans l'économie par l'état puerpéral.

Cet érythème diffus, dit M. Gintrac, n'est dans la plupart des circonstances que je viens d'énumérer, qu'un état morbide accessoire et passager ; aussi ne réclame-t-il que des moyens très simples.

L'érythème aigu circonscrit se distingue, selon le médecin de Bordeaux, par le relief qu'il produit, lequel est plus ou moins saillant, tantôt dans le centre, tantôt sur le bord ou sur l'un des côtés de la saillie constitutive de l'exanthème. De ces différences de forme résultent les érythèmes noueux, marginé, circiné et papuleux.

Enfin l'érythème chronique constitue une manifestation cutanée de la dartre, ou de la scrofule, ou d'une diathèse monogénésique (pellagre et acrodynie).

Pour M. Gintrac, en effet, l'érythème chronique pourrait se développer sous l'influence de la diathèse herpétique.

J'ai rencontré, dit-il, chez des femmes dont la peau était délicate, de larges taches rouges sur le visage, le cou, le thorax, qui coïncidaient avec un eczéma ou qui l'avaient précédé.

L'érythème excentrique de Biett et l'intertrigo constitueraient aussi des manifestations herpétiques.

Enfin chez les enfants scrofuleux, écrit M. Gintrac, apparaît souvent :

1° Une rougeur blafarde, livide avec gonflement, sur le lobe du nez, la lèvre supérieure ou aux oreilles ;

2° Des engelures ;

3° De l'intertrigo derrière les oreilles ;

4° Une rougeur érythémateuse autour des tumeurs glanduleuses abcédées ;

5° De l'érythème induré offrant une certaine analogie avec l'érythème noueux.

Telles sont les divisions de l'érythème, telles sont les espèces d'érythème admises par M. Gintrac. Mais nous avons déjà dit que la division de l'érythème en érythème aigu et érythème chronique n'était pas admissible, parce qu'une même espèce pouvait s'offrir à l'observateur à l'état aigu et à l'état chronique, et devait dès lors occuper les deux classes (érythème pernio, circiné, intertrigo...).

D'ailleurs les érythèmes paratrime, intertrigo, læve que M. Gintrac range parmi les érythèmes aigus diffus, revêtent souvent une marche chronique ; il en est de même de l'érythème circiné que M. Gintrac place parmi les érythèmes aigus circonscrits et qui se perpétue pendant un long espace de temps quand il est symptomatique de l'existence d'un parasite ; enfin l'érythème ne constitue pas une manifestation herpétique : l'érythème excentrique est une affection scrofuleuse ou parasitaire, et l'intertrigo une affection arthritique ou de cause externe..., etc.

Du moins devons-nous reconnaître que M. Gintrac avait entrevu la vérité en essayant de rattacher l'érythème à des maladies constitutionnelles, à la dartre et à la scrofule.

En résumé, les divisions de l'érythème proposées par les alibertistes ne sont pas plus naturelles que celles des willanistes, et les variétés de cette affection que ces médecins ont admises ne sont pas en réalité réunies les unes à côté des autres, d'après les liens de causalité qu'elles présentent. Les alibertistes conçurent sans doute l'idée d'un groupement naturel, d'un groupement basé sur les causes de l'affection, mais ne purent la mettre à exécution.

Quelle est donc alors la division de l'érythème que l'on doit admettre, quelles sont donc les espèces que l'on doit reconnaître ? C'est par l'exposition de cette division et la description de ces espèces que nous terminerons cette leçon.

Nous admettons un érythème de cause externe et un érythème de cause interne.

L'érythème de cause externe est déterminé par une cause mécanique ou physique (action immédiate), ou au contraire est provoqué (action non immédiate).

Le calorique, le froid, la pression lente, sont les causes physiques et mécaniques qui déterminent l'érythème de cause externe dû à une action immédiate (coup de soleil, brûlure, engelure, érythème paratrime).

L'application de substances irritantes, à la surface de la peau, l'existence de parasites végétaux (trichophyton), l'ingestion de certaines substances alimentaires déterminent un érythème provoqué directement (érythème dû à l'application de substances irritantes, érythème trichophytique), ou indirectement (érythème pellagreux, érythème ergotique, érythème acrodynique).

L'érythème de cause interne est symptomatique d'une maladie fébrile (*erythema fugax* des fièvres, de l'état puerpéral), ou d'une maladie constitutionnelle. L'arthritis et la scrofule sont les deux seules maladies constitutionnelles qui donnent naissance à l'érythème ; cette affection est-elle arthritique, tantôt elle constitue un pseudo-exanthème, tantôt, au contraire, elle revêt la forme chronique.

Les variétés d'érythème pseudo-exanthématique de nature arthritique sont : l'érythème marginé, l'érythème papuleux, l'érythème noueux... Les variétés d'érythème, comprises parmi les arthritides sèches sont : l'érythème papulo-tuberculeux, et l'érythème intertrigo.

Enfin les variétés d'érythème scrofuleux sont : l'érythème pernio ou l'engelure et l'érythème induré.

Nous ne pouvons donner la description complète de toutes ces variétés, mais du moins tracerons-nous à grands traits leur histoire.

1° *Érythème de cause externe.* — L'érythème de cause externe dû à l'action d'un agent mécanique ou physique, ou directement provoqué par le contact d'une substance irritante n'offrant aucun caractère autre que ceux que nous avons donnés en décrivant l'érythème d'une manière générale, ne mérite pas qu'on lui consacre un chapitre spécial ; mais il n'en est pas de même des érythèmes pellagreux et acrodynique, c'est-à-dire des érythèmes causés par l'ingestion de substances alimentaires ; ces variétés offrent quelques caractères spéciaux que nous allons indiquer.

Érythème pellagreux. — L'érythème pellagreux occupe de préférence la face dorsale des mains et des doigts, la région antérieure de l'articulation tibio-tarsienne, la partie antérieure du cou et quelquefois enfin la face. Cet ordre de fréquence de l'érythème pellagreux serait en rapport avec l'exposition des parties à la lumière solaire. La teinte de l'érythème est rosée, quelquefois blafarde ou couleur chocolat, mais rarement accompagnée de tuméfaction des téguments. Tantôt cette affection occupe immédiatement une large surface, tantôt elle débute sous la forme de plaques circonscrites qui se réunissent après un laps de temps plus ou moins long. Elle est en général, accompagnée d'une sensation de chaleur, de brûlure ou de cuisson qui devient extrêmement vive, quand les parties malades sont exposées aux rayons du soleil.

L'érythème pellagreux apparaît communément au printemps, augmente d'intensité pendant l'été, s'efface pendant l'automne et disparaît avec l'hiver.

Érythème acrodynique. — L'érythème est l'affection cutanée que l'on a observée le plus fréquemment dans le cours de l'acrodynie. La paume des mains, la plante des pieds, les articulations phalangiennes étaient les parties du corps où on l'observait le plus fréquemment ; il était ordinairement accompagné de tuméfaction des téguments et précédé de phénomènes gastriques.

2° *Érythèmes de cause interne.* — Les érythèmes de cause interne auxquels nous consacrerons quelques lignes, sont : l'érythème circiné et marginé, l'érythème papuleux, l'érythème noueux, l'érythème intertrigo, l'érythème papulo-tuberculeux, l'érythème pernio et l'érythème induré.

Erythema circinatum et marginatum. — Cette variété est caractérisée par des taches rouges, violacées ou vineuses, nettement circonscrites par des bords qui tantôt sont relevés au-dessus des parties environnantes (érythème marginé), et tantôt ne forment aucune saillie (érythème circiné). Tous les dermatologistes ont admis ces deux variétés, mais tous en ont méconnu la nature. Nous avons démontré que l'érythème marginé constitue une manifestation arthritique, tandis que l'érythème circiné est une affection parasitaire ou arthritique. Comme les affections arthritiques en effet il apparaît sur les parties découvertes : le dos des mains et des avant-bras, le nez, les joues, les lèvres et les paupières; est caractérisé par une congestion intense du derme qui donne quelquefois lieu à des hémorrhagies intradermiques ; occasionne des picotements et des cuissons, et enfin apparaît chez des personnes offrant tous les attributs du tempérament arthritique. D'autre part il constitue la première période de la teigne tonsurante.

Quels sont donc les caractères à l'aide desquels nous reconnaîtrons sa nature ? Le siége nous sera-t-il de quelque utilité ? En aucune façon, puisque c'est le dos de la main, la face, les parties découvertes qu'il occupe dans les deux cas.

La forme nous servira-t-elle davantage ? Nullement, puisque l'*erythema circinatum* est également symptomatique de l'arthritis et de la teigne.

Mais seul l'érythème arthritique sera précédé ou accompagné de bronchite, de laryngite, d'ecchymose sous-conjonctivale.

Dans l'érythème circiné arthritique, l'éruption apparaît simultanément sur les mains et la face, tandis que dans l'érythème parasitaire les divers groupes ne s'observent que successivement, la germination du végétal nécessitant un certain temps.

L'existence de groupes de vésicules qui ne tardent pas à se transformer en pustules au centre de la plaque érythémateuse constitue, quand il existe, un caractère important qui n'appartient qu'à l'érythème parasitaire. D'ailleurs, dans le doute, on rechercherait à l'aide du microscope les spores et les sporules, ou l'on attendrait que l'évolution du végétal se fît et que les caractères de l'affection fussent mieux dessinés.

Les plaques muqueuses de la peau caractérisées par des saillies rouges, arrondies, et dont les bords sont nettement circonscrits pourraient, au premier abord, être confondues avec l'érythème circiné ou marginé; mais si l'on considère que les plaques muqueuses sont indolores, offrent une coloration rosée et une étendue peu considérable, sont recouvertes d'une croûte jaune transparente, quelquefois déprimée en godet et entourée par un bourrelet circonférentiel dans lequel elle paraît enchâssée, enfin sont disséminées sur toutes les parties de la peau et coexistent avec des plaques muqueuses des parties génitales et anales, tandis que l'érythème circiné est douloureux à la pression, présente une coloration foncée, n'occupe pas des surfaces étendues, mais reste limité aux parties découvertes du corps, on évitera facilement l'erreur.

Erythema papulatum et *erythema tuberculatum*. Ces deux variétés ne diffèrent de l'érythème marginé que par les saillies papuleuses et tuberculeuses dont la surface malade est parsemée. Le plus souvent existent à la fois des papules et des tubercules disséminés sur la rougeur des téguments; c'est à cette variété caractérisée à la fois par l'existence de papules et de tubercules que j'ai donné le nom d'érythème papulo-tuberculeux.

Érythème papulo-tuberculeux. — L'érythème papulo-tuberculeux est une affection chronique, exclusivement arthritique. Son début est généralement brusque, et le seul phénomène que l'on constate avant l'apparition de la rougeur des téguments consiste dans l'existence de picotements, à la surface des parties qui doivent être le siége de l'érythème. La rougeur érythémateuse possède une teinte foncée, quelquefois même la congestion cutanée est si considérable qu'elle donne naissance à des hémorrhagies intradermiques. Cette rougeur n'occupe pas toute l'étendue des parties malades, mais se présente sous la forme de petites plaques nettement circonscrites et offrant des bords plus ou moins festonnés. Des indurations, arrondies et comme tuberculeuses occupent le centre ou les bords de ces plaques et autour d'elles existent des taches dépassant rarement la largeur d'une pièce de cinquante centimes et saillantes en forme de papules. Ces papules et ces tubercules ne tardent pas à disparaître et sont remplacés par une teinte rouge ou ecchymotique.

Il est facile de voir par cette description succincte que l'érythème papulo-tuberculeux est caractérisé par la réunion de plusieurs éléments éruptifs et qu'il répond aux variétés des auteurs : érythème simple, érythème papuleux, érythème tuberculeux.

Érythème noueux. — L'érythème noueux est la sixième espèce admise par Bateman ; considérée par quelques dermatologistes comme une phlegmasie, cette affection constitue un pseudo-exanthème arthritique. Longtemps avant la publication de nos travaux on avait entrevu les relations qui existent entre le rhumatisme et l'érythème noueux; M. Bouillaud avait cité plusieurs observations démontrant la coexistence de cette affection avec le rhumatisme; M. Rayer avait signalé (chez les rhumatisants) un érythème papuleux dont la description ne saurait laisser de doute sur son identité avec l'*erythema nodosum ;* le professeur Schœnlein avait décrit sous le nom de péliose rhumatismale une affection prétendue nouvelle, dont MM. Maximin Legrand et Frédéric Duriau ont démontré les analogies avec l'érythème noueux rhumatismal, et depuis la publication de nos leçons sur l'arthritis, M. Trousseau a professé à l'Hôtel-Dieu que l'existence des douleurs articulaires qui accompagnent ou précèdent l'érythème noueux, indiquent sa nature rhumatismale ; mais personne n'avait songé avant nous à faire de l'érythème noueux une affection essentiellement et exclusivement arthritique et surtout à la rapprocher d'autres affections, tels que l'urticaire, le pityriasis aigu disséminé.

L'érythème noueux, ainsi d'ailleurs que les variétés pseudo-exanthématiques de l'érythème, est précédé pendant plusieurs jours par un malaise général, de l'anorexie, de la céphalalgie, un mouvement fébrile plus ou moins intense, des picotements sur les parties qui doivent être le siége de l'affection, et souvent aussi des douleurs dans les articulations et la continuité des membres qui persistent quelquefois après l'apparition de l'érythème.

Alors se dessinent sur les membres et particulièrement sur la partie antérieure des jambes et le pourtour des genoux, siéges habituels de cette affection, des taches rouges, douloureuses à la pression, plus ou moins régulièrement ovales, dont le plus grand diamètre, parallèle à l'axe des membres, varie de quelques millimètres à 4 ou 5 centimètres, offrant à leur centre une saillie du volume d'un pois, d'une noisette et même d'une petite noix, et qui donne au doigt que l'on promène des parties saines sur les parties malades, la sensation d'une véritable nodosité enchâssée dans le tissu cellulaire sous-cutané. La coloration des surfaces malades passe successivement du rouge au rouge foncé, violacé, et bientôt fait place à une teinte ecchymotique bleuâtre et verdâtre, indice de l'infiltration sanguine qui s'est produite dans le tissu cellulaire sous-cutané. A ce moment, enfin, existe souvent une fluctuation obscure due au ramollissement de la tumeur érythémateuse, mais jamais on observe de suppuration ou d'ulcération.

Plus fréquente chez l'homme que chez la femme, cette affection se développe principalement chez les individus doués d'un tempérament sanguin, et sous l'influence du froid humide, de fatigues, d'écarts de régime, d'excès alcooliques..., coexiste souvent avec le rhumatisme, ainsi que le démontrent les observations de MM. Bouillaud, Rayer Schœnlein et les nôtres, et enfin détermine une augmentation de la fibrine du sang.

Il est facile de reconnaître d'après les caractères que nous avons énumérés plus haut, l'élément primitif qui est une tache sanguine et le genre de l'affection qui est un érythème..., mais l'érythème induré des scrofuleux, l'urticaire, l'érythème produit par les piqûres de punaises pourraient être confondues avec l'érythème noueux.

Devant indiquer plus loin les caractères différentiels de l'érythème induré, nous ne les énumérerons pas ici; nous ne ferons aussi que mentionner les indurations scorbutiques, variqueuses et l'anthrax dont on ne pourra méconnaître l'existence si l'on examine le malade avec un peu d'attention.

L'urticaire se présente tantôt sous la forme de papules rouges et saillantes au-dessus des parties environnantes, tantôt est caractérisée par des tubérosités plus ou moins volumineuses, résistantes au doigt qui les presse, offrant une coloration d'un rouge foncé et donnant quelquefois naissance à des hémorrhagies interstitielles. Dans les deux cas cette affection pourrait être au premier abord confondue avec l'érythème noueux. Mais dans la première variété, les plaques ortiées, rosées à la périphérie, sont décolorées au centre, n'existent à la surface des téguments que pendant un certain temps de la journée, et enfin déterminent un prurit intense, tandis que l'érythème noueux est permanent, présente une coloration foncée, puis bleuâtre et jaunâtre, une induration centrale enchâssée dans le tissu cellulaire, est douloureux à la pression, et n'occasionne que de faibles démangeaisons. Dans l'urticaire tubéreuse, la saillie est superficielle, on n'observe pas les teintes ecchymotiques de l'érythème noueux, l'apparition de l'éruption est intermittente, et l'affection offre une marche chronique, persiste pendant plusieurs années, à l'inverse de l'érythème noueux dont la durée ne dépasse pas six semaines.

L'érythème produit par les piqûres des punaises se présente sous la forme de saillies oblongues et rosées, tandis que l'érythème noueux est caractérisé par une coloration violacée. L'éruption est disséminée sur toute la surface du corps dans le premier cas, tandis que l'érythème noueux n'occupe que les membres.

Seules, les taches produites par les punaises présentent à leur centre les stigmates de la piqûre, sont superficielles et ne donnent pas au doigt qui les presse la sensation d'une induration s'enfonçant dans le tissu cellulaire ; enfin les commémoratifs viendront surtout jeter une lumière importante sur le diagnostic.

Intertrigo. — L'intertrigo est déterminé par le contact de deux parties contiguës et entre lesquelles la sueur séjourne, et par suite s'altère et acquiert des propriétés irritantes ; il est caractérisé par une rougeur plus ou moins intense sur laquelle se développe souvent une éruption papuleuse et furonculaire, et qui s'étend en largeur par un bourrelet analogue à celui de l'herpès circiné. Pour tous les dermatologistes, l'intertrigo constitue seulement une éruption artificielle qui disparaît ordinairement par quelques soins de propreté ; pour nous, il constitue une éruption artificielle ou arthritique. Si le sujet n'est pas placé sous l'influence de l'arthritisme, une transpiration abondante après des marches forcées pendant les grandes chaleurs pourra déterminer, chez une personne grasse principalement, une rougeur érythémateuse dans les régions où les surfaces cutanées sont adossées, c'est-à-dire aux aisselles, à la partie postérieure de l'oreille, à l'union de la partie inférieure des seins et de la peau de la poitrine, au pli de l'aine, à l'union de la cuisse et du scrotum... mais cette rougeur ne dépassera jamais les surfaces contiguës, occasionnera seulement des démangeaisons, tandis que ces mêmes causes survenant chez un individu arthritique, pourront éveiller la maladie constitutionnelle qui imprimera alors des caractères spéciaux à l'affection cutanée. Dans ce cas en effet, la rougeur sera plus intense, l'inflammation se propageant aux follicules pileux et aux aréoles dermiques, des pustules, des tubercules et des furoncles apparaîtront à la surface malade, la rougeur dépassera les limites des parties en contact, et gagnera les téguments voisins en s'étendant par un bourrelet circonférentiel semblable à celui de l'herpès circiné, occasionnera des picotements et des élancements, et enfin déterminera la gêne des mouvements des parties voisines, voire même la surexcitation des organes génitaux chez la femme, s'il envahit la vulve et le vagin, et consécutivement l'amaigrissement, le trouble des fonctions digestives, et quelquefois des désordres de l'intelligence.

Ces caractères joints à la connaissance des antécédents, de la constitution du malade suffisent pour différencier l'intertrigo simple de l'intertrigo arthritique; mais cette affection pourrait encore être confondue avec l'herpès circiné parasitaire que l'on observe souvent à la partie interne des cuisses, siége habituel de l'intertrigo arthritique et qui offre aussi à sa surface des éruptions furonculaires :

cependant, en considérant que la teigne tonsurante a surtout son siége principal à la face, et que l'on constate l'existence de cercles d'herpès circiné au cou, à la figure, et aux mains en même temps qu'à la partie interne des cuisses, que les poils de la région malade sont altérés, tortillés, cassés et engaînés par le duvet blanc champignonneux, dans la teigne tonsurante; que le microscope enfin démontre d'une manière évidente dans ce cas l'existence du trichophyton, on arrive à conclure que le diagnostic est le plus souvent facile.

Les érythèmes circiné, marginé, papulo-tuberculeux, noueux et intertrigo sont des affections arthritiques ou de cause externe; les érythèmes pernio et induré, au contraire, constituent le dernier, une affection exclusivement scrofuleuse, l'engelure une affection scrofuleuse ou de cause externe.

Érythème pernio. — L'engelure est caractérisée par une rougeur luisante des extrémités des doigts et des pieds, accompagnée de tuméfaction et se terminant par résolution ou ulcération. Si cet érythème survenu sous l'influence du froid, disparaît avec la cause, il est essentiellement artificiel. Si, au contraire, il persiste pendant tout l'hiver, se prolonge même jusqu'à l'été, on doit le considérer comme une manifestation scrofuleuse.

Érythème induré. — Enfin l'érythème induré des scrofuleux est caractérisé par de larges plaques dont la coloration est la même sur tous les points, l'induration sous-cutanée sensiblement égale et qui ne donne naissance à aucune douleur quand on les presse entre les doigts, tandis que l'érythème noueux, affection avec laquelle on pourrait la confondre, présente successivement toutes les nuances de l'ecchymose, et est douloureux à la pression, etc.

Enfin, l'érythème noueux ne persiste pas au delà de dix-huit à vingt jours, tandis que l'érythème induré se perpétue pendant des mois.

TROISIÈME LEÇON.

DE L'HERPÈS.

Messieurs,

La signification du mot herpès a toujours été entourée, depuis les temps les plus reculés jusqu'à nos jours, d'un vague que n'ont pu contribuer à dissiper entièrement ni les travaux de Willan, ni même nos recherches sur les affections parasitaires. Quelles divergences ne constatons-nous pas, en effet, sur ce point, soit entre les divers médecins contemporains, soit entre les dermatologistes qui, depuis Hippocrate, ont laissé dans la science la trace de leur passage !

M. Hardy, dans les premières pages du paragraphe qu'il a consacré à la trichophytie, passe en revue les diverses maladies qui ont reçu le nom d'herpès, et s'efforce de démontrer qu'il est difficile d'établir un rapprochement entre elles :

« L'herpès simple, dit-il, qui est le type de la maladie, n'existe pas, et n'est qu'une abstraction.

» Le zona est une maladie spéciale qui a ses caractères propres, savoir : la coexistence d'une éruption et d'une névralgie; la présence des vésicules n'est donc pas suffisante pour en faire un herpès ; il est mieux pour simplifier la question de donner à cette maladie le nom seul de zona et de la ranger parmi les maladies accidentelles.

» L'*herpes phlyctenodes* n'est autre chose qu'un zona des membres.

» L'*herpes præputialis* ou des grandes lèvres est d'une cure souvent fort difficile et présente une tendance extrême à la récidive ; aussi pensons-nous que dans la plupart des cas il reconnaît une origine dartreuse, que ce n'est qu'un eczéma, et que la seule différence du siége donne à cet eczéma les caractères particuliers qu'il présente.

» Dans l'herpès circiné, les vésicules sont très rares, n'apparaissent qu'exceptionnellement et doivent être supposées dans la plupart des cas ; d'où il résulte clairement, ajoute notre collègue, que le mot herpès s'applique dans la science à des affections qui n'ont aucun rapport entre elles; qu'on doit cesser de désigner sous ce nom un genre particulier, que cette expression doit être rayée, en un mot, du vocabulaire dermatologique. » Singulière prétention sur laquelle nous reviendrons bientôt.

M. Devergie a défini l'herpès, une maladie vésiculeuse de sa nature, qui s'étend en surface par sa circonférence, au moyen d'un cercle ou bourrelet morbide, soit que le centre se guérisse, soit qu'il continue à rester malade. Mais cette définition est mauvaise, parce qu'elle conduit à rapprocher des affections qui, dans la classification de Willan, sont très éloignées les unes des autres, à confondre avec l'herpès presque tous les genres dermatologiques, à admettre des herpès psoriasiforme, lupiforme, affections que l'on doit considérer comme des psoriasis, des lupus qui, sans doute, offrent avec l'herpès l'analogie d'une marche envahissante, mais ne présentent avec lui que ce seul lien de parenté, et en diffèrent par leur nature, leur durée, leur pronostic et leur traitement.

MM. Cazenave et Gibert, ont accepté la signification qu'avaient donnée au mot herpès Willan et Bateman, mais seul, le premier de ces dermatologistes a conservé, sans y apporter des modifications, la tradition anglaise.

M. Gibert, au contraire, moins dédaigneux des progrès de la science, a admis un herpès parasitaire et un herpès non parasitaire, division à laquelle nous ne trouvons de supérieure que la nôtre : « herpès de cause externe et herpès de cause interne, » parce qu'elle est encore plus générale que celle de notre collègue.

Telles sont sur l'herpès les opinions dissidentes des médecins contemporains ; si maintenant nous suivons, à travers les âges, les vicissitudes que ce genre a subies depuis Hippocrate jusqu'à nos jours, nous n'aurons pas à dérouler devant vos regards un tableau moins protéiforme.

C'est dans les livres hippocratiques que l'on trouve la première notion du mot herpès (ἑρπής, ἑρπέτες, ἑρπεῖν ramper).

Pour le père de la médecine, cette affection constituait tantôt un pseudo-exanthème critique, tantôt une affection *constitutionnelle*.

Galien admit trois espèces d'herpès : l'*herpes miliaris*, l'*herpes phlyctenodes* et l'*herpes esthiomenos*.

Cette division traversa le moyen âge sans rencontrer d'autre rivale que la division de l'herpès en bénin et malin admise par Oribaze et les médecins arabes.

D'ailleurs, pendant cette longue période de temps, durant laquelle les écrits galéniques et hippocratiques constituaient, pour le médecin, une bible qu'il osait à peine commenter, l'herpès n'était pas considéré comme une affection vésiculeuse, mais comme une affection ulcéreuse qui tantôt n'occupait que les parties superficielles des téguments, tantôt envahissait les couches plus profondes, d'où la division de l'herpès en bénin et en malin.

Enfin apparut Willan, et ce judicieux dermatologiste reconnaissant que l'ulcération n'était qu'une lésion secondaire, et la vésicule seule, l'élément primitif, restreignit la signification qu'avaient donnée à l'herpès les médecins qui l'avaient précédé et en fit un genre comprenant seulement les affections caractérisées à leur période d'état par des vésicules groupées, subissant une évolution régulière et donnant naissance à une ulcération superficielle qui tend rapidement vers la cicatrisation.

Les alibertistes ont protesté contre l'opinion de Willan: Alibert, dans la première édition de son *Traité des maladies de la peau*, conserva intacte la tradition du moyen âge, rangea l'herpès parmi les dartres et plaça cette affection à côté du pemphigus, qui constituait, pour lui, la dartre phlycténoïde; mais lorsqu'il publia sa *Monographie des dermatoses*, il désigna l'herpès willanique sous le nom d'olophlyctide et le plaça à côté du zona, dans la classe des dermatoses eczémateuses.

Pierre et Joseph Frank ont adopté, comme Alibert dans sa première édition, l'opinion ancienne, et n'ont tenu aucun compte de la classification nouvelle de Willan. Pour nous, messieurs, nous ne saurions admettre qu'un même genre, l'herpès peut comprendre des affections de la peau constituées par des éléments différents, et nous nous rangeons complétement à l'opinion de Willan.

DE L'HERPÈS EN GÉNÉRAL.

Définition. — L'herpès est une affection cutanée caractérisée par des vésicules groupées les unes à côté des autres sur une surface rouge et enflammée, persistant intactes pendant trois ou quatre jours et donnant ensuite naissance, par la dessiccation du liquide qu'elles contiennent, à des croûtes dont la durée ne dépasse pas huit à dix jours, et qui laissent après s'être détachées de la surface malade, soit des maculatures rougeâtres, soit des ulcérations marchant rapidement vers la cicatrisation.

Symptomatologie. — Tantôt cette affection apparaît subitement au milieu de la santé la plus parfaite, tantôt elle est précédée de phénomènes précurseurs, consistant dans un état de malaise général, de l'anorexie, de la courbature et la sensation, au niveau des parties qui doivent être le siége de l'affection, de fourmillements, de picotements et même de douleurs lancinantes très vives; que ces symptômes prodromiques aient existé ou non, les vésicules herpétiques apparaissent sans que la surface tégumentaire sur laquelle elles reposent ait subi aucune modification dans sa coloration, ou sont précédées, au contraire, par une rougeur plus ou moins vive de la peau.

Ces vésicules, petites et miliaires à leur origine, vont chaque jour en grossissant et atteignent un volume variable, de celui d'un grain de millet à celui d'un petit pois; elles peuvent être réunies les unes à côté des autres, au nombre de dix, quinze, vingt..., et former ainsi un groupe herpétique séparé par un intervalle de peau saine, d'un groupe semblable plus ou moins distant, ou, au contraire, un groupe isolé, comme dans l'herpès trichophytique. Le liquide contenu dans ces vésicules primitivement transparent, se trouble bientôt, devient opaque et se concrète vers le troisième ou le sixième jour de leur existence, en une croûte mince, aplatie, offrant une coloration jaunâtre ou brunâtre, persistant sept ou huit jours et laissant, après sa chute, soit une simple rougeur des téguments qui disparaît lentement, soit une légère ulcération qui ne tarde pas à se cicatriser.

Il est rare que l'absorption du liquide ait lieu et soit suivie d'une exfoliation épidermique.

La forme arrondie est, en général, celle que présentent les groupes herpétiques; quelquefois cependant c'est sous l'apparence d'une bande qu'elles s'offrent à l'observateur, d'où le nom d'herpès en traînée qu'a donné M. Devergie à cette variété; enfin leur configuration est quelquefois irrégulière et ne peut être rattachée à aucune forme géométrique. L'herpès peut occuper toutes les régions du corps; mais les lèvres, la partie postérieure du pavillon de l'oreille, les paupières, le prépuce, la vulve, le col de l'utérus, sont les siéges de prédilection de cette affection.

Quant au siége anatomique, il est complétement inconnu, et l'on ne peut former sur lui que des conjectures.

M. Rayer pense que dans l'herpès, comme dans l'ecthyma, existe une fausse membrane au centre de la vésicule, que les couches superficielles du derme offrent une injection vasculaire et que les parois épidermiques de la vésicule sont plus épaisses que celles de la vésicule de l'eczéma, parce qu'elles résistent pendant un temps plus long.

Sémiotique. Diagnostic. — L'herpès envisagé comme affection générique, peut être confondu avec l'eczéma, l'*eczema simplex*, la miliaire, la varicelle, l'érysipèle, le pemphigus, la gale, le chancre et la plaque muqueuse.

L'*eczéma* est, comme l'herpès, une affection vésiculeuse ; aussi quelques dermatologistes, parmi lesquels je vous citerai M. Hardy, ont-ils confondu en une seule affection l'herpès et l'eczéma ; cependant des différences nombreuses et sensibles les séparent ; tandis, en effet, que l'eczéma est caractérisé par des vésicules petites, nombreuses, et dont la durée ne dépasse pas dix-huit à trente-six heures, on observe dans l'herpès des vésicules moins nombreuses, plus grosses, transparentes et persistant trois ou quatre jours.

Tandis qu'il existe dans l'eczéma un prurit permanent, on constate chez les malades atteints d'herpès, l'existence d'une sensation de fourmillements, de tension, de brûlure, de picotements, sensation qui disparaît après la formation des croûtes.

Tandis que, dans l'eczéma, l'éruption des vésicules est simultanée sur toute la surface malade et que l'affection doit conséquemment sa prolongation au suintement qui s'établit après leur rupture ; dans l'herpès, l'éruption est successive et ce n'est qu'aux poussées de vésicules que l'affection doit sa durée.

L'*eczema simplex*, dont les vésicules offrent une durée plus longue que celles de l'eczéma, se rapproche davantage de l'herpès ; cependant la dissémination des vésicules à la surface du corps, la distance qui les sépare les unes des autres, leur volume moins considérable permettront toujours d'éviter la confusion.

La *varicelle* se distingue non moins facilement par la forme acuminée et l'isolement de ses vésicules.

L'*érysipèle*, maladie fébrile, caractérisée par des surfaces rouges, saillantes au-dessus des parties environnantes, dont les bords sont festonnés, sur lesquelles apparaissent accidentellement des bulles ou des phlyctènes de forme irrégulière, et auxquelles on ne saurait assigner une marche constante comme aux vésicules de l'herpès, l'érysipèle mérite-t-il de notre part autre chose qu'une simple mention, et pourrait-il être confondu avec l'herpès par un esprit sérieux ?

Les vésicules de l'herpès peuvent, en se réunissant, constituer de petites bulles qu'un œil inattentif ou peu exercé pourrait prendre pour des bulles de *pemphigus*. Cependant les vésicules ou bulles rudimentaires de l'herpès sont groupées sur des surfaces rouges, tandis que les bulles pemphigoïdes disséminées sur toutes les parties du corps sont généralement isolées et entourées seulement d'une légère auréole rosée, dont l'existence n'est même pas constante. Seul le pemphigus à petites bulles pourrait être confondu avec l'herpès, mais vous savez que cette affection constitue le plus souvent pour nous une variété d'hydroa ou d'herpès successif et chronique : l'hydroa bulleux.

Il est difficile de confondre la *gale* avec l'herpès ; dans le premier cas les vésicules existent dans l'intervalle des doigts, au poignet..., sont rares, petites, isolées, accompagnées de sillons à l'une des extrémités duquel on peut constater un petit point blanc, indice de la présence de l'acarus ; tandis que dans le second, les vésicules sont plus nombreuses, rapprochées les unes des autres, reposent sur une surface rouge, acquièrent un volume plus considérable et subissent une évolution régulière.

Enfin, l'herpès préputial pourrait être confondu soit avec le *chancre*, soit avec les *plaques muqueuses* du prépuce ; mais aux diverses périodes d'évolution de l'herpès et du chancre les éléments constituants sont différents : à la première période, l'herpès consiste dans un soulèvement de l'épiderme par de la sérosité transparente, et le chancre dans une pustule ; il existe en général plusieurs vésicules d'herpès, tandis qu'on ne trouve qu'une seule pustule chancreuse.

A la période de dessiccation du liquide, on observe une croûte mince, aplatie et jaunâtre dans l'herpès ; une croûte brunâtre, épaisse et enchâssée dans l'ulcère sous-jacent, s'il s'agit d'un chancre.

Enfin, à la période ulcéreuse il existe une simple érosion des couches superficielles du derme dans l'herpès ; et au contraire un ulcère profond dont les bords sont taillés à pic et le fond est recouvert d'un liquide sanieux et grisâtre, lorsqu'on a un chancre sous les yeux.

Quant à la plaque muqueuse, elle est constituée au début par un soulèvement du derme avec dépression centrale, tandis que l'herpès commence par une tache rouge sur laquelle naissent des vésicules ; à une période plus avancée de l'évolution de la vésicule herpétique existent des croûtes recouvrant des ulcérations superficielles, arrondies et nettement circonscrites, tandis que, si la plaque muqueuse siége sur les organes génitaux, on constate habituellement l'absence de croûtes et dans des cas exceptionnels, l'existence d'une ulcération superficielle dont les bords sont mal délimités, et si elle occupe toute autre partie des téguments un bourrelet circonférentiel qui enchâsse une croûte centrale.

Pronostic. — L'herpès constitue une affection simple, disparaissant spontanément après une courte durée et constituant même un phénomène critique de bon augure dans les maladies aiguës. Cependant on peut observer, à la suite du zona, des névralgies rebelles et douloureuses au point de déterminer de cruelles insomnies et de jeter le malade dans un marasme profond, des ulcérations gangréneuses, etc., et d'autre part on peut voir des variétés d'herpès se propager indéfiniment. Alors le pronostic emprunte à ces circonstances fâcheuses une certaine gravité; néanmoins, ces accidents appartenant à telle ou telle espèce, en particulier, ne doivent pas influencer le pronostic du genre, et nous empêcher d'affirmer que l'herpès est une affection des plus bénignes.

Traitement. — Le traitement est très simple : au début, on ordonnera des tisanes acidulées, on saupoudrera les parties malades de poudre d'amidon, mais on proscrira soigneusement les bains et les lotions qui, en déterminant la rupture prématurée des vésicules, laissent exposées au contact de l'air des ulcérations douloureuses, et on en réservera l'usage pour le moment où les croûtes seront prêtes à se détacher.

CLASSIFICATION DE L'HERPÈS.

Est-il permis dans l'état actuel de la science, de supprimer l'herpès d'un seul trait de plume, comme l'a fait M. Hardy? Nous ne le pensons pas, et professons, au contraire, que l'herpès doit occuper une place importante dans le cadre dermatologique.

M. Hardy, pour rejeter l'herpès, a cherché à démontrer, ainsi que je vous l'ai dit au commencement de cette leçon, que la présence des vésicules du zona n'était pas suffisante pour faire de cette affection un herpès ; que l'existence des vésicules de l'herpès circiné n'était pas constante, que toutes les autres espèces d'herpès décrites par les auteurs, telles que l'herpès phlycténode, l'herpès des parties génitales, etc., devaient être considérées comme des zona ou des eczéma.

Mais l'herpès étant défini une affection vésiculeuse à sa période d'état, il me semble que l'existence des vésicules est une condition *sine quâ non*, pour que le zona constitue une espèce d'herpès, loin d'être insuffisante comme le prétend M. Hardy. D'ailleurs les névralgies ne sont pas constantes, et notre collègue commet une erreur en avançant que le zona est caractérisé par la réunion d'une éruption et d'une névralgie. Souvent la névralgie est consécutive à l'éruption et non concomitante.

Dans l'herpès circiné, dit-il ensuite, les vésicules ne sont pas constantes ; mais, avancer que ces éléments ne sont pas toujours observés, c'est déjà laisser entendre qu'ils existent quelquefois ; et, d'ailleurs, de ce que M. Hardy ne les constate pas, il ne s'ensuit pas qu'ils n'aient jamais existé. Enfin, si l'affection n'a offert à aucune période de son évolution des vésicules, c'est d'un érythème circiné et non d'un herpès qu'il s'agit.

En troisième lieu, notre collègue prétend que les espèces d'herpès désignées sous les noms d'herpès phlycténode, d'herpès préputial, d'herpès labial..., ne sont que des zona ou des eczéma. Mais ne vous ai-je pas énuméré, au chapitre du diagnostic, toutes les différences qui séparent l'eczéma de l'herpès?

Enfin, est-il vrai que le zona et l'herpès phlycténode sont deux affections identiques, que l'herpès phlycténode n'est qu'un zona des membres? Cette assertion de notre collègue contient, selon nous, deux erreurs : l'herpès phlycténode et le zona présentent, en effet, des différences que la plus simple observation vous permettra de constater, et la première de ces affections occupe non-seulement les membres, mais encore la face.

L'existence des herpès phlycténode, progénital..., est donc aussi réelle que celle du zona et de l'herpès circiné. D'ailleurs les deux dernières espèces dussent-elles être admises seules, qu'il faudrait encore accepter le genre *herpès*, si l'on ne voulait méconnaître la signification des expressions, genre et espèce.

Quel sens faut-il, en effet, attacher aux mots genre et espèce? On doit considérer comme constituant un genre, un état morbide offrant un ensemble de caractères communs à toutes les espèces, et l'on doit désigner sous le nom d'espèce une affection cutanée qui traduit sur la peau une maladie quelconque, et non, comme le veulent les willanistes, une variété de siége ou de forme.

Mais alors l'herpès ne peut-il pas être considéré comme un genre, le zona, l'herpès circiné comme des espèces?

Évidemment, l'herpès est un genre, puisqu'il offre un certain nombre de caractères dont nous constatons l'existence dans toutes ses espèces. Évidemment l'herpès circiné et le zona sont des espèces, puisque ces deux affections offrant les caractères de l'herpès, la première traduit l'existence de parasites à la surface des téguments, et la seconde constitue une manifestation cutanée de la dartre ou de l'arthritis.

M. Hardy a donc tort, en définitive, de ne pas vouloir admettre le genre herpès, de refuser de reconnaître l'existence des herpes phlyctenodes, labialis, præputialis.

Après avoir démontré que l'on doit accepter le genre herpès, il nous reste à rechercher quelle place les dermatologistes lui ont assignée dans leurs classifications, quelle est celle qu'il occupe dans la nôtre.

1° *École willaniste.* — Willan et Bateman ont rangé l'herpès dans l'ordre des vésicules, et ont été imités par MM. Rayer, Cazenave, Gibert, Devergie. Ce mode de classement ne saurait cependant recevoir notre approbation, parce qu'il conduit à ranger les unes à côté des autres des affections essentiellement différentes par leur nature, à décrire l'herpès pseudo-exanthématique à côté de l'herpès de cause externe, et l'herpès parasitaire à côté de l'herpès constitutionnel.

2° *École d'Alibert.* — Alibert, ainsi que nous vous l'avons déjà dit, conserva la tradition du moyen âge, dans sa première édition, et considéra l'herpès, pour lui synonyme du mot *dartre*, comme une affection ulcéreuse, pouvant occuper les couches superficielles ou profondes de la peau, admit, en un mot, un herpès bénin et un herpès malin. Mais lorsqu'il publia son *Traité des dermatoses*, il décrivit l'herpès de Willan, sous le nom d'olophlyctide dans la classe des dermatoses eczémateuses.

Pierre et Joseph Frank rejetèrent la classification de Willan, considérèrent l'herpès comme une dartre et décrivirent plusieurs de ses variétés sous le nom d'herpès, d'autres sous celui d'hydroa.

Enfin, M. Hardy a rayé du cadre nosologique le genre herpès.

Cette manière de classer l'herpès est passible de reproches : placer exclusivement l'herpès, soit dans la classe des dermatoses eczémateuses, soit dans celle des dartres, c'est, en effet, faire abstraction de la nature parasitaire des herpès circiné et iris, de la nature arthritique du zona et de l'herpès phlycténode ; c'est n'accorder qu'une seule origine à une affection qui peut en reconnaître plusieurs. Pour nous, le classement de l'herpès est très simple : d'une part, envisageant l'herpès comme une affection générique, nous le plaçons parmi les affections vésiculeuses ; de l'autre, le considérant comme une affection symptomatique, nous le rangeons parmi les affections de cause externe et parmi les affections de cause interne.

ÉNUMÉRATION ET DESCRIPTION DES ESPÈCES ET VARIÉTÉS ADMISES PAR LES AUTEURS.

1° *École de Willan.* — Willan et Bateman ont admis six variétés d'herpès qu'ils ont désignées sous les noms d'*herpes phlyctenodes*, de *zoster* ou *zona*, d'*herpès circiné*, d'*herpes labialis*, d'*herpes præputialis* et d'*herpes iris*. Nous avons admis l'existence de ces six varietés, mais nous ne nous sommes pas contenté de les décrire; nous avons en outre recherché et indiqué leur nature.

Parmi toutes ces variétés, il n'en est qu'une, l'herpès circiné, dans la description de laquelle Bateman se soit livré à quelques remarques dignes d'être consignées. Dans le chapitre qu'il lui a consacré, en effet, l'auteur anglais nous apprend que ses contemporains avaient observé quelques faits de contagion de cette affection; il dit : « L'herpès circiné a été regardé comme contagieux; il s'est manifesté en même temps chez plusieurs enfants dans le même collége ou dans la même famille. » Malheureusement il se hâte de rejeter l'idée de la contagion : « Cette manifestation simultanée chez plusieurs enfants était probablement produite par l'influence de la saison ou de toute autre cause générale, » ajoute Bateman.

Dans ce même chapitre, l'auteur anglais écrit encore : « Les habitants du Midi sont sujets à une variété de l'anneau vermiculaire herpétique (herpès circiné), qui est presque inconnue en Angleterre.

La durée de cette affection est beaucoup plus longue; les vésicules donnent lieu à des ulcérations qui sont quelquefois très profondes, et tandis que leur guérison s'opère, de nouvelles vésicules s'élèvent; elles parcourent les mêmes périodes que les premières et sont remplacées à leur tour par une nouvelle éruption. La maladie se répand de cette manière sur les parties circonvoisines, et l'intérieur de l'anneau est guéri pendant que la circonférence, qui est dans un état d'ulcération, continue à faire des progrès. »

Évidemment, la description précédente ne se rapporte pas à l'herpès circiné, mais plutôt à l'herpès phlycténode, et peut-être à une affection syphilitique.

Enfin l'herpes iris, variété que Bateman prétend décrire le premier, et dont il fait un tableau assez confus, ne reconnaîtrait pas, d'après les auteurs classiques qui ont, d'ailleurs, assez mal copié la description de Bateman, des causes bien connues. Nous reviendrons, dans un instant, sur cette singulière variété qui est encore une énigme pour la plupart des dermatologistes.

M. Rayer a décrit les six variétés de Bateman ; il a en outre consacré un chapitre spécial aux variétés qu'il désigne sous les noms d'*herpes vulvaris*, d'*herpes auricularis* et d'*herpes palpebralis*. « Des vésicules semblables à celles de l'herpes præputialis se développent quelquefois, dit-il, sur la paupière supérieure dans certaines ophthalmies; sur le pavillon de l'oreille, dans l'otite externe; sur les grandes lèvres, chez les femmes atteintes d'écoulement leucorrhéique, pendant la grossesse ou à la suite de couches. »

Ses descriptions ne présentent, d'ailleurs, aucune particularité. Comme Bateman, il ne cherche pas à catégoriser les diverses espèces d'herpès; comme lui, il méconnaît la nature parasitaire de l'herpès circiné. Enfin il considère le zona, l'herpès phlycténode comme des inflammations vésiculeuses, et ne reconnaît pas leur origine arthritique ou dartreuse.

M. Cazenave décrit seulement les six variétés de Bateman; mais du moins cherche-t-il à les grouper d'après certaines analogies, et fait-il successivement l'histoire de l'herpès phlycténode, des variétés qui ont un siége déterminé, et enfin de celles qui ont une forme spéciale.

Malheureusement les principes sur lesquels repose cette division des espèces herpétiques sont essentiellement faux.

« Nous entendons, dit M. Cazenave, sous la dénomination d'*herpes phlyctenodes*, les affections du genre herpès qui n'ont ni une forme déterminée ni un siége de prédilection ; les autres ne constituent des variétés à part que parce qu'elles se trouvent dans l'un de ces deux cas. »

Ainsi, M. Cazenave semble annoncer par ces paroles que tous les herpès offrent les caractères généraux, la nature de l'herpès phlycténode, et n'en diffèrent que par le siége et la forme ; il revient d'ailleurs un peu plus loin sur cette idée et dit :

» *Variétés de siége.* — Les variétés qui ne diffèrent de l'herpès phlycténode que parce qu'elles ont un siége déterminé sont au nombre de deux : l'*herpes labialis* et l'*herpes præputialis.* »

Et ensuite : « Le genre herpès renferme encore trois variétés importantes à connaître qui sembleraient des espèces distinctes, mais qui, examinées attentivement, ne diffèrent réellement de l'herpès phlycténode que par leur forme déterminée, ce sont : le *zona*, l'*herpès circiné* et l'*herpès iris.* »

Il est donc évident pour M. Cazenave que les herpes labialis et præputialis, et les herpès zoster, circiné et iris, ne diffèrent de l'herpès phlycténode que par leur siége ou par leur forme.

Cependant, messieurs, il existe de grandes différences

entre ces diverses espèces au point de vue seul de la nature. Ne vous ai-je pas dit que les herpès circiné et iris de MM. Gibert et Cazenave reconnaissaient toujours pour cause le trichophyton et différaient essentiellement des herpes phlycténodes et zoster qui constituent des manifestations arthritiques et dartreuses?

M. Cazenave a donc eu tort de croire qu'il n'existait entre les diverses espèces d'herpès que des différences de forme ou de siége.

Enfin, notre collègue, après avoir décrit l'herpès circiné, ajoute qu'il existe une variété qui n'a été que rarement observée en France, mais qui est très fréquente en Angleterre, variété qu'il a désignée du nom d'herpès tonsurant. Nous admettons l'existence de cette affection, mais nous ne saurions accepter la dénomination que lui donne M. Cazenave : ce n'est pas, en effet, l'herpès qui détermine la tonsure, mais le champignon, le trichophyton, dont cette affection est l'effet; aussi pensons-nous que, si l'on veut conserver l'épithète tonsurant, il faut la faire précéder du mot mycoderme et non de l'expression herpès. D'ailleurs, on comprend facilement pourquoi M. Cazenave a commis cette erreur, quand on sait que cet auteur a méconnu l'étiologie parasitaire de l'herpès circiné.

M. Gibert a admis les six variétés de Bateman, mais a changé un peu l'ordre dans lequel l'auteur anglais les avait décrites et a fait successivement l'histoire des *herpès labialis, zoster, phlyctenodes, præputialis, circinatus* et *iris*. Cet auteur a admis la nature parasitaire de l'herpès circiné, a reconnu que cette variété constituait la première période de la teigne tonsurante, qu'elle était susceptible de se communiquer d'un individu à un autre, et même de l'animal à l'homme et réciproquement. Toutefois M. Gibert a cru devoir se demander s'il n'existait pas un herpès circiné non parasitaire et a résolu à peu près affirmativement cette question. Il a écrit en effet : « Plusieurs faits bien observés me portent à croire à l'existence d'un herpès circiné non parasitaire. » Nous devons avouer que pendant un certain temps nous nous sommes rendu l'éditeur responsable de cette opinion. Depuis, nos convictions ont changé, et nous croyons pouvoir affirmer aujourd'hui que l'herpès circiné reconnaît toujours pour cause l'existence du trichophyton.

M. Gibert semble aussi partager nos opinions sur l'herpès iris, puisqu'il a écrit : « l'*herpes iris*, espèce beaucoup plus rare que la précédente (*herpès circiné*), n'en est sans doute qu'une dégénération. » C'est qu'en effet l'herpès iris, tel que l'a décrit M. Gibert, n'est qu'un herpès circiné, à anneaux multiples et concentriques, qui reconnaît constamment pour cause la germination de trichophyton.

Mais si M. Gibert a admis la nature parasitaire des herpès iris et circiné, il a méconnu celle des autres variétés et s'est contenté d'avancer cette proposition : « L'herpès peut reconnaître chez certains individus les causes générales des maladies dartreuses.

M. Devergie a commis un grand nombre d'erreurs et de contradictions dans la description de l'herpès.

Au commencement de cet article il écrit : « Il existe si peu d'analogie entre la maladie que l'on doit désigner uniquement sous le nom d'herpès et les trois autres variétés zona, herpès phlycténoïde et herpès iris, que je ne saurais trop m'élever contre cette réunion de ces quatre affections sous le même nom.

» Pour moi, j'appelle herpès toute maladie vésiculeuse de sa nature qui s'étend en surface par sa circonférence au moyen d'un cercle ou bourrelet morbide, soit que le centre se guérisse, soit qu'il continue à rester malade...... Je dis que les vésicules d'herpès ne ressemblent en aucune façon aux vésicules des herpès phlycténoïde, du zona et de l'herpès iris ; qu'il n'y aurait pas de raison pour ne pas appeler herpès l'eczéma qui est tout aussi et même plus vésiculeux que lui. Je n'hésite donc pas à retrancher de ces trois affections le mot herpès et à les dénommer simplement par les mots : *zona, phlycténoïde* et *iris.* »

Il doit vous paraître évident, d'après ces lignes, que M. Devergie ne regarde pas le zona, l'herpès phlycténode et l'herpès iris comme des herpès, qu'il ne doit pas les décrire dans le chapitre consacré à l'herpès, et cependant quelques lignes au delà vous lirez :

« Nous divisons les variétés d'herpès en deux classes et admettons des herpès à petites vésicules et des herpès à grosses vésicules; les herpès à petites vésicules comprennent des formes simples, qui sont les herpès circiné, nummulaire, du bout du nez et de la pulpe des doigts, tonsurant, crétacé, et des formes composées, qui sont les herpès eczémateux, lichénoïde, pemphigoïde, proriasiforme, rupiforme, lupiforme.

» Enfin, la classe des herpès à grosses vésicules comprend le zona, les herpès phlycténoïde, labial, préputial, l'herpès iris (que dans la première édition l'auteur avait placé parmi les herpès à vésicules extrêmement ténues) et l'herpès en traînée », c'est-à-dire les trois variétés auxquelles M. Devergie refusait plus haut le titre d'herpès !

N'est-il pas évident qu'en ce sujet comme en beaucoup d'autres notre collègue s'est payé de mots : à quoi sert de s'élever contre la réunion, sous le nom d'herpès, du zona, de l'herpès phlycténode et de l'herpès iris, pour placer ensuite ces trois affections dans la classe des herpès à grosses vésicules?

M. Devergie admire sa division des herpès en herpès à petites vésicules et herpès à grosses vésicules. « L'histoire que nous venons de tracer, dit-il, justifie les deux divisions que nous avons adoptées. Aucune uniformité de causes, de forme morbide, de marche, de terminaison, de traitement entre ces deux groupes de forme.

» Dans les herpès à petites vésicules, tendance à la chronicité, reflet de gastralgie ou d'entéralgie ou enfin du tempérament bilioso-lymphatique, etc.

» Au contraire dans les herpès à grosses vésicules, prodromes, état inflammatoire toujours assez prononcé, marche régulière de chaque affection, terminaison franche par résolution, etc. »

Sans doute, si ces différences étaient réelles, on pourrait accepter la division de M. Devergie, mais il n'en est nullement ainsi. — Les herpès circiné, nummulaire, et tonsurant, placés parmi les herpès à petites vésicules reconnaissent le trichophyton pour unique cause, tandis que l'herpès crétacé est une manifestation de la scrofule et aucune de ces variétés n'est le reflet de gastralgie, d'entéralgie ou du tempérament bilioso-sanguin.

Les herpès du bout du nez et de la pulpe des doigts, et l'herpès crétacé ne peuvent pas être considérés comme des herpès.

Qu'est-ce que l'herpès circiné du bout du nez et de la pulpe des doigts ? « Cette affection, dit M. Devergie, était caractérisée dans l'un des deux cas qu'il a observés, par une très légère tuméfaction de la peau siégeant au bout du nez et à la pulpe des doigts de la main gauche, tuméfaction dont la partie centrale était blanche et que circonscrivait un bourrelet rosé et circulaire, — il se formait de temps en temps de légères furfures, la surface malade était au doigt de la largeur d'un centime, elle avait un peu plus d'étendue au bout du nez. »

Retrouvons-nous dans cette description les caractères que M. Devergie a assignés à l'herpès, c'est-à-dire une surface vésiculeuse s'étendant en surface par la circonférence ?

« L'herpès crétacé est caractérisé par une tache arrondie, très limitée, qui, au lieu de sécréter un liquide, se recouvre de petites écailles blanches, adhérentes entre elles, de façon à former une couche assez semblable à de la craie, un peu teintée de jaune et de gris pâle. La maladie suit une marche très lente, mais quand on l'examine de près, on voit que, tout en affectant une forme arrondie, elle est terminée à sa circonférence par un liséré rouge, c'est par là qu'elle s'étend ! »

Quel autre caractère appartenant à l'herpès que l'extension centrifuge trouverez-vous dans cette description ? Est-ce là un herpès ? Pour nous l'herpès crétacé de M. Devergie est, comme nous venons de le dire, un lupus acnéique de nature scrofuleuse dont vous trouverez la description dans notre *Traité de la scrofule*.

Quant aux formes composées, aux herpès eczémateux, lichénoïde, lupiforme, rupiforme, psoriasiforme, nous les rejetons complétement et les considérons non comme des herpès, mais comme des eczéma, des lichen, des lupus revêtant une marche herpétiforme, envahissante du centre à la circonférence.

Ainsi des onze variétés d'herpès à petites vésicules admises par M. Devergie, huit doivent être rejetées et les trois autres doivent être regardées comme des affections parasitaires.

Quant aux variétés d'herpès à grosses vésicules, il en est seulement deux, le zona et l'herpès phlycténoïde, qui présentent constamment des prodromes, une marche régulière. Aussi les avons-nous placées parmi les pseudo-exanthèmes. Mais l'herpes labialis, l'herpes præputialis ne sont pas toujours précédés de prodromes, n'offrent pas toujours cette prompte terminaison par résolution que M. Devergie a assignée à toutes les variétés de la seconde classe. Enfin, notre collègue n'a-t-il pas écrit que l'herpes labialis était quelquefois le reflet d'un mauvais état des voies digestives, faisant ainsi preuve d'une inconséquence remarquable, puisqu'il avait déjà donné comme caractère important des herpès à petites vésicules, l'existence de la gastralgie !

Ainsi la division de M. Devergie ne repose sur aucune base, pas même sur une base anatomique, puisque certaines variétés ne présentent pas de vésicules ; elle doit être rejetée. Si maintenant nous passons en revue les descriptions que M. Devergie a faites des diverses espèces d'herpès, nous constaterons qu'elles sont çà et là parsemées d'erreurs.

Dans le chapitre consacré à l'herpès circiné, M. Devergie a écrit que le développement des cryptogames dans cette variété n'était que secondaire ; que c'était une grave erreur de croire avec les micrographes que le champignon était la cause de l'affection et qu'il suffisait de le détruire pour obtenir la guérison ; que comme caractère de l'herpès circiné il pourrait donner sans doute celui qui est tiré de l'existence du végétal ; mais que le parasite n'étant pas constant ; tout le monde n'ayant pas un microscope à sa disposition, il le regardait comme un caractère de luxe pour le praticien.

N'est-il pas vrai que ces lignes contiennent autant d'erreurs que de phrases ! Est-il permis à un médecin sérieux d'affirmer aujourd'hui que dans l'herpès circiné le trichophyton est accessoire, secondaire, et que l'on peut obtenir la guérison de cette affection avec d'autres agents thérapeutiques que les parasiticides ! que l'examen microscopique est un moyen secondaire parce que le microscope n'est pas entre les mains de tous les médecins !

A l'exemple de M. Cazenave, M. Devergie admet et décrit un herpès tonsurant, expression vicieuse que l'on doit remplacer, vous ai-je dit, par celle de mycoderme tonsurant. Dans le cours de cette description l'auteur écrit : « Cette affection est d'ailleurs très rebelle et l'on pourrait jusqu'à un certain point la comparer sous ce rapport à la teigne ; il y a plus, suivant M. Bazin, elle résiste plus que la teigne, mais personne, je crois, ne partagera cette manière de voir. »

DES ESPÈCES D'HERPÈS. 99

M. Devergie a mal compris notre pensée, mal interprété nos paroles : nous n'avons pas prétendu que l'herpès tonsurant était plus grave que la teigne (c'eût été une absurdité, puisque l'herpès tonsurant est pour nous une des périodes d'une teigne), mais que la teigne tonsurante du cuir chevelu, dont l'herpès tonsurant n'est qu'une des phases, était plus rebelle que le favus, et nous avons écrit : « La teigne tonsurante est une affection moins grave que la teigne faveuse, car on n'a pas à craindre comme dans cette dernière ni la mort, ni la cachexie qui la précède, mais en dehors de ce point de vue la teigne tonsurante est au contraire plus sérieuse, elle a une durée fort longue.... »

Je n'ai d'autre particularité à vous mentionner touchant les herpes phlyctenodes, præputialis et labialis que l'admission par M. Devergie de deux formes d'herpes labialis, l'une aiguë consécutive aux fièvres éruptives, l'autre chronique et consécutive à des phénomènes d'embarras gastrique. Quant à l'herpes iris, M. Devergie le considère comme le reflet d'un état gastralgique. Nous dirons tout à l'heure ce que nous en pensons, mais n'oubliez pas ce fait important, à savoir que dans la première édition de son ouvrage M. Devergie avait placé cette variété dans les herpès à vésicules extrêmement ténues.

L'herpès en traînée est une affection qui apparaît sur les membres, la face interne de l'avant-bras, du bras et des jambes, chez les jeunes gens principalement, et présente une forme rubanée. C'est une variété insignifiante.

Enfin M. Devergie admet un herpès syphilitique, mais il est facile de se convaincre que, sous ce nom, il a décrit une tout autre affection qu'un herpès. Cet auteur a écrit, en effet, page 683 : « L'herpès syphilitique est assez commun ; il comporte les variétés d'herpès circiné ou nummulaire. Rien ne répond à l'herpes phlyctenodes ou au zona. On n'aperçoit pas de vésicules ; c'est la forme, la couleur et le siége qui établissent l'analogie entre l'herpès circiné simple et la syphilide herpétique. La maladie apparaît sous forme de petites taches qui s'élargissent rapidement et se transforment en rougeurs circinées. Mais, tandis que, dans l'herpès, les vésicules sont manifestes, là elles sont souvent inappréciables, n'amènent pas de démangeaisons sensibles et prennent rapidement la couleur des syphilides. »

Ne vous semble-t-il pas évident que l'on ne peut regarder comme un herpès une affection dont les vésicules ne sont pas apparentes ?

Ecole d'Alibert. — Alibert a rangé l'herpès de Willan dans la classe des dermatoses eczémateuses, et l'a décrit sous le nom d'*olophlyctide*.

« L'olophlyctide est un eczéma, dit-il, se manifestant par des vésicules réunies sous forme de plaques circonscrites sur une ou plusieurs parties des téguments. Ces vésicules, dont la base est très enflammée, s'affaissent avec assez de rapidité et se dessèchent vers le septième jour pour donner naissance à des croûtes ou à des écailles grisâtres. »

Alibert admet les espèces suivantes d'olophlyctide : l'olophlyctide miliaire, l'olophlyctide volatile, les olophlyctides prolabiale, progénitale et hydroïque.

L'olophlyctide miliaire correspond aux herpes phlyctenodes, circiné et iris de Willan et Bateman. Alibert en donne la description suivante : « L'olophlyctide miliaire est caractérisée par des vésicules petites, ressemblant à des perles, se développant comme par grappes le long du cou, sur le devant de la poitrine, aux joues, aux mains ou sur tout autre point de la surface du derme. L'éruption dure un septénaire, et si elle se continue plus longtemps, c'est que les vésicules se succèdent. La matière des vésicules, d'abord diaphane, ne tarde pas à devenir opaque. »

Évidemment cette description se rapporte à l'herpès phlycténode.

Mais plus loin, Alibert ajoute que les herpès circiné et iris sont des formes de l'olophlyctide miliaire. C'est pourquoi nous avons dit que l'olophlyctide miliaire correspondait aux herpès phlycténode, circiné et iris.

« L'olophlyctide volatile correspond, dit Alibert, à la maladie connue sous le nom de *feu de dents*, *feu volage des enfants*. L'éruption attaque le menton, les lèvres, les joues, toute la face, se convertit en croûtes légères sans autre symptôme incommode qu'un léger prurit ; ce sont de petites phlyctènes qui caractérisent l'olophlyctide dont il s'agit. Souvent aussi, ce sont des pustules blanches dans leur milieu et marginées par une auréole d'un rouge plus ou moins intense ; ces pustules forment des plaques séparées par des intervalles de peau saine ; elles affectent presque toujours une disposition circulaire. Quand les enfants sont mal constitués, elle dure quelquefois longtemps. »

L'olophlyctide prolabiale correspond à notre herpes labialis. Alibert regarde cette affection comme critique et de bon augure quand elle succède aux fièvres ; mais il faut, pour qu'elle soit critique, que d'autres signes de la coction l'accompagnent. « En tout cas, ce qu'il y a de certain, ajoute-t-il, c'est que la nature choisit souvent cette voie pour effectuer des solutions morbides. »

L'olophlyctide progénitale répond aux herpes præputialis et vulvaris, et enfin l'olophlyctide hydroïque, à la miliaire et aux sudamina.

Il n'est pas question, parmi toutes ces variétés, du zona, parce qu'Alibert décrit cette affection comme un genre spécial des dermatoses eczémateuses.

Telles sont les variétés d'olophlyctide ou d'herpès admises par Alibert, variétés mal décrites, dont deux, l'olophlyctide hydroïque et l'olophlyctide volatile, ne doivent pas être considérées comme des herpès, et à la nature desquelles le célèbre dermatologiste n'a pas cherché à remonter. Pourquoi d'ailleurs remplacer l'expression d'herpès par celle d'olophlyctide? Alibert a prétendu qu'il avait agi ainsi « parce que le mot *herpès*, dont l'étymologie révèle la juste signification, était déjà connu pour exprimer un genre de dermatoses rampantes tellement réfractaires aux moyens de l'art, que leur opiniâtreté est pour ainsi dire passée en proverbe, et que les espèces du genre de celles qu'il désignait sous le nom d'olophlyctide présentaient de tout autres caractères. »

Mais Willan et Bateman n'avaient-ils pas assigné à l'expression *herpès* une signification nette et précise qu'Alibert aurait pu admettre aussi bien que nous?

Joseph Frank définit l'*herpès*: une éruption accompagnée de démangeaisons, presque toujours serpigineuse, souvent périodique et apparaissant sous forme tantôt de papules rouges et brunâtres, tantôt de pustules; il admet un herpès farineux, un herpès miliaire et un herpès rongeant.

L'herpès farineux comprend le pityriasis et le psoriasis, affections qui ne sont rien moins que des herpès.

Sous le nom d'herpès rongeant, Frank décrit le *porrigo favosa* de Bateman, le *sycosis menti* et le *lichen pilaris* du même auteur.

Enfin la description que Joseph Frank donne de l'herpès miliaire s'applique à l'herpès phlycténode, l'herpès iris, l'herpes squamosus madidans, l'herpès centrifuge, l'herpès lichénoïde, et aux herpes præputialis et vulvaris....... toutes affections qui, différentes par leur nature, portent néanmoins un nom semblable : herpès miliaire. Joseph Frank, envisageant ensuite la nature de l'herpès, en admet cinq sortes : l'herpès arthritique, l'herpès scorbutique, l'herpès syphilitique, l'herpès scrofuleux et l'herpès carcinomateux.

D'autre part, Joseph Frank écrit dans le chapitre consacré à l'*hydroa* : « l'hydroa, du mot grec ιδρως, sueur, est caractérisé par des papules ou des pustules de la grosseur d'un grain de mil, qui apparaissent tout d'un coup, s'accompagnent de démangeaisons, sont passagères et se terminent souvent par de petites écailles ou par des croûtes ; il existe quatre espèces d'hydroa : l'hydroa sudamen, qui répond à l'affection que nous désignons sous le nom de *sudamina*, l'hydroa fébrile, qui répond à l'herpes labialis, l'hydroa critique et l'hydroa nerveux. »

Les définitions que je viens de vous donner, les divisions que je vous ai énumérées suffiront, je pense, pour vous faire entrevoir la confusion déplorable qui existait dans les idées du médecin de Vienne sur les affections cutanées.

M. Hardy n'admet pas l'herpès comme genre spécial,

considère l'herpès phlycténode comme un zona, les herpes præputialis et vulvaris comme des eczéma, et conséquemment comme des affections dartreuses, décrit le zona parmi les affections cutanées accidentelles, et l'herpès circiné sous le nom de *trichophytie circinée* parmi les affections parasitaires. Nous avons déjà réfuté les opinions que professe notre collègue relativement à l'herpès ; il est donc inutile d'y revenir.

Telles sont les divisions et les variétés qu'ont adoptées les willanistes et les alibertistes ; si vous les examinez avec attention, vous resterez sans doute convaincus que Willan et ses adeptes ont été beaucoup plus logiques que les partisans d'Alibert ; qu'ils n'ont pas confondu l'espèce et le genre, placé l'espèce à la place du genre. Néanmoins les divisions des willanistes ont le tort de ne pas reposer sur la nature des affections, mais seulement sur la forme, le siége ou d'autres considérations moins bonnes encore, et ne sauraient dès lors être conservées.

Il nous reste, pour terminer cette leçon, à vous énumérer les divisions de l'herpès que nous avons admises, à vous décrire les variétés que l'on doit accepter à notre époque.

Nous admettons deux classes d'herpès : des herpès de cause externe et des herpès de cause interne.

Les herpès de cause externe sont les herpès circiné, simple, à anneaux multiples et nummulaire, qui reconnaissent pour origine l'existence d'un parasite végétal, et les herpes præputialis, vulvaris, labialis, qui dans certains cas sont dus à l'action de substances irritantes, telle que la matière sébacée qui s'accumule entre le gland et le prépuce (*herpes præputialis*), etc.

Les herpès de cause interne sont les herpès zoster et phlycténode, pseudo-exanthèmes qui constituent tantôt des manifestations arthritiques, tantôt des manifestations dartreuses et d'autres fois sont idiopathiques ; l'hydroa, dont nous avons fait un genre à part voisin de l'herpès, que nous pouvons considérer ici, pour éviter des répétitions, comme un herpès tantôt aigu, mais le plus souvent successif et chronique, et qui constitue toujours une affection arthritique ; les herpes labialis, præputialis, vulvaris, qui doivent être regardés comme des affections pseudo-exanthématiques, quand ils offrent une marche aiguë, et sont précédés ou accompagnés de phénomènes généraux, et au contraire, comme le reflet d'une maladie constitutionnelle, quand ils présentent des récidives, offrent une longue durée, etc.

Voici d'ailleurs le tableau synoptique de notre division de l'herpès et des espèces de cette affection que nous admettons :

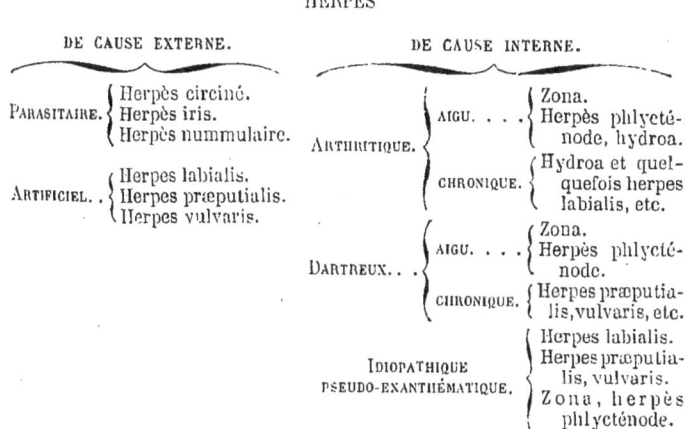

Description succincte de toutes nos variétés d'herpès.
— 1° *Herpès parasitaires.* — Ces variétés d'herpès constituent des affections vésiculeuses que l'on observe communément dans la période de germination du trichophyton. Elles sont en général précédées par un prurit simple ou accompagnées au contraire de battements, de picotements et d'élancements. Chez quelques malades, les démangeaisons sont très vives, les obligent à se gratter et deviennent ainsi la cause du transport de la maladie d'un point en un autre du corps. Que de fois, soit à notre consultation, soit dans nos salles, n'aurez-vous pas l'occasion d'observer des malades affectés de teigne tonsurante de la face et présentant sur le dos de la main, le poignet, la face externe de l'avant-bras, des cercles herpétiques, dont le premier j'ai indiqué la véritable origine dans mon *Traité des teignes.* « Quand le mal occupe la face, ai-je dit page 152, ce qui arrive le plus souvent, on ne se gratte pas ordinairement avec les ongles, comme dans le cas où il siége au cuir chevelu ; on se sert plus volontiers du dos de la main, du poignet avec lesquels on frotte plus ou moins vivement les points où les démangeaisons se font sentir et où existe le trichophyton, et l'on devient ainsi soi-même une source de contagion. » Ne comprenez-vous pas également que, si l'herpès circiné est plus souvent observé sur le membre droit que sur le gauche, c'est parce qu'on se sert moins souvent du second que du premier ?

Quoi qu'il en soit, en même temps que le prurit ou peu de temps après apparaissent tantôt des bandes rouges de forme annulaire sur lesquelles se développent un grand nombre de vésicules extrêmement petites ; tantôt des cercles érythémateux à la circonférence desquels les vésicules se réunissent pour former un bourrelet analogue à celui de l'erythema marginatum.

Les vésicules n'offrent qu'une durée éphémère, aussi ne constate-t-on le plus souvent que des cercles ou des bourrelets érythémateux à la surface desquels existe une desquamation épidermique.

Cette affection présente une tendance remarquable à s'étendre d'une manière excentrique par la production de poussées vésiculeuses qui se font à la circonférence, et permettent ainsi à l'affection d'acquérir des dimensions remarquables lors même qu'elle a pour point de départ un seul groupe très circonscrit. Aussi n'est-il pas rare de voir des cercles ou des arcs de cercle d'herpès circiné embrasser dans leur courbure la plus grande partie de la face du cou et même du thorax.

L'herpès circiné constitue, avons-nous dit, l'une des formes éruptives sous lesquelles se traduit d'abord le trichophyton quand il se développe sur la peau de l'homme ; une autre forme beaucoup plus rare est celle que l'on a désignée sous le nom d'*herpès iris* ; elle est caractérisée par l'existence d'un cercle herpétique autour duquel s'en développe un deuxième et même quelquefois un troisième. Ces divers cercles concentriques peuvent offrir des nuances variées dues à l'évolution successive des divers cercles.

Parfois un groupe de petites vésicules existe au centre du premier cercle; d'autres groupes plus ou moins irréguliers peuvent aussi se rencontrer çà et là dans les intervalles des anneaux concentriques.

Mais est-ce bien là l'*herpes iris* de Bateman ?

J'avoue que la lecture des livres de MM. Gibert, Cazenave et Devergie (1re édition) ne me laissait aucun doute sur ce point, quand un fait très remarquable d'hydroa est venu ébranler ma croyance et m'engager à consulter l'original, Bateman lui-même.

Or, après une lecture attentive et répétée de l'auteur anglais, je n'hésite pas à déclarer que la description donnée par Bateman de l'herpès iris s'applique à une variété d'hydroa aigu, plus rare encore que l'hydroa successif et chronique, et non pas à l'herpès parasitaire, à anneaux multiples et concentriques (1).

Comme il importe d'éviter la confusion entre ces deux

---

(1) Cette opinion est corroborée par le changement que M. Devergie a apporté au classement des diverses espèces d'herpès, dans sa deuxième édition : l'herpès iris qui, dans la première, faisait partie des herpès à vésicules extrêmement ténues, figure dans la seconde parmi les herpès à grosses vésicules.

Voici d'ailleurs un fait des plus remarquables, qui nous paraît trancher la question d'une manière définitive ; il a été recueilli, par M. Bouglé, interne de mon service.

HYDROA VÉSICULEUX. — Pavillon Saint-Mathieu, lit n° 60. — Daivin (Eugène), âgé de dix-neuf ans, brunisseur, entre dans le service le 24 janvier 1862.

Antécédents de famille :

Père mort depuis longtemps, sur lequel il ne peut nous donner de renseignements positifs.

Mère morte, il y a dix-huit mois, d'un cancer du sein.

Antécédents du malade :

Pas d'antécédents scrofuleux ni syphilitiques. Une seule blennorhagie déclarée il y a un an, d'une durée d'un mois environ.

Bonne constitution, système musculaire bien développé. Pas de troubles manifestes du côté de l'estomac ni des autres viscères, si ce n'est un peu de tendance à la constipation. Pas de rhumatismes ni de névralgies.

Il y a deux ans, première apparition de l'affection pour laquelle il entre aujourd'hui dans le service. Début brusque, sans prodromes et sans phénomènes généraux, seulement un peu de cuisson dans les points qui étaient le siège de l'éruption. Durée de trois semaines environ. Depuis cette époque,

sortes d'herpès iris, j'ai hâte de vous en faire connaître les caractères différentiels.

L'herpès iris de Bateman est un herpès à grosses vésicules, comme le phlycténode; l'herpès iris parasitaire est un herpès à vésicules presque imperceptibles, comme le circiné. Ce caractère est de la plus haute importance sans doute, mais il ne suffit pas. Dans la première affection, il existe parfois des prodromes, et la marche est plus rapide

---

deux nouvelles apparitions de l'hydroa, reproduites à six mois de distance et dans les mêmes conditions que la première fois, c'est-à-dire sans prodromes et sans réaction marquée sur l'économie. Durée chaque fois d'un mois environ.

Dans l'intervalle des éruptions, notre sujet se portait très bien, il n'a du reste jamais eu aucune autre affection cutanée.

Le 18 janvier dernier, quatrième apparition de l'hydroa et cette fois le malade se décide à entrer à l'hôpital.

État actuel :

Au point de vue du siége topographique de l'affection, notons d'abord un fait intéressant, c'est qu'elle occupe certaines régions bien limitées, savoir : les deux mains, les deux genoux (face antérieure), les deux pieds, enfin la muqueuse buccale.

1° Aux mains. C'est sur le dos de la main droite que l'éruption a débuté, et c'est en même temps dans ce point que les éléments anatomiques sont le mieux caractérisés. On y voit un certain nombre de taches ou plaques à leurs différentes périodes d'évolution.

Dans les plaques à l'état de développement complet, on remarque :

A. — Au centre, une petite croûte jaunâtre ou même brunâtre et ombiliquée ; sur certaines plaques, l'ombilic est très marqué et la circonférence de la croûte paraît encore molle, soulevée par un peu de sérosité ;

B. — En dehors de la petite croûte centrale, une zone d'un diamètre de 3 à 4 millimètres et d'une coloration rouge lie de vin des plus caractéristiques résultant d'un travail inflammatoire manifeste ;

C. — En dehors du disque rouge une aréole blanchâtre demi-transparente, composée d'une masse de petites vésicules réunies, confondues en grande partie, et disposées de manière à former un bourrelet circulaire et comme bulleux ;

D. — Enfin immédiatement en dehors de cette aréole blanchâtre, une nou-

que dans la seconde. Tout cela est juste, mais tout cela ne suffit pas pour le diagnostic.

Comparons donc les deux affections dans leurs caractères objectifs et dans leur évolution, et nous allons trouver des signes différentiels qui ne permettent pas de les confondre.

Le siège topographique n'est pas le même : dans l'iris de Bateman, l'affection occupe constamment le dos des mains, la paume des mains, les doigts, les genoux, les pieds, la muqueuse des lèvres et de la bouche; dans l'iris

---

velle zone rougeâtre, d'une coloration moins vive que la première, d'un diamètre également beaucoup moindre.

La largeur des plaques ainsi complétement développées varie entre celle d'une pièce d'un franc et celle d'une pièce de 50 centimes.

Dans le voisinage de ces plaques, nous en trouvons d'autres moins avancées qui nous présentent :

Au centre, la petite croûte brunâtre entourée d'un bourrelet blanchâtre qui l'enchâsse, puis en dehors, la zone rouge qui ne fait que commencer à paraître.

Il nous reste à décrire le mode de développement de l'éruption, et il nous est permis de le saisir très nettement sur certains points, notamment sur le dos de la main droite.

Tout à fait au début, comme premier phénomène, dans les points qui vont être le siège de l'éruption on aperçoit une légère tache rosée, qui, ne tardant pas à disparaître, est remplacée par une vésicule unique de la grosseur d'un grain de millet.

Cette vésicule se dessèche bientôt à son centre, s'ombilique et donne ainsi lieu à l'apparition de la petite croûte centrale, pendant que sa périphérie reste encore saillante et soulevée par un peu de sérosité, qui lui donne une coloration d'un blanc jaunâtre.

Comme phénomène secondaire, il survient autour de la petite croûte un travail inflammatoire qui se traduit par la présence d'une zone d'un rouge violacé, puis en dehors de la zone rouge apparaît le cercle blanchâtre composé de vésicules réunies et dont l'ensemble constitue une sorte de bulle circonférentielle. Enfin au pourtour du cercle bulleux il se développe une deuxième zone colorée en rouge, d'une nuance moins vive.

Ce qu'il y a d'important à remarquer, c'est l'apparition *secondaire* du cercle rouge inflammatoire entourant la vésicule centrale, parfaitement dis-

parasitaire, toutes les régions indistinctement, mais particulièrement les poignets et les seins, les parties découvertes.

Dans l'herpès à grosses vésicules, les plaques sont plus nombreuses que dans l'iris à vésicules très ténues.

Ces plaques sont bien différentes, quant aux dimensions, à l'aspect et à la disposition des éléments qui les constituent dans les deux espèces d'herpès.

tinct et limité. C'est là un des caractères qui servent à distinguer l'hydroa vésiculeux de l'herpès phlycténoïde.

En effet dans l'herpès, les réunions de vésicules se développent toujours sur une surface rouge enflammée primitivement et à contours irréguliers. Tandis que nous voyons dans l'hydroa une zone rouge lie de vin à contours nets et circonscrits apparaissant après le développement de la vésicule initiale, à l'existence de laquelle elle paraît entièrement subordonnée.

Dans l'intervalle des plaques, la peau est tout à fait saine, sans la moindre rougeur, sans la moindre tuméfaction. De plus le malade n'accuse pas de douleurs dans les points qui sont le siége de l'éruption, ni de démangeaisons, il éprouve seulement par instants un peu de chaleur et de tension.

A la paume des mains, les plaques sont un peu moins larges et la croûte du centre paraît mettre un peu plus de temps à se former, à cause sans doute de la résistance plus considérable de l'épiderme. Les diverses nuances de coloration sont tout aussi manifestes que sur la région dorsale, la zone rouge est même d'un ton plus vif encore.

Au niveau des doigts, on observe certaines plaques où les divers éléments sont un peu moins nettement séparés, dans quelques-unes même le bourrelet de la périphérie s'est réuni à la vésicule du centre, et le tout forme une sorte de bulle volumineuse entourée d'un cercle rouge.

On pourrait ainsi, à juste titre, voir dans ces points un mélange d'hydroa bulleux et d'hydroa vésiculeux.

2° Aux pieds, les plaques sont un peu moins nombreuses, elles se rapprochent comme disposition de celles que nous venons de décrire à la paume des mains.

3° A la face antérieure des genoux, quelques plaques rares parfaitement isolées, également un peu moins développées que celles des mains.

4° Muqueuse buccale. — La lèvre inférieure est rouge, tuméfiée et présente à sa surface muqueuse un certain nombre de plaques rapprochées, moins bien caractérisées au point de vue des nuances de coloration. Leur évolution

Dans l'hydroa ou iris de Bateman, la plaque est continue; les éléments qui la composent sont rapprochés, contigus; l'évolution de cette plaque a lieu de la manière suivante : à une tache rosée, éphémère, succède bientôt une vésicule qui s'ombilique, se déprime à son centre, qui se transforme en une petite croûte brunâtre ou noirâtre, tandis que la circonférence s'affaisse et forme comme un cercle blanchâtre. En dehors de ce cercle se produit une

y est plus rapide, elles paraissent se transformer promptement en une sorte d'exsudation jaunâtre adhérente à la muqueuse.

La langue n'est pas exempte non plus, elle présente, notamment vers la pointe et sur les bords, de la rougeur ainsi que des plaques rudimentaires.

Rien sur le voile du palais ni dans l'arrière-gorge.

La présence de l'éruption sur la muqueuse buccale donne lieu à de la gêne de la mastication avec sécheresse de la bouche et un peu de ptyalisme.

Comme symptômes généraux, un peu de céphalalgie et de perte d'appétit, pas la moindre réaction fébrile.

Traitement. — Un bain simple, une légère purgation.

Dès les premiers jours qui suivent l'entrée du malade, l'éruption se modifie manifestement ; quelques plaques nouvelles se développent sur les mains, tandis que les premières perdent un peu de leur coloration qui pâlit surtout sous l'influence des bains.

La muqueuse buccale se dégage assez rapidement, la lèvre inférieure revient à son volume normal, et la sécheresse de la bouche ainsi que la salivation tendent à disparaître.

L'état général se maintient très bon. Le malade mange deux portions avec appétit.

Comme traitement, on continue l'usage des bains simples.

Au bout d'un septénaire de séjour dans le service, c'est-à-dire environ douze jours après le début de l'affection on observe un changement bien évident dans les éléments de l'éruption.

Les plaques ont perdu leurs nuances de coloration, elles s'affaissent de plus en plus, il n'y a plus de traces de sérosité. L'épiderme dans tous les points qui étaient le siége de l'éruption se dessèche et ne tarde pas à se séparer sous forme de squames rondes laissant à découvert des surfaces rosées pourvues d'un épiderme nouveau et sans dépression.

Sur la muqueuse buccale, il ne reste pas la moindre trace de l'éruption.

Le 14 février 1862 le malade sort du service.

aréole inflammatoire d'un rouge plus ou moins foncé; en dehors de cette aréole a lieu une nouvelle production de vésicules phlycténodes rapprochées et confondues de manière à former un bourrelet circonférentiel, saillant, d'un blanc jaunâtre, qui ne tarde pas à être environné lui-même par une seconde aréole inflammatoire d'un rouge plus ou moins vif. Bateman parle d'un troisième, d'un quatrième groupe excentrique de vésicules avec de nouveaux cercles rouges; il n'y en avait point dans les faits que nous avons observés.

Sur ces plaques de l'iris de Bateman, les nuances de couleur sont parfaitement tranchées : ainsi on observe, du centre à la circonférence, une tache d'un brun jaunâtre, puis un cercle rougeâtre, un bourrelet blanchâtre et enfin un cercle d'un rouge vif. L'étendue de la plaque dépasse rarement la dimension d'une pièce de douze sous, suivant Bateman, c'est-à-dire les dimensions de notre pièce d'un franc.

Dans l'iris parasitaire, les plaques sont généralement plus larges, offrent des dimensions qui varient depuis celles d'une pièce de deux francs jusqu'à celle d'une pièce de cinq francs, sont moins saillantes et présentent des nuances moins diversifiées; leur évolution est plus rapide et se dérobe presque toujours à l'œil de l'observateur. Le centre de la plaque est tantôt vide, tantôt rempli par un groupe de petites vésicules, le plus souvent en desquamation; puis vient le premier anneau, cercle rouge, ou simplement érythémateux, ou couvert de petites granulations vésiculeuses, ou de légères squamules; en dehors de ce cercle, quelques petits groupes vésiculeux ou squameux, puis un second anneau. Dans la plupart des cas, la plaque n'a que deux anneaux concentriques; mais quelquefois il y en a trois, et alors le second se trouve séparé du troisième par des groupes vésiculeux ou squameux analogues à ceux qui existent entre le premier anneau et le second.

On voit, d'après cette description, qu'il n'est pas possible de confondre l'iris de Bateman avec l'iris parasitaire; nonseulement le siége topographique et la marche des deux affections sont différents, mais encore les plaques, dans le premier cas, sont généralement plus petites, plus multipliées, plus saillantes, pleines et recouvertes de croûtes et de vésicules phlycténoïdes; tandis que, dans l'herpès parasitaire, les anneaux sont distants, écartés les uns des autres, séparés par des espaces qui ne sont pas complétement recouverts de vésicules ou de squames; il existe des points où la peau paraît saine, et on n'observe ni croûtes ni vésicules phlycténoïdes, etc.

Ce n'est guère que dans l'hydroa aigu qu'on peut bien constater l'existence de tous les caractères signalés pour la première fois par Bateman. (Voyez la description de l'hydroa.)

Dans l'hydroa successif et chronique, on ne trouve presque toujours qu'une seule vésicule, et souvent même, sur beaucoup de points, il n'existe qu'une simple tache érythémateuse, la vésicule ne se produisant pas, ce qui explique la divergence d'opinion qu'on rencontre parmi les dermatologistes sur le genre de l'éruption. Ainsi, dans le cours de l'année dernière, un malade atteint d'hydroa nous fut présenté comme un cas d'herpès iris (c'était le diagnostic de M. Devergie). MM. Gibert, Cazenave et Hardy, qui virent le même malade, le considérèrent comme affecté, le premier, d'un herpès; le second, d'un érythème poussé jusqu'à la vésication, et le troisième d'un érythème papuleux.

Pour nous, c'étaït un hydroa; mais pourquoi, nous objectera-t-on, en faire un genre à part et différent de l'herpès? Non-seulement l'hydroa diffère de l'herpès par sa marche, qui est tantôt aiguë, tantôt et plus souvent successive et chronique, mais il en diffère surtout par l'évolution de la vésicule qui s'ombilique au centre, s'affaisse à la circonférence, s'entoure d'un cercle rouge inflammatoire, et ne se transforme en croûte que dans sa partie centrale; tandis que, dans l'herpès, c'est une croûte mince, jaunâtre, qui couvre toute l'étendue de la vésicule, et que le travail inflammatoire ne donne pas lieu à une aréole rouge circonférentielle pendant la période de dessiccation.

L'hydroa débute toujours par une vésicule unique, et non par un groupe de petites vésicules, comme cela peut avoir lieu dans l'iris parasitaire.

Dans la description que les dermatologistes ont donnée de l'herpès iris, ils ont tous écrit, M. Devergie lui-même, que l'affection pouvait débuter par une seule vésicule ou par plusieurs vésicules. Or, dans l'herpès iris de Bateman, il n'existe jamais qu'une vésicule centrale, vésicule toujours grosse comme celles de l'herpès phlycténode; tandis que l'herpès iris parasitaire peut débuter par un groupe de vésicules, mais ténues comme celles de l'herpès circiné.

Cette évolution particulière de l'hydroa, qui m'a déterminé à faire de cette affection un genre distinct de l'herpès, n'a été indiquée par aucun auteur.

Enfin, pour terminer ce qui est relatif à la symptomatologie de l'herpès parasitaire, il faut dire ce que nous entendons par herpès nummulaire. Cette variété de l'herpès trichophytique est caractérisée par des plaques arrondies, circulaires, relevées à la circonférence et complétement couvertes de vésicules et de squames.

Si le malade, par un traitement approprié, ne met pas obstacle au développement ultérieur de l'affection, on observe bientôt la friabilité, le changement de couleur et l'envahissement des poils par un duvet champignonneux...

L'herpès circiné présente une durée variable suivant le traitement mis en usage et l'idiosyncrasie du malade. Si vous avez lu mon *Traité des affections parasitaires*, vous devez vous rappeler que j'ai écrit qu'un malade affecté d'herpès circiné à la face recule devant l'épilation qui lui a été proposée comme moyen curatif, et se borne aux applications parasiticides, l'herpès durera très longtemps et pourra disparaître et reparaître plusieurs fois, occupant toujours les mêmes surfaces. Que se passe-t-il donc là, et pourquoi la maladie n'arrive-t-elle pas plus tôt à la troisième période? Le champignon qui produit l'éruption herpétique peut n'exister qu'entre les deux lames de l'épiderme et sur les poils de duvet ; or, par le seul usage des lotions ou des onctions parasiticides, on peut détruire le champignon situé à la surface tégumentaire, sans atteindre celui qui occupe la racine des poils follets ; ce qui explique pourquoi l'éruption ne disparaît pas ou se montre de nouveau après avoir disparu. Mais le même traitement a pour effet de s'opposer, jusqu'à un certain point, à l'extension du parasite sur les poils parfaits, et c'est ce qui fait que la maladie a tant de peine à passer à la période mentagreuse. Nous avons souvenir d'avoir donné des soins à un malade de la ville qui, par sa faute, et pour n'avoir pas voulu se laisser extraire les poils de la barbe, garda plus de dix-huit mois, à la première et à la deuxième période, une teigne tonsurante dont il était affecté. Ici, à l'hôpital, nous sommes rarement témoins de faits de ce genre, parce qu'on épile immédiatement les malades quand cette opération est indiquée.

Il est, enfin, quelques circonstances qui font varier les chances de durée de la maladie et qu'il est bon de connaître : il y a des idiosyncrasies incontestables : chez tel malade, l'herpès circiné disparaît en quelques jours, et chez tel autre, il dure plusieurs mois sans que l'on puisse trouver dans la constitution ni dans le développement du système pileux l'explication de cette différence. Quelquefois même l'herpès circiné résiste à nos moyens de traitement avec une opiniâtreté qui certainement doit vous surprendre. Mais remarquez les difficultés de l'épilation dans une région où il n'y a que des poils follets ; la pince peut à peine les saisir, et presque toujours ils se brisent sous la traction : et cependant il faut tâcher de les extraire pour ne pas voir l'affection durer bien plus longtemps encore. Enfin on doit craindre une durée plus longue chez les sujets où le parasite trouve une abondante nourriture. Voici deux malades qui se présentent à nous en même temps, tous les deux affectés de teigne tonsurante de la face, à la période herpétique. C'est, si vous voulez, et comme d'ailleurs cela arrive souvent, une femme et son mari : celui-ci porte une barbe bien fournie. Assignerons-nous à la maladie la même durée dans l'un et l'autre cas ! Évidemment non ; car, chez la femme, l'herpès circiné devra disparaître au bout d'un certain temps, et, après sa disparition, la malade pourra se considérer comme radicalement guérie. Pour l'homme, il en sera tout autrement : l'herpès sera ordinairement suivi des phénomènes de la deuxième et plus tard de la troisième période ; or, arrivée à ce dernier degré, la maladie se prolonge indéfiniment, à moins qu'il n'y ait, chose rare, après la chute des poils, une oblitération des follicules et par conséquent calvitie permanente.

Diagnostic. — Sur la tête comme à la face, l'herpès circiné peut être le premier signe de germination du cryptogame. Aussi M. Devergie a-t-il eu tort de soutenir une opinion contraire, c'est là une des nombreuses erreurs échappées à notre confrère et que M. Deffis a pris soin de relever.

Au cuir chevelu, l'herpès précurseur échappe souvent à l'observation, et la desquamation qui lui succède pourrait être prise pour du pityriasis dartreux. Mais les plaques pityriasiques consécutives à l'herpès parasitaire sont nettement circonscrites, affectent une disposition manifestement circulaire, caractère qui n'appartient pas ordinairement au simple pityriasis. En outre, dans ce dernier cas les poils n'ont subi aucune altération, tandis que dans l'affection parasitaire ils sont altérés par le cryptogame, friables, et se cassent quand on veut les extraire avec la pince.

Le *porrigo scutulata* à la période pityriasique, avant la

manifestation extérieure de l'achorion, est très difficile à distinguer de la teigne tonsurante au début. Quelquefois même il faut attendre pour se prononcer que l'affection arrive à une période plus avancée, que quelques poils se brisent, ou au contraire que des concrétions d'un jaune soufré apparaissent.

Sur le tronc, les anneaux trichophytiques seront difficilement confondus avec des anneaux faviques, psoriasiques ou pityriasiques. Les anneaux faviques offrent un plus petit diamètre et une uniformité remarquable ; les anneaux psoriasiques sont plus larges au contraire et recouverts de squames caractéristiques.

Quant aux affections pityriasiques, leur forme seule pourrait, dans certains cas (*pityriasis rubra*), les faire prendre pour des plaques herpétiques, mais l'étendue, la marche de l'affection et en définitive l'examen microscopique feront suffisamment reconnaître leur nature.

Mais, plus souvent, l'herpès circiné sera confondu avec une syphilide circinée. Cependant les éruptions syphilitiques n'occupent pas ordinairement les mêmes régions que la teigne tonsurante ; elles ne sont pas accompagnées de démangeaisons. La syphilide papulo-vésiculeuse circonscrite, la seule qui puisse être confondue avec l'herpès parasitaire, est rare. Les courbes qu'elle décrit ne sont pas toutes régulières, comme les cercles de l'herpès circiné ; c'est assez souvent un croissant, un fer-à-cheval à côté d'un cercle incomplet. Enfin, il existe toujours une teinte sombre que l'on ne rencontre pas dans l'herpès circiné.

J'ai résumé le traitement de l'herpès circiné dans mon *Traité des affections parasitaires* en ces termes : si la maladie occupe des surfaces où, à cause du peu d'abondance des poils ou du duvet, elle ne peut dépasser la période herpétique, il faut se borner aux parasiticides; l'épilation n'est pas nécessaire ; peu importe d'ailleurs que les sujets affectés soient des hommes adultes, des femmes ou des enfants.

Si, au contraire, l'herpès circiné existe sur des régions velues, il faut épiler immédiatement quand l'affection est localisée ; et, si, au contraire elle occupe de larges surfaces, la laisser se localiser, c'est-à-dire arriver à une période plus avancée, et en attendant faire, matin et soir, des lotions avec la solution de sublimé et, dans l'intervalle des frictions, avec de l'huile de cade ou la pommade au turbith.

Herpes labialis, præputialis, vulvaris. — L'herpes labialis siége presque exclusivement sur les lèvres supérieures et inférieures ; toutefois il n'est pas rare d'observer simultanément avec les vésicules des lèvres, des groupes d'herpès sous le menton.

Tantôt il survient au déclin de la fièvre synoque, de la fièvre éphémère, des maladies fébriles, telles que la pneumonie, et constitue alors un phénomène critique favorable, etc.; tantôt il reconnaît pour cause un écart de régime, un mauvais état des voies digestives. Lorsqu'il survient dans ces circonstances, il constitue une affection pseudo-exanthématique idiopathique ; cependant, s'il récidive, s'il offre une longue durée, il peut être regardé comme symptomatique d'un maladie constitutionnelle ; quelquefois, enfin, il est dû à l'action d'une cause irritante et constitue une affection artificielle.

Mais, quelle que soit son origine, c'est une affection légère qui ne réclame aucun traitement.

Je m'abstiendrai de vous faire la description de cette variété aussi bien que de l'herpes præputialis, n'ayant pas d'autres signes à vous donner que ceux que j'ai signalés en vous faisant l'histoire de l'herpès en général.

L'herpes præputialis siége tantôt à la face externe et tantôt à la face interne du prépuce, et dans ce dernier cas la guérison est en général plus difficile que dans le premier.

Cet herpès apparaît sous l'influence de causes externes, telles que le frottement des vêtements rudes, l'action de cette matière sébacée, si abondamment sécrétée entre le prépuce et le gland. D'autre part il survient assez souvent consécutivement à des chancres, et dans ce cas récidive très fréquemment ; aussi, plusieurs médecins ont-ils conclu, de cette existence préalable du chancre à la nature syphilitique de l'herpès et à la nécessité de recourir à un traitement antisyphilitique pour obtenir la guérison. Mais cette interprétation constitue à nos yeux une erreur : si l'herpes præputialis est souvent précédé d'un chancre, c'est moins parce qu'il se rattache à cet ulcère spécifique par les liens de cause à effet, que parce que des syphilides ayant apparu à la surface des téguments et nécessité un traitement mercuriel, elles ont déterminé l'apparition d'une maladie constitutionnelle jusqu'alors latente, l'apparition de l'arthritis, par exemple, et que dès lors des vésicules herpétiques se sont substituées à des affections syphilitiques ; je dis substituées, parce que je n'admets pas la transformation d'une affection constitutionnelle en une autre affection constitutionnelle, et que je partage complétement l'opinion de Pierre Frank qui disait qu'il aimait mieux croire qu'une semence de pommier pouvait donner naissance à un cerisier que d'accepter une telle proposition. Toutes ces considérations sont applicables à l'herpes vulvaris et à l'herpès du col de l'utérus.

Herpès phlycténoïde. — Cette variété se manifeste principalement sur les lèvres, les joues, le cou, la poitrine et les bras, mais peut occuper toutes les parties du corps. Elle apparaît fréquemment sous l'influence des écarts de régime, des émotions morales, d'une légère excitation fébrile, du froid humide et des changements de température.

Souvent, aussi, elle est due à l'action d'agents irritants, ou constitue un phénomène critique d'un heureux augure dans les affections graves, telles que la pneumonie, les fièvres intermittentes.

Quelquefois, enfin, l'herpès phlycténoïde apparaît sans cause appréciable et constitue une affection idiopathique.

Les herpes labialis, præputialis, l'herpès en traînée de M. Devergie, doivent être considérés comme des variétés de siége ou de forme de l'herpès phlycténoïde.

C'est surtout à l'herpès phlycténoïde que peut s'appliquer la description générale de l'herpès que nous avons donnée.

Envisagé au point de vue de sa nature, l'herpès phlycténoïde constitue une affection pseudo-exanthématique, idiopathique ou symptomatique de la dartre, l'arthritis ou la syphilis, ou une affection artificielle, ou enfin un phénomène critique.

Mais existe-t-il des caractères à l'aide desquels il soit possible de différencier le pseudo-exanthème arthritique du pseudo-exanthème dartreux ; l'herpès syphilitique des herpès arthritique et dartreux ? Oui, dans la plupart des cas.

L'herpès phlycténoïde de nature herpétique est déterminé par les émotions morales, tandis que l'herpès arthritique reconnaît pour cause l'impression du froid.

Dans l'herpès phlycténoïde arthritique, on observe l'existence de picotements et d'élancements au niveau des surfaces malades, l'éruption occupe les parties découvertes ou sexuelles, les vésicules offrent un volume inégal, et enfin l'interrogation du malade apprend que ses parents ou lui-même ont été affectés de douleurs rhumatismales, de pyrosis ; dans l'herpès de nature dartreuse, au contraire, l'affection occupe indistinctement tous les points du corps, les vésicules offrent un volume égal, le malade est prédisposé au prurit et aux affections prurigineuses telles que l'eczéma, le lichen, possède un tempérament nerveux, est sujet aux migraines et aux dyspepsies herpétiques.

Dans l'herpès syphilitique, enfin, l'existence d'une rougeur cuivrée, la disposition de l'éruption en corymbes ou en cercles, des symptômes vénériens concomitants mettront le praticien sur la voie du diagnostic.

Toutefois il ne faudrait pas croire qu'il est toujours aussi facile d'établir le diagnostic de la nature du pseudo-exanthème que les signes différentiels que je viens de donner sembleraient l'indiquer ; il est des cas où les caractères objectifs, la marche, la terminaison de l'herpès sont identiquement les mêmes, que cette affection soit dartreuse, arthritique ou syphilitique. Mais qu'importe après tout une erreur de diagnostic ? Que l'herpès soit arthritique ou dartreux, il ne s'en termine pas moins spontanément d'une manière heureuse, puisqu'il constitue un pseudo-exanthème. Dans quelques circonstances cependant la connaissance de la nature d'un pseudo-exanthème peut être utile : les névralgies consécutives au zona dartreux, par exemple, réclameront l'emploi des arsenicaux, tandis que les alcalins triompheront de la myodynie consécutive au zona arthritique ; mais alors les caractères de l'affection consécutive seront le plus souvent suffisants, comme nous le verrons dans un instant.

Zona. — Le zona est ainsi appelé parce qu'il entoure le tronc ou les membres comme une demi-ceinture. Connu depuis la plus haute antiquité, il a successivement porté les noms d'*ignis sacer* (Celse), d'*erysipelas pustulosum*, *erysipelas zoster* (Scribonius largus), d'*herpes phlyctenodes*, d'*herpes zoster*, de *zoster*.

Le zona se développe ordinairement sur le tronc et particulièrement sur la base de la poitrine. Quelquefois, cependant, il commence sur le tronc pour se terminer sur les membres. C'est ainsi qu'un zona peut partir de la ligne médiane de la région lombaire, contourner la fesse et se terminer à la partie interne de la cuisse.

Le zona peut occuper le front, les joues et même le cuir chevelu. M. Rayer cite le cas d'un zona de la face qui s'était propagé aux gencives et à la face interne des joues. Lorsqu'il occupe le tronc, il est transversal ou oblique, tandis qu'il revêt ordinairement la direction verticale quand il siége au front, etc.

La plupart des dermatologistes s'accordent à considérer le zona du côté droit comme plus fréquent que le zona du côté opposé.

Après douze ou vingt-quatre heures de prodromes caractérisés par de la lassitude, de l'anorexie, de la fièvre, des douleurs lancinantes ou tensives et brûlantes sur les parties qui doivent être le siége de l'affection, on voit apparaître successivement ou simultanément des plaques rouges, irrégulièrement arrondies, offrant une étendue qui varie de 2 à 3 centimètres de longueur sur 1 à 2 centimètres de largeur, séparées les unes des autres par des intervalles de peau saine, disposées suivant une ligne oblique et dont l'ensemble représente une demi-ceinture, une zone qui ne dépasse la ligne médiane ni en avant ni en arrière.

Sur ces plaques érythémateuses naissent des vésicules brillantes, transparentes, réunies les unes à côté des autres en nombre variable de cinq à quinze ou vingt et dont la grosseur ne dépasse pas celle d'un grain de millet. Mais la sérosité qu'elles contiennent ne tarde pas à devenir lactescente, opaque et souvent noirâtre ; leur volume atteint bientôt celui d'un petit pois, quelquefois même elles se fusionnent les unes avec les autres, de manière à constituer des bulles plus ou moins volumineuses ; enfin, vers le quatrième ou cinquième jour de leur existence, elles s'affaissent et se recouvrent de légères croûtes brunâtres ou jaunâtres qui tombent en laissant des taches rouges et lentes à disparaître.

La marche des vésicules n'est pas toutefois toujours aussi simple, et si l'inflammation a été trop vive, on voit au niveau de la vésicule une petite eschare dont la chute donne lieu à une plaie douloureuse. C'est surtout chez les vieillards dont la constitution est détériorée par de mauvaises conditions hygiéniques, que ces eschares grisâtres se développent; elles laissent après leur chute une ulcération douloureuse (*zona gangréneux*).

En général, la durée d'un groupe de vésicules est de huit à dix jours, mais comme les groupes naissent successivement, la durée totale de l'éruption est subordonnée à son étendue; on peut dire néanmoins qu'elle varie entre deux et trois septénaires; nous ne parlons pas du zona gangréneux dont les plaies exigent, pour se cicatriser, un ou deux mois.

Les phénomènes généraux cessent dès l'apparition de l'éruption, à moins que celle-ci ne soit lente et ne mette plusieurs jours à se faire; dans ce cas, ils persistent quelque temps; quelquefois même les douleurs névralgiques, ou le sentiment de brûlure se perpétuent pendant toute la durée du zona, persistent, après sa disparition, pendant plusieurs mois, et résistent à la plupart des agents thérapeutiques mis en usage.

Le zona constitue un pseudo-exanthème arthritique dartreux ou idiopathique; j'ai donné en ces termes les caractères qui différencient le zona dartreux du zona arthritique : le zona arthritique se montre le plus ordinairement chez l'adulte, il n'est pas rare dans l'enfance, et lorsqu'il apparaît à cet âge, il est toujours arthritique. Le froid humide et les changements de température sont les causes occasionnelles qui déterminent l'apparition de cette affection. C'est sur cette circonstance étiologique que M. Parrot s'est appuyé pour considérer le zona comme une affection rhumatismale. Dans l'herpès zoster arthritique, l'inflammation est plus intense, les vésicules sont groupées moins régulièrement et présentent entre elles une plus grande inégalité de volume. On rencontre au niveau de l'éruption une douleur tensive, qui augmente lorsque le malade opère des mouvements brusques et fait de larges inspirations. Cette douleur a son siége dans les muscles et disparaît en même temps que les groupes vésiculeux. Enfin, on constatera souvent, chez les malades atteints de zona arthritique, de la dyspepsie, des migraines arthritiques, des hémorrhoïdes, etc. Le zona herpétique, au contraire, est plus fréquent dans la vieillesse que dans l'âge adulte. Il est souvent déterminé par des émotions morales, et s'accompagne d'ictère dans un certain nombre de cas.

Il présente des vésicules d'un volume assez égal et groupées d'une manière régulière ; il est souvent précédé et ordinairement accompagné ou suivi de douleurs névralgiques. Ces douleurs diminuent quelquefois pendant l'éruption pour se montrer de nouveau après cette dernière qui, dans ce cas, ne semble être qu'un symptôme secondaire. On a vu des douleurs névralgiques durer des mois et des années, offrir une marche intermittente, puis être remplacées par des névralgies qui occupaient d'autres régions que les premières. Dans le zona dartreux, vous trouvez habituellement des migraines, des dyspepsies et d'autres affections herpétiques.

Le zona, comme toute affection pseudo-exanthématique, n'exige pour traitement que l'usage d'un régime doux, de boissons acidules ou légèrement diurétiques, etc. Il sera bon de faire saupoudrer d'amidon les parties malades, et de proscrire les bains ou toute autre application liquide qui, en déterminant la rupture prématurée des vésicules, laissent exposées à l'air des ulcérations douloureuses.

Si les douleurs du zona persistent après la disparition de l'éruption cutanée, on les combattra à l'aide des préparations arsenicales, si elles sont consécutives au zona dartreux, et à l'aide des préparations alcalines, si elles font suite au zona arthritique.

De l'hydroa (1). — Sous le nom d'hydroa, on désigne une affection analogue à l'herpès phlycténode de Willan, caractérisée par des vésicules ou de petites bulles qui se montrent par groupes placés à des intervalles plus ou moins éloignés. Il n'est pas rare de voir cette affection durer pendant cinq à six mois.

L'hydroa arthritique est l'herpès successif et chronique, qui n'a pas suffisamment attiré l'attention des auteurs. Nous avons observé un assez grand nombre de ces herpès qui se rattachent manifestement à l'arthritis.

Nous distinguons trois variétés d'hydroa :

1° L'hydroa vésiculeux ;

2° L'hydroa vacciniforme confondu avec l'aphthe chronique (olophlyctide chronique d'Alibert) ;

3° L'hydroa bulleux (pemphigus à petites bulles).

Première variété. — L'*hydroa vésiculeux* est une affection qui a été confondue généralement par les auteurs avec l'erythema papulatum.

Siége. — L'hydroa vésiculeux se développe sur les téguments cutanés et muqueux. A la peau, il existe ordinaire-

---

(1) L'hydroa étant une affection peu connue des médecins, et au sujet de laquelle se commettent journellement des erreurs, j'ai cru devoir reproduire *in extenso* le chapitre que M. Bazin lui a consacré dans son *Traité des arthritides et des herpétides* (Baudot).

ment sur les parties découvertes; nous l'avons vu à la face dorsale des mains et des poignets, à la partie antérieure des genoux. Dans la plupart des cas, la muqueuse buccale a été affectée; l'éruption occupe de préférence la lèvre inférieure et la face interne des joues. Cependant, sur un de nos malades, la base de la luette était entourée par un cercle de vésicules. La conjonctive peut être aussi le siége des éruptions que nous étudions.

Symptômes. — L'affection est quelquefois précédée de malaise, d'anorexie et d'un léger mouvement fébrile; mais ces phénomènes prodromiques peuvent manquer, ou être si peu marqués, que l'attention du malade est d'abord attirée par le développement des vésicules.

L'éruption apparaît en premier lieu sur le dos des mains et sur les genoux; elle ne se montre habituellement sur la muqueuse buccale que vers le deuxième ou troisième jour. Toutefois, un de nos malades avait accusé, comme signe prodromique, une légère angine produite par une éruption vésiculeuse de l'isthme du gosier.

Quel que soit le siége de l'éruption, elle présente les caractères suivants : on aperçoit d'abord des taches d'un rouge foncé, petites, arrondies, un peu saillantes et à bords nettement limités. Ces taches ont des dimensions qui varient depuis la largeur d'une lentille jusqu'à celle d'une pièce de 20 centimes; elles sont quelquefois entourées d'une auréole rosée; elles présentent bientôt à leur centre une petite vésicule remplie d'un liquide jaunâtre et transparent. Cette vésicule naît le jour qui suit l'apparition de la tache rouge; elle se dessèche rapidement au centre qui est occupé par une petite croûte noirâtre, tandis que le liquide est résorbé à la circonférence. Ces phénomènes s'accomplissent vers le deuxième ou le troisième jour de l'éruption.

A cette époque, l'affection prend un aspect particulier : on voit de petits disques rouges supportant à leur centre une croûte noirâtre et entourée d'un liséré blanchâtre, légèrement saillant. Ce liséré est formé par l'épiderme macéré qui, après la résorption partielle du liquide contenu dans la vésicule, est appliqué imparfaitement sur le derme. Au bout de quelques jours, la coloration de la petite tache disparaît, la croûte centrale tombe en laissant une macule violacée qui s'efface lentement.

Sur un de nos malades, l'affection a suivi une marche différente : on aperçut d'abord une petite vésicule arrondie et transparente; autour de la vésicule se montra une auréole rouge qui s'étendit peu à peu du centre à la circonférence, de manière à constituer une petite tache, légèrement saillante, comme celle que nous avons signalée précédemment. Les phénomènes ultérieurs nous sont connus : le liquide placé à la circonférence de la vésicule se résorba, tandis que celui qui en occupait la partie centrale se transforma en une croûte brunâtre.

Enfin, il peut arriver, surtout dans les temps froids, que le fluide exhalé dans la vésicule se résorbe promptement. Il n'y aura dès lors qu'une petite macule blanchâtre ou jaunâtre, placée au centre d'un disque rouge et formée par de l'épiderme décollé. C'est dans ce cas que l'affection a pu être confondue avec l'erythema papulatum.

Sur les muqueuses, les vésicules sont blanchâtres et entourées d'une auréole violacée; les croûtes se détachent plus promptement.

Les disques rouges et vésiculeux sont plus ou moins nombreux. Ils sont séparés habituellement par des parties de peau saine; quelquefois ils sont disposés par groupes de deux à trois et se touchent par leur circonférence. Ils n'apparaissent pas tous simultanément, mais par poussées successives pendant plusieurs jours. Les parties affectées présentent à peine quelques démangeaisons. Les phénomènes fébriles, qui existent rarement au début, cessent dès que l'éruption se développe.

Chez nos malades, l'affection s'est montrée successivement sur les genoux et le dos des mains, puis sur la muqueuse buccale, et en particulier sur la face interne de la lèvre inférieure. Dans un cas, ainsi que nous l'avons dit, on voyait une couronne de vésicules à la base de la luette.

Durée et terminaison. — La durée de l'hydroa vésiculeux est de deux à quatre septénaires; chaque élément éruptif pris en particulier parcourt son évolution en quatre ou cinq jours. L'affection ne se prolonge pendant plusieurs semaines que par l'existence des poussées vésiculeuses. La récidive peut avoir lieu; nous l'avons observée à différentes reprises.

Étiologie. — L'hydroa se montre dans les deux sexes, mais plus souvent dans le sexe masculin.

Il se développe chez les adultes vers l'âge de vingt à trente ans.

Il est plus fréquent au printemps et à l'automne; le froid et les variations de température ont une influence marquée sur son apparition et sa marche.

Enfin, cette affection s'est toujours manifestée chez des

sujets qui avaient présenté ou présentaient encore des symptômes d'arthritis.

Diagnostic. — Il est facile de reconnaître l'hydroa vésiculeux par les caractères que nous venons de donner. Cependant cette affection a été confondue et pourrait l'être encore avec l'érythème papuleux et l'herpès.

Dans l'érythème papuleux, on observe parfois une vésicule sur le sommet de quelques-unes des saillies rouges qui constituent l'éruption. Mais dans cette affection, la vésicule n'est qu'un symptôme accessoire; elle ne présente pas l'évolution de la vésicule de l'hydroa que nous avons décrite avec beaucoup de soin.

L'herpès est caractérisé par des vésicules groupées sur une base enflammée; il est souvent accompagné de symptômes généraux. Dans l'hydroa, chaque vésicule repose sur une petite tache violacée et parfaitement distincte; les symptômes généraux font défaut le plus ordinairement.

Nature. — L'hydroa vésiculeux est une affection essentiellement arthritique; du moins l'avons-nous toujours rencontré chez des sujets arthritiques; il a présenté constamment des rapports évidents avec des manifestations de l'arthritis.

Pronostic. — Cette affection n'a aucune gravité; elle disparaît spontanément au bout de quatre à cinq semaines. On sait qu'elle est sujette à récidiver.

Traitement. — On devra se borner à prescrire des bains alcalins et à employer des moyens hygiéniques : on recommandera simplement le repos, un régime doux et des boissons diurétiques.

Deuxième variété. — L'*hydroa vacciniforme* n'est pas

connu des auteurs; l'année dernière, j'eus l'occasion d'observer cette singulière éruption. J'envoyai mon malade consulter plusieurs médecins des hôpitaux : les uns crurent qu'il s'agissait d'une affection syphilitique, d'autres ne se prononcèrent pas sur la nature de cette éruption. L'affection durait depuis un an et avait été combattue sans succès par les moyens les plus variés. J'engageai le malade à se rendre aux eaux de Bourbonne, qui l'avaient débarrassé autrefois d'une arthropathie rhumatismale : l'éruption, rebelle à tous les traitements jusqu'alors, n'a pas tardé à présenter de l'amélioration; elle a fini par disparaître complétement. En ce moment, il n'y a eu aucune récidive, et la santé est excellente.

Je ne crois pas que cette affection ait été décrite, cependant il est important de la connaître à cause des graves erreurs qu'elle peut occasionner.

Symptômes. — L'hydroa vacciniforme apparaît à la suite d'une promenade au grand air ou après l'exposition à un soleil ardent. Il existe un peu de malaise, de l'anorexie; l'éruption se montre d'abord sur les surfaces découvertes, puis sur les autres parties du corps. La muqueuse buccale est aussi envahie par l'affection.

On voit en premier lieu des taches rouges, sur lesquelles naissent bientôt des vésicules transparentes qui ressemblent à celles qu'on observe dans l'herpès. Dès le second jour, ces vésicules, qui sont arrondies, présentent une ombilication très évidente; en peu de temps, il se forme une croûte successivement au centre et à la circonférence de la vésicule. Lorsque cette croûte se détache, elle laisse une cicatrice déprimée; chez le malade dont nous parlions plus haut, les cicatrices nombreuses qui couvraient la surface du corps auraient pu faire croire à l'existence antérieure d'une variole.

L'affection se prolonge par des poussées successives pendant des mois; dans le cas que nous rapportons, l'hydroa vacciniforme a duré six mois.

Traitement. — Le traitement alcalin paraît indiqué dans cette affection. N'oublions pas que les eaux salines de Bourbonne ont procuré une guérison rapide et radicale, alors que les autres médications avaient complétement échoué.

Troisième variété. — L'*hydroa bulleux* (*pemphigus à petites bulles*) est une affection arthritique qui est généralement peu connue. Depuis que notre attention est attirée sur ce point, nous avons observé trois cas de pemphigus à petites bulles.

Siége. — L'affection s'est montrée sur les bras, le tronc et la partie interne des cuisses; elle s'est manifestée une fois sur la muqueuse buccale.

Symptômes. — L'éruption est quelquefois précédée par du malaise, la perte d'appétit et un léger mouvement fébrile. Un malade, qui se trouve encore dans les salles, a présenté de la fièvre et une angine pour laquelle on a pratiqué une saignée : c'est autour de la piqûre de la lancette que se montrèrent les premières bulles d'hydroa. Néanmoins les symptômes généraux cessent promptement et ils font souvent défaut. Le seul phénomène prodromique qui soit constant est un prurit très intense.

L'éruption se manifeste par des bulles qui présentent un caractère important, c'est l'inégalité de leur volume :

les unes sont de la grosseur d'une lentille, les plus considérables ne dépassent pas le volume d'un pois. Ces bulles sont arrondies, disposées d'une manière irrégulière, par groupes de trois à quatre; elles sont remplies d'un liquide transparent qui se trouble rapidement et prend une couleur jaunâtre; enfin, elles reposent sur une surface rouge qui s'étend à leur base sous la forme d'une auréole. Pendant que de nouvelles bulles se développent, les anciennes se dessèchent et sont remplacées par une croûte jaunâtre; si l'une d'elles vient à être déchirée par le grattage, on trouve une surface violacée et légèrement excoriée. Dans l'intervalle des poussées, on n'observe aucun phénomène morbide, si ce n'est un prurit ordinairement très marqué.

Le malade conserve l'appétit, et la nutrition n'est point altérée.

Marche, durée et terminaison. — L'hydroa bulleux présente une marche chronique : il se manifeste par des poussées successives et a une durée qui est en général de cinq à six mois.

Complications. — Sur un de nos malades, cette affection fut compliquée de prurigo : on voyait sur le tronc des papules rouges qui étaient recouvertes le lendemain par des bulles. Chez celui qui est dans les salles, l'éruption date de quatre mois et existe non-seulement sur les bras et la partie interne des cuisses, mais aussi sur la muqueuse des lèvres et des joues.

Étiologie. — Cette affection est plus fréquente chez l'homme que chez la femme.

Elle se manifeste chez les adultes de vingt à quarante

ans. Les saisons et les variations de température ont une influence marquée sur le développement de l'hydroa bulleux ; c'est au printemps qu'il a été observé un plus grand nombre de fois.

Enfin, je ne ferai que rappeler les différentes causes occasionnelles, telles que régime, agents irritants, etc., qui agissent en éveillant la diathèse arthritique, sans laquelle elles resteraient impuissantes.

Diagnostic. — Les caractères de l'hydroa bulleux permettront toujours de le reconnaître.

Il ne saurait être confondu avec le pemphigus : il est important de bien établir le diagnostic différentiel entre ces deux affections qui n'ont pas toujours la même origine, et qui n'offrent pas surtout la même gravité.

Dans l'hydroa bulleux, les bulles sont petites et ne dépassent pas le volume d'un pois ; elles sont encore remarquables par l'inégalité de leur volume ; elles occupent des régions assez bien circonscrites. Les bulles du pemphigus sont plus considérables ; elles peuvent atteindre le volume d'une noix et même d'un œuf de poule ; elles existent sur des régions variées et s'étendent quelquefois sur la plus grande partie de la peau. Enfin, l'hydroa bulleux se termine par la guérison après une durée de quatre à six mois ; la mort est la terminaison du pemphigus dans la très grande majorité des cas.

Nature. — L'hydroa bulleux est une affection arthritique ; nous en avons établi la nature en nous basant sur ses rapports fréquents avec différentes affections antérieures ou concomitantes qui appartiennent évidemment à l'arthritis. Nous pourrions encore invoquer, en même temps que les antécédents, quelques caractères objectifs, tels que le siége et la fixité de l'affection.

Pronostic. — Le pemphigus à petites bulles guérit constamment, tandis que le pemphigus proprement dit est presque toujours mortel.

Traitement. — Nous administrons à l'intérieur les amers et le sirop alcalin. Tant que les bulles persistent, nous nous contentons de saupoudrer les surfaces malades avec les poudres d'amidon et de tan. Les bains donnés à cette époque mettent à nu des surfaces rouges, douloureuses et provoquent l'apparition de nouvelles poussées; ils ne seront prescrits que plus tard dans le simple but de détacher les croûtes. On ordonnera de préférence des bains alcalins contenant 100 à 120 grammes de carbonate de potasse.

QUATRIÈME ET CINQUIÈME LEÇON.

DE L'ECZÉMA.

Par sa fréquence et le rôle important qu'il joue dans la pathologie cutanée, l'eczéma constitue une affection qui mérite à tous égards de fixer sérieusement notre attention. Sans doute, nous ne saurions, sans commettre une erreur, prétendre, avec Alibert, que l'eczéma est la dartre le plus communément observée; mais, du moins, nous est-il permis d'avancer que cette affection constitue l'une des manifestations les plus ordinaires de l'herpétisme et de l'arthritisme tégumentaires; que c'est une des formes morbides sous lesquelles se présente le plus habituellement la scrofule; enfin que c'est l'affection par laquelle se traduit le plus souvent, à la surface de la peau, l'existence de parasites ou l'action d'agents irritants.

Fidèle à l'ordre que nous avons suivi jusqu'ici, nous partagerons l'histoire de l'eczéma en trois parties, dont la première sera consacrée à l'étude du genre, la deuxième à la classification de cette affection, et la troisième à l'exposé et à l'examen critique des espèces et variétés admises par les dermatologistes.

1° *Histoire du genre.* — L'eczéma est une affection de la peau caractérisée, à sa période d'état, par l'existence de vésicules petites, acuminées, agglomérées sur une surface plus ou moins étendue, et contenant un liquide séreux et transparent, vésicules qui s'affaissent lorsque le liquide qu'elles contiennent est résorbé, mais qui le plus souvent se rompent après vingt-quatre ou quarante-huit heures d'existence, et auxquelles succèdent l'exhalation et la sécrétion d'un liquide séreux et transparent qui se concrète en lamelles plus ou moins épaisses, et ensuite une simple exfoliation épidermique.

En définissant ainsi l'eczéma, nous le différencions de toutes les affections qui ont avec lui quelque point de contact.

En disant, en effet, que l'eczéma est caractérisé par des vésicules agglomérées, petites et d'une durée éphémère, nous le séparons de l'herpès caractérisé par l'existence de vésicules plus volumineuses et persistant pendant un temps plus long; des sudamina, de la miliaire et de la varicelle, affections qui occupent toute la surface du corps et dont l'élément vésiculeux ne disparaît pas aussi rapidement que celui de l'eczéma; du pemphigus, constitué par des poussées successives de bulles; de l'impétigo enfin, dont les éléments sont groupés, il est vrai, mais pustuleux et non vésiculeux.

Si, au contraire, nous passons en revue les termes des définitions qu'ont données les auteurs qui se sont écartés, sur ce point, des doctrines willanistes, il nous sera facile d'y trouver des lacunes, et, par conséquent, d'en démontrer l'infériorité.

M. Devergie prétend que c'est à tort que la plupart des auteurs définissent l'eczéma une affection vésiculeuse de la peau caractérisée par une sécrétion plus ou moins abondante de sérosité. « Il résulte d'une telle définition, dit-il, que le médecin qui aborde un malade recherche tout d'abord des vésicules comme caractère dominant et certain du diagnostic; mais il ne les trouve pas. Si l'eczéma est une affection vésiculeuse en raison de son élément morbide, le développement des vésicules n'est que momentané et apparaît au début de l'affection pour disparaître en quelques heures. Ce n'est donc que fort rarement que le médecin peut les apercevoir; d'ailleurs ces vésicules sont tellement ténues qu'elles ne peuvent être vues qu'au reflet de la lumière du soleil. Nous préférons définir l'eczéma, ajoute-t-il, une maladie superficielle de la peau caractérisée par les quatre phénomènes suivants: rougeur de la surface malade, démangeaison permanente, sécrétion de sérosité limpide et citrine tachant le linge en gris et l'empesant; enfin état ponctué et rouge de la peau. La réunion de ces quatre caractères a une telle importance qu'il est impossible, quand on les a constatés, de confondre l'eczéma avec aucune autre affection de la peau. »

Les raisons de M. Devergie sont plus spécieuses que solides. S'il est vrai que le médecin n'assiste pas toujours à la période vésiculeuse de l'eczéma, et constate seulement l'existence d'un suintement ou de squames à la surface de la peau, il est non moins vrai que le malade y a assisté, et que dès lors le médecin peut en constater l'existence par les yeux de l'esprit en interrogeant ce malade sur les phénomènes primitifs de l'affection.

D'ailleurs ne savez-vous pas qu'une définition, pour être

complète, doit comprendre toute l'évolution de l'affection, et surtout indiquer quelle est la lésion primitive, essentielle, sans s'occuper d'ailleurs si cette lésion est éphémère ou non? Dès lors n'est-il pas évident qu'enlever de la définition de l'eczéma le terme principal, c'est la rendre incomplète?

Mais en admettant même que l'on puisse faire abstraction de la période vésiculeuse dans la définition de l'eczéma, les termes de celle de M. Devergie n'en sont pas pour cela inattaquables et à l'abri de toute critique.

La rougeur n'est pas, en effet, un phénomène constant de l'eczéma, et M. Devergie a eu tort de regarder cette coloration comme la compagne nécessaire de toutes les variétés d'eczéma, et, en particulier, de l'eczéma simple.

Nous avons démontré, d'autre part, que la sécrétion d'un liquide séreux et transparent était temporaire et accidentelle dans l'eczéma arthritique dont la sécheresse constitue un caractère important; qu'il n'existait pas un prurit véritable dans l'eczéma symptomatique de la même maladie constitutionnelle, mais seulement des picotements et des élancements.

Enfin, l'état pointillé de la surface malade serait sans doute un excellent caractère, s'il ne se trouvait souvent masqué par l'existence de croûtes et de squames.

La définition que donne M. Hardy de l'eczéma peut aussi donner lieu à de nombreuses objections. « L'eczéma, dit cet auteur, est une affection caractérisée au début par le développement de vésicules et vésico-pustules petites et agminées, ou par des éraillures épidermiques, donnant lieu à une sécrétion séreuse ou séro-purulente plus ou moins abondante, susceptible de se concréter en croûtes et se terminant enfin par une desquamation écailleuse de l'épiderme. »

Mais si nous admettons cette définition, aurons-nous des raisons plausibles pour placer l'eczéma dans l'ordre des vésicules ou préférablement dans celui des pustules? M. Hardy, en professant que l'eczéma est caractérisé tantôt par des vésicules, tantôt par des pustules, ne nous donne-t-il pas le droit de le considérer tout aussi bien comme une affection pustuleuse que comme une affection vésiculeuse? Sans doute, notre collègue avait en vue l'impétigo, qu'il considère comme une variété d'eczéma lorsqu'il écrivait ces lignes. Mais s'il est vrai que l'eczéma et l'impétigo constituent deux degrés de la dermite; que, dans les eczéma artificiels, on constate tantôt une éruption simplement eczémateuse, tantôt une éruption impétigineuse; que l'eczéma scrofuleux revêt le plus souvent la forme impétigineuse, il est non moins vrai que l'eczéma impétigineux ne débute jamais par une pustule ou une vésicopustule, mais par une vésicule dont la sérosité se trouble rapidement et devient purulente; que l'impétigo est caractérisé par l'existence d'une pustule et non d'une vésicule ou d'une vésico-pustule; que l'on ne peut confondre deux affections qui offrent un élément primitif différent; que l'on doit conséquemment considérer l'eczéma et l'impétigo comme deux genres distincts.

M. Hardy ajoute que l'eczéma peut aussi être caractérisé au début par l'existence d'éraillures épidermiques... Mais donner une telle définition, n'est-ce pas intervertir toutes les périodes de l'eczéma, méconnaître son évolution? Non, l'eczéma fendillé ne constitue pas une variété spéciale ; et ne vient pas donner un démenti à la classification anatomique des affections de la peau, ainsi que le prétend M. Hardy, et si notre collègue veut observer attentivement de nouveaux faits, il reconnaîtra que les éraillures ne sont jamais primitives, mais toujours consécutives à l'apparition des vésicules, et qu'elles ne doivent leur existence qu'au siége de l'affection au niveau de plis articulaires.

Symptomatologie. — La description de l'eczéma peut être divisée en trois parties correspondant aux trois périodes successives de cette affection : la période de vésiculation, la période d'exhalation et de la formation de squames, enfin la période de dessiccation.

1° *Période de vésiculation.* — L'éruption cutanée est en général précédée par un léger malaise, des phénomènes gastriques, un mouvement fébrile peu intense, un sentiment de prurit et de fourmillement au niveau des parties qui doivent être le siége de l'affection, et bientôt par l'apparition d'une rougeur diffuse dont l'existence n'est cependant pas constante. Ces phénomènes prodromiques durent vingt-quatre à quarante-huit heures et sont suivis de l'apparition, à la surface des téguments, d'un grand nombre de vésicules transparentes, agglomérées, et tellement ténues qu'on pourrait plus judicieusement leur donner le nom de granulations vésiculeuses, qu'il faut souvent les examiner de profil pour les apercevoir et qu'elles passent même quelquefois inaperçues. Ces vésicules sont remplies d'une sérosité transparente et limpide, et tantôt se crèvent après vingt-quatre ou quarante-huit heures d'existence, et donnent issue à un liquide irritant, dont le contact détermine, à la surface des téguments, des excoriations et des ulcérations superficielles; tantôt ne se rompent pas, mais se flétrissent et s'affaissent à mesure que le liquide qu'elles contiennent est résorbé, et sont suivies d'un travail d'exfoliation épidermique. C'est principalement à la plante des pieds et à la paume des mains, régions où l'épiderme est épais et résistant, qu'on observe cette résorption de la sérosité de l'eczéma.

Les phénomènes prodromiques que nous avons énumérés plus haut précèdent principalement l'apparition de l'eczema rubrum; mais cette variété est un pseudo-exanthème au même titre que le zona et l'herpès phlycténode; il est donc facile de comprendre leur existence; d'ailleurs ils cessent habituellement dès l'apparition de l'éruption cutanée, à l'exception toutefois du prurit qui persiste pendant toute la durée de l'éruption, et dont l'intensité est variable suivant l'espèce d'eczéma.

2° *Période d'exhalation.* — Après la rupture des vésicules existe une surface rouge, présentant une foule de petits pertuis d'une coloration plus foncée, formés par les orifices des glandes sudoripares et desquels s'écoule une sérosité transparente et plastique qui tache le linge, irrite les parties voisines, ainsi que je viens de le dire, et détermine des exulcérations donnant aussi naissance à un écoulement plus ou moins abondant de liquide. C'est à ce moment où, simultanément avec l'inflammation des follicules sudoripares, existe celle du derme, où cette membrane est le siége d'un grand nombre de petites ulcérations arrondies, superficielles, et dont les bords ne tardent pas à se réunir de manière à constituer une vaste surface exulcérée; c'est à ce moment où l'exhalation du liquide eczémateux a lieu à la fois par les follicules enflammés et par la surface du derme exulcéré que commence la deuxième période, caractérisée essentiellement par la sécrétion d'un liquide séreux, transparent et plastique. Ce liquide diffère d'ailleurs complétement de la sueur et constitue un produit pathologique : la sueur, en effet, est acide, et le liquide de l'eczéma alcalin; la sueur a une composition chimique bien déterminée aujourd'hui et ne contient ni globules pyoïdes, ni cellules cylindriques, éléments dont on constate la présence dans le liquide eczémateux, enfin la sueur ne tache ni n'empèse les linges, caractère assez tranché pour que M. Devergie ait donné les taches grises des linges en contact avec une surface suintante, comme un signe distinctif du pityriasis sécrétant et de l'eczéma. Nous verrons, du reste, dans l'une des prochaines leçons, si l'on doit admettre un pityriasis sécrétant.

Quoi qu'il en soit, le liquide exhalé se dessèche et se concrète en lamelles molles, d'un blanc grisâtre, bleuâtre ou verdâtre, et se détachant pour être remplacées par d'autres squames de nouvelle formation ; mais à un moment donné la sécrétion séreuse se tarit et partant cesse la formation de lamelles ; du moins se produit-il une exfoliation épidermique qui constitue le caractère essentiel de la troisième période.

La durée de la deuxième période est très variable : tantôt en effet l'exhalation du liquide ne se perpétue que pendant quelques semaines ou quelques mois, tantôt au contraire elle persiste durant des années entières. Cependant il advient un moment où la sécrétion diminue de plus en plus et bientôt se tarit, où les squames deviennent aussi sèches que celles du pityriasis, où en un mot la troisième période s'établit définitivement.

Troisième période. — Cette période est caractérisée par l'existence de squames minces, foliacées, s'enlevant facilement, mais se reproduisant aussi avec une extrême facilité, et au-dessous desquelles la peau est rouge et luisante. Ces squames diminuent progressivement de largeur et d'épaisseur, au point de ne plus constituer, après un certain temps, que de simples lamelles qui ne tardent pas à disparaître elles-mêmes. Alors n'existe plus au niveau des surfaces malades qu'une coloration d'un rouge plus ou moins foncé dont la teinte s'efface lentement, qu'un état luisant et vernissé des téguments, et l'eczéma eût-il duré dix, quinze, vingt ans, jamais il ne laisse à sa suite un tissu cicatriciel. Si, toutefois, l'eczéma a occupé des membres variqueux, on peut observer une maculature des téguments, une teinte plus ou moins foncée de la peau.

Marche, durée, terminaisons. — L'éruption eczémateuse parcourt successivement les trois degrés de son évolution et présente à l'observateur des vésicules, une surface exhalante et des squames, mais il n'est pas rare de voir les premières périodes de l'éruption réapparaître, quand l'eczéma est cependant parvenu à la période de desquamation, et quand il n'existe plus qu'une surface un peu rouge et couverte de squames. C'est alors que l'on observe comme indice du retour des premières périodes et de l'imminence d'une poussée vésiculeuse, un aspect luisant, vernissé et quelquefois granuleux des téguments.

Je vous ai dit que la durée de cette affection était extrêmement variable, et que s'il était donné de la voir se terminer dans l'espace de deux à trois septénaires, il n'était pas rare de la voir se perpétuer pendant un temps très long ; que la guérison n'était ordinairement que temporaire et les récidives très fréquentes.

L'eczéma peut-il se convertir en une autre affection ? Quelques dermatologistes ont fait à cette question une réponse affirmative. Cependant il est rare d'observer ces transformations ; si des auteurs ont avancé avoir vu des eczéma se transformer en lichens ou en pityriasis, c'est qu'ils ont regardé comme des lichen et des pityriasis l'épaississement des téguments consécutifs à l'eczéma ou l'état squameux qui constitue la troisième période de cette affection et présente une si grande ressemblance avec le pityriasis. D'ailleurs cette dernière affection peut parfaitement remplacer l'eczéma. Dans ce cas, la partie vraiment importante de la question consiste dans le diagnostic de l'espèce : il n'y aura en effet aucun avantage à traiter une affection plutôt que l'autre, si elles sont toutes les deux de la même nature.

Des métastases s'observent fréquemment dans le cours de l'eczéma. Cependant toutes les espèces ne présentent pas cette transmutation de lieu d'une affection. Jamais les eczémas artificiels et arthritiques n'en ont offert d'exemple ; les eczémas scrofuleux dont on méconnaît la nature et pour le traitement desquels on conseille les préparations arsenicales ou autres, pourront sans doute disparaître et être remplacés par une affection grave, telle que la tuberculisation du poumon, tandis que, si l'on avait ordonné le sirop d'iodure de fer, aucun accident ne serait survenu ; mais est-ce là une véritable métastase, et ne doit-on pas considérer la tuberculisation comme une période plus avancée de la maladie qui a reçu pour ainsi dire un coup de fouet du traitement intempestif mis en usage ?

L'eczéma dartreux seul offre de nombreuses et fréquentes métastases : l'affection cutanée disparaît, mais survient un catarrhe bronchique ou intestinal, une hydropisie d'une des grandes séreuses de l'économie, et phénomène qui dénote bien les relations qui existent entre les hydropisies, les bronchites et l'eczéma, les affections métastatiques disparaissent dès le retour de l'affection cutanée. Pendant un temps plus ou moins long d'ailleurs, il existe une sorte de balancement entre l'affection cutanée et les affections viscérales, mais avec le temps et par les progrès de la maladie, celles-ci finissent par prendre droit de domicile dans l'économie, par coexister avec l'affection cutanée.

Tout eczéma récidive-t-il fatalement ? M. Hardy a soutenu cette opinion et a écrit : « Chez les adultes, l'eczéma peut guérir et les récidives peuvent être éloignées, mais celles-ci sont en quelque sorte fatales, et l'individu qui a été une fois atteint d'eczéma restera toujours sous l'influence de la diathèse et sous l'imminence d'une manifestation locale, prête à se réveiller à la moindre occasion. »

Vous voyez, messieurs, dans cette assertion une nouvelle preuve de l'erreur dans laquelle a fait tomber notre collègue la fatale pensée de reconnaître une origine dartreuse à tout eczéma. Si, à notre exemple, M. Hardy avait admis plusieurs espèces d'eczéma : un eczéma artificiel, un eczéma parasitaire et un eczéma constitutionnel, aurait-il jamais émis une opinion aussi erronée !

Jamais l'eczéma artificiel ne récidive, si le malade est désormais soustrait à l'action des causes qui l'ont engendré ; l'eczéma arthritique peut récidiver pendant toute la durée de la période tégumentaire, mais du moment où se manifestent des affections de la troisième période, il disparaît à jamais.

L'eczéma scrofuleux, comme d'ailleurs toutes les formes de la scrofule bénigne est sujet à récidiver pendant le cours de la première période ou même pendant celui des périodes subséquentes, mais les récidives ne sont pas constantes, nécessaires, infaillibles ; aussi le peuple sait-il très bien que les gourmes et les dartres sont séparées par une immense distance, si on les envisage au point de vue de la récidive.

Seules, les affections dartreuses, herpétiques, offrent des récidives fréquentes, je n'oserais dire nécessaires, récidives séparées d'ailleurs par des intervalles de temps variables suivant les conditions extérieures et surtout l'âge du malade ! C'est en effet un triste privilége qui appartient exclusivement aux affections dartreuses que la tendance à réapparaître après avoir été complétement guéries, et à envahir, à chaque nouvelle récidive, des parties plus étendues du corps. Toutes les causes capables de déterminer l'apparition de l'eczéma peuvent aussi être l'origine d'une récidive. Ainsi est-il de l'âge critique, de la grossesse, de la lactation, de l'application à la surface du corps d'agents irritants, du froid, des excès alcooliques, d'une nourriture trop excitante, des émotions morales, etc. Aussi le médecin doit-il conseiller à un malade affecté d'un eczéma dartreux de se soustraire à l'influence de toutes ces causes.

Anatomie pathologique. — Des solutions différentes ont été données au problème du siége anatomique de l'eczéma.

Biett l'avait placé dans le réseau vasculaire d'Eichorn, c'est-à-dire dans la couche superficielle du derme.

M. Cazenave, élève de Biett, rejeta l'opinion de son maître, et se fondant sur l'impossibilité d'expliquer avec elle la sécrétion souvent si considérable de l'eczéma, professa que cette affection avait son siége à l'extrémité des conduits sudorifères. « Cette idée est plus rationnelle, a écrit ce dermatologiste, et on peut la regarder comme la sanction pathologique des principaux phénomènes qui constituent l'eczéma ; n'explique-t-elle pas la superficialité de l'éruption et la sécrétion séreuse plus ou moins abondante qui l'accompagne, et surtout l'existence de ces petits pertuis qui apparaissent çà et là sur les surfaces enflammées de l'eczéma, et qui ne sont autre chose que les orifices béants des conduits sudorifères mis à nu et excoriés.

» On comprend très bien que l'inflammation gagne le réseau vasculaire et détermine, selon son intensité, tous les phénomènes de congestion, de rougeur, de purulence même qui compliquent si souvent l'eczéma ; mais le point de départ, le caractère principal est une phlegmasie de l'appareil sudorifère. »

Ces raisons n'ont pas satisfait M. Hardy, et ce dermatologiste a prétendu que la théorie de M. Cazenave n'était qu'une pure hypothèse que n'appuyaient ni l'examen microscopique ni l'analyse chimique. « La sécrétion séreuse ou séro-purulente de l'eczéma, qui tache et empèse le linge, ne ressemble, en effet, nullement à la sueur, dit-il, et les ulcérations ne peuvent être considérées comme étant des ouvertures microscopiques par lesquelles la sueur vient sourdre à la surface de la peau. Il est facile aussi, en suivant l'évolution des phénomènes anatomo-pathologiques de l'eczéma, de voir ces petites ulcérations succéder à la rupture de petites vésicules initiales. Et d'ailleurs, comment expliquer, dans cette hypothèse, l'état squameux de la peau, phénomène qui joue assurément un rôle aussi important que les ulcérations et la sécrétion séreuse? N'est-il pas évident qu'il y a là une sécrétion vicieuse de l'épiderme qui le rend impropre à vivre de sa vie ordinaire, et fait qu'il se détache en écailles plus ou moins larges? Pour nous, si nous avions à nous prononcer sur cette question, nous croirions bien plus logique de placer le siége de la maladie dans la couche profonde de l'épiderme chargée de la sécrétion de la couche superficielle épidermique, et dont l'existence longtemps contestée doit être et est généralement admise aujourd'hui. »

Mais M. Hardy substitue à l'hypothèse de M. Cazenave une hypothèse moins admissible encore, je dirai plus, une hypothèse en contradiction avec les données de la physiologie. Pour ce médecin, l'eczéma siégerait dans la couche profonde de l'épiderme chargée de la sécrétion de la couche superficielle épidermique ; mais quel physiologiste a jamais professé que les couches profondes de l'épiderme sécrètent les couches superficielles ? N'est-il pas admis aujourd'hui que de toutes les parties constituantes de la peau le derme est seul doué de la propriété de donner naissance à un produit de sécrétion ? L'épiderme, s'il est doué de vie, puisque aujourd'hui on accorde une vitalité à tous les tissus de l'économie, voire même aux cartilages, l'épiderme reçoit du derme le sang qui le nourrit, comme il en a reçu le liquide dont il est né, mais l'épiderme ne saurait sécréter.

D'ailleurs M. Hardy a tort d'objecter à M. Cazenave que si l'eczéma siégeait dans les conduits sudoripares, la sécrétion devrait être identique avec la sueur, tandis qu'elle est constituée par un liquide séreux et séro-purulent qui tache et empèse le linge; il oublie, en avançant cette proposition, que les produits pathologiques ne peuvent ressembler aux produits physiologiques, que l'inflammation d'une glande modifie le liquide sécrété.

Quant à moi, je me rallie complétement à l'opinion de M. Cazenave, et j'admets que l'eczéma consiste, au début, dans l'inflammation des orifices des glandes sudoripares, mais que cette inflammation ne reste pas limitée dans ces points, et se propage peu à peu à la surface de la peau, dont elle occupe bientôt le réseau vasculaire superficiel.

Sémiotique. — 1° *Diagnostic*. — L'eczéma peut être confondu avec trois affections vésiculeuses : l'herpès, la miliaire et la gale. Nous avons déjà indiqué les caractères diagnostiques de l'herpès et de l'eczéma, nous ne les rappellerons pas.

La miliaire diffère de l'eczéma par des vésicules non groupées, une transpiration abondante et des phénomènes généraux plus ou moins graves, caractères que l'on n'observe pas dans l'eczéma et qui sont suffisamment distinctifs.

Gale. — Il n'est pas rare d'observer des eczema simplex

que des médecins ont considérés comme des affections parasitaires et réciproquement ; et cependant quels ne sont pas les dangers d'une telle erreur? En ne détruisant pas l'acarus, ne pourra-t-on pas permettre la contagion de la gale à tous les membres d'une même famille?

L'existence de l'acarus à la surface de la peau détermine l'apparition de vésicules, d'une éruption eczémateuse. Mais dirons-nous avec M. Hardy, que cet eczéma constitue une dartre, que l'acarus a formé l'épine qui a déterminé l'apparition de la manifestation dartreuse de la peau? A ce compte, que de dartreux ne faudrait-il pas admettre! Nous ne nions pas cependant que, chez certains malades, n'apparaissent des affections dartreuses qui ont été évidemment provoquées par l'existence de la gale; mais nous regardons ces faits comme exceptionnels, et pensons que, le plus souvent, l'éruption vésiculeuse est essentiellement artificielle.

D'ailleurs il existe des caractères à l'aide desquels nous reconnaîtrons si cet eczéma est une manifestation herpétique provoquée par l'acarus, ou est simplement parasitaire.

L'eczéma psorique est diffus, disséminé à la surface de tout le corps ; au milieu des vésicules s'observent des pustules d'ecthyma, et si l'on a soin de détruire l'acarus à l'aide d'une pommade insecticide, il suffit ensuite de faire usage de bains émollients et amidonnés pour faire disparaître l'eczéma ; tandis que, si l'acarus a déterminé l'apparition d'une affection dartreuse, en vain fera-t-on usage d'agents parasiticides, l'eczéma résistera jusqu'au moment où l'on conseillera l'emploi des préparations arsenicales.

Autrefois, on attachait une grande importance aux vésicules de la gale; on s'était efforcé de les décrire avec soin, et c'était d'après les caractères qu'on leur avait assignés que l'on prétendait arriver au diagnostic. Aujourd'hui, au contraire, elles ne constituent plus qu'une circonstance secondaire dans le diagnostic, et nous ne regardons nullement comme caractéristiques la base papuleuse, le sommet acuminé et la transparence de la vésicule.

Le siége des vésicules entre les doigts, sur l'éminence hypothénar, la verge chez l'homme et les seins chez la femme ; leur absence sur le visage, la présence d'un sillon et surtout du point blanc qui le termine, et qui est l'indice de la présence de l'acarus, sont les circonstances diagnostiques principales.

L'eczéma peut être confondu avec l'impetigo. Cependant il existe entre ces deux affections des caractères suffisamment différentiels ; tandis, en effet, que l'eczéma débute par des vésicules remplies de sérosité transparente, l'impétigo est caractérisé par l'existence de pustules; tandis que le liquide eczémateux se concrète en lamelles minces et foliacées, le liquide de la pustule impétigineuse donne naissance à des croûtes épaisses, jaunâtres ou brunâtres et irrégulièrement disposées. On ne saurait donc confondre ces deux affections.

C'est une chose véritablement bien étrange et extraordinaire, que l'admission par M. Hardy des deux variétés suivantes d'eczéma : l'impétigo sycosiforme et l'impétigo acniforme, variétés que notre collègue nous reproche à tort d'avoir considérées comme des dépendances de l'herpès parasitaire.

DE L'ECZÉMA.   155

Voici d'ailleurs la description qu'il en donne : « L'impétigo sycosiforme siége ordinairement sur la lèvre supérieure, au-dessous de la cloison nasale; on l'observe bien quelquefois aussi sur la lèvre inférieure, mais la première est toujours son lieu de prédilection. Il est caractérisé par des vésico-pustules qui, se développant dans la barbe, autour des poils, suivent toute leur évolution, comme dans d'autres régions, se rompent rapidement et forment des croûtes jaunâtres, verdâtres, qui se détachent, tombent et laissent à leur place une surface ulcérée, donnant lieu à une sécrétion séreuse ou séro-purulente. Ce liquide se transforme également en croûtes qui peuvent se succéder un grand nombre de fois avant la guérison complète de la maladie. C'est ce que M. Devergie appelle sycosis impétigineux. Or, cette éruption manque précisément des deux caractères essentiels et fondamentaux du sycosis, savoir : l'inflammation et l'induration du tissu cellulaire sous-cutané, et la chute ou la faible adhérence des poils de la barbe. Il est bien important de ne pas commettre cette confusion, car le traitement est tout à fait différent dans les deux affections.

L'impétigo acniforme, qui n'a pas été décrit, est caractérisé par le développement dans la barbe d'une multitude de petites vésico-pustules isolées, arrondies, d'une durée éphémère, sans base indurée, du volume d'une tête d'épingle; on en voit huit, dix, douze apparaître en même temps dans la partie inférieure du visage, mais toujours discrètes et isolées; elles durent de trois à cinq jours, puis elles se rompent et sont remplacées par des croûtes, et il peut aussi y avoir une succession de vésico-pustules et de croûtes qui prolongent la maladie des mois et des années; rien n'est plus difficile à guérir que cette affection : je l'ai vue souvent résister à tous les moyens locaux et généraux, même à l'épilation bien faite et suivie de lotions parasiticides. Ces derniers moyens auraient dû réussir si, comme le veut M. Bazin, cette affection n'était qu'une forme de sycosis dû à la présence du trichophyton.

On distingue, comme la précédente, cette variété d'eczéma du véritable sycosis par l'absence d'induration du tissu cellulaire sous-cutané et par l'adhérence des poils de la barbe. Pour ne rien omettre, ajoutons que, dans les deux cas, l'examen microscopique viendra encore fournir de nouvelles données au diagnostic. »

Telle est la description que donne M. Hardy des variétés d'eczéma dites *impétigo acniforme* et *impétigo sycosiforme*. Mais existent-elles réellement ces deux formes, ou ne sont-elles que les produits nécessaires, le résultat fatal d'une logique rigoureuse? Leur création n'est-elle pas due, en un mot, au refus formel de n'admettre aucune autre forme humide de dartres que l'eczéma, et partant à la nécessité d'établir des formes mixtes pour faire rentrer dans la classe des dartres des affections évidemment constitutionnelles, l'acné, le sycosis par exemple? Pour nous, messieurs, qui n'admettons pas que la seule forme humide de dartres soit l'eczéma, nous ne sommes pas dans le même embarras, et nous considérons l'impétigo sycosiforme comme un sycosis survenu chez un sujet arthritique, soit primitivement, soit consécutivement à une affection parasitaire, mais entretenu, dès lors, par la maladie constitutionnelle dont le parasite a éveillé la manifestation. Ces réflexions peuvent s'appliquer à l'impétigo acniforme que nous regardons comme une acné arthritique ou scrofuleuse primitive ou consécutive.

Dans les deux cas, l'épilation combinée à l'usage des alcalins et du fer suffira pour faire disparaître tous les accidents.

L'eczéma peut être confondu avec des affections squameuses : le pityriasis et le psoriasis.

Le pityriasis aigu disséminé, ou pityriasis rosé, ne pourrait être confondu avec l'eczéma que par des hommes étrangers à la dermatologie. Cette affection, en effet, ne présente jamais de suintement, quelle que soit l'époque de son évolution à laquelle on l'envisage ; est caractérisée par des taches d'un rouge vif, à bords sinueux et présentant une exfoliation lamelleuse au début, furfuracée au déclin ; enfin est disséminée à la surface de tout le corps, caractères suffisamment différentiels. Que si d'ailleurs des vésicules se produisaient à la surface, elles seraient accidentelles et occuperaient seulement quelques-unes des nombreuses plaques qui recouvrent tout le corps.

A l'état chronique, l'eczéma nummulaire pourrait être confondu avec le pityriasis alba herpétique ; cependant l'eczéma arthritique n'offre pas des plaques aussi nombreuses et aussi multipliées que le pityriasis ; dans cette dernière affection, les squames sont sèches et grisâtres ; dans l'eczéma chronique, au contraire, elles sont jaunâtres et souvent un peu humides. Enfin il faudra s'informer de l'existence antérieure ou de l'absence de suintement sur la partie affectée. Néanmoins on ne saurait se dissimuler la difficulté que l'on éprouve quelquefois, à établir le diagnostic différentiel entre le pityriasis simple et le pseudo-pityriasis du cuir chevelu.

Psoriasis. — En général, le diagnostic est facile à établir. Cependant il est des psoriasis localisés, à la paume des mains et au cuir chevelu, arthritiques en un mot, qui peuvent d'autant mieux être le sujet de quelques hésitations de la part du praticien, qu'ils sont souvent le siège d'une sécrétion séreuse; mais, tandis que l'eczéma occupe toute la paume de la main, le psoriasis est caractérisé par des plaques arrondies, circonscrites, séparées les unes des autres par des intervalles de peau saine.

Enfin les squames du psoriasis sont adhérentes, blanches, nacrées et argentées. D'ailleurs, le psoriasis nummulaire est caractérisé par l'association des lésions de l'eczéma et du psoriasis, et dès lors il n'y a plus de diagnostic différentiel à faire, la nature seule importe; or, elle est toujours arthritique.

On a confondu l'intertrigo avec l'eczéma ; cependant, si l'on se reporte au début de l'affection, on apprendra qu'elle n'a jamais offert à cette période de vésicules, mais uniquement une rougeur érythémateuse, et s'il existe des ampoules ou des bulles, on pourra reconnaître que leur existence est accidentelle; d'ailleurs, dans l'intertrigo, il existe des saillies inflammatoires des follicules pileux.

Pronostic. — La question des récidives domine tout le pronostic de l'eczéma; or, nous avons dit que les récidives n'étaient pas nécessaires, infaillibles; le pronostic n'est donc pas aussi grave que quelques auteurs l'ont avancé; il est, d'ailleurs des caractères tirés du siége de l'affection qui font varier le pronostic. C'est ainsi qu'un eczéma qui siége près des ouvertures naturelles, qui occupe la muqueuse, est plus difficile à guérir que celui qui siége sur la continuité des membres; c'est ainsi qu'un eczéma du cou est plus rebelle à cause des mouvements de latéralité, qui se produisent en cette région.

La sécheresse, l'état aigu ou chronique pourront aussi influer sur le pronostic, mais uniquement en nous révélant la nature de l'affection.

Il faut aussi tenir compte des causes occasionnelles ou prédisposantes, du tempérament, de la constitution, du régime alimentaire, de l'habitation dans les villes, de la température, de la profession du malade.

Traitement de l'eczéma. — C'est dans cette partie de l'histoire des affections cutanées qu'apparaît dans toute son évidence la supériorité de nos doctrines. Tandis, en effet, que nos collègues marchent sans lumières dans la voie difficile de la thérapeutique, mettent en usage des médicaments dont l'emploi ne repose sur aucune base rationnelle, nous avons institué des règles certaines, infaillibles, pour le choix à faire de telle méthode de traitement préférablement à telle autre, éclairé d'un jour inconnu jusqu'ici la thérapeutique des affections cutanées.

Il existe deux espèces d'indications thérapeutiques : les unes découlent de l'affection elle-même, les autres de la maladie dont cette affection est la manifestation cutanée.

L'état aigu ou chronique, l'humidité ou la sécheresse de la surface malade, le siége, donnent naissance à des indications tirées de l'affection. Si l'eczéma revêt une forme aiguë, est accompagné d'un cortége de phénomènes inflammatoires, tels que rougeur, chaleur, tuméfaction, tension..., l'indication qui prime toutes les autres consiste à faire cesser cet état inflammatoire à l'aide d'un traitement antiphlogistique. On emploiera donc la saignée générale, les boissons émollientes, les poudres d'amidon, les bains d'amidon, les purgatifs...

C'est surtout quand la surface eczémateuse est le siége d'un suintement abondant qu'il faut recourir à l'emploi de poudres qui, en se mêlant aux liquides exhalés, forment des croûtes qui s'opposent à la sécrétion subséquente du liquide et constituent, ainsi que je l'ai déjà si souvent répété, le meilleur topique que l'on puisse employer. Aussi faut-il les respecter lorsqu'elles se forment spontanément, et ne jamais les arracher.

Si l'eczéma siége sur les membranes muqueuses, ce n'est plus à des poudres, mais à des liquides, des collutoires, qu'il faut avoir recours.

Lorsque l'eczéma occupe des parties de la peau adossées l'une à l'autre, il faut encore faire usage de poudres, telles que celle d'amidon, mais surtout avoir soin de tenir écartées l'une de l'autre les surfaces opposées.

Les ouvertures naturelles sont-elles enfin affectées, il faudra recommander l'immobilité de la partie malade, parce que les mouvements incessants sont la cause de la permanence de l'affection. L'orifice buccal est-il le siége de l'eczéma, on recommandera la privation de la parole, l'usage d'aliments liquides ou mucilagineux, de substances peu capables, en un mot, de déterminer des mouvements exagérés.

Mais si, après avoir satisfait à toutes ces indications, l'eczéma persiste encore, quelle conduite devrez-vous tenir?

Vous savez tous que c'est aux modificateurs généraux de l'économie, aux médicaments internes que vous devrez avoir recours; mais encore vous faut-il connaître quels sont ceux qui doivent mériter votre préférence. A l'exemple d'Alibert, ferez-vous exclusivement usage du soufre à l'intérieur et du nitrate d'argent, comme topique, ou, comme Biett, ordonnerez-vous l'arsenic sans distinction et quelle que soit d'ailleurs la variété d'eczéma que vous aurez à traiter? Administrerez-vous le *Meloe vesicatorius*, chez les femmes et les enfants, confiant dans les heureux résultats que M. Devergie dit avoir obtenus de cette médication? Essayerez-vous successivement et tour à tour les divers médicaments qui ont été vantés contre les affections de la peau, en commençant par les plus bénins et finissant par les plus énergiques? ou enfin, réunirez-vous dans une même bouteille, les principaux médicaments qui jouissent de la propriété de guérir les affections cutanées, et proclamerez-vous la vertu infaillible de ce merveilleux et magique liquide, de ce sirop composé dans lequel l'arsenic se marie au mercure, la limaille de fer à l'iode et à l'iodure de potassium, affirmant que la nature bienveillante et médicatrice saura choisir celui de ces médicaments qui doit modifier l'économie et la ramener à son état naturel?

Évidemment tous ces modes de traitement sont irrationnels et pèchent par la base. Un même médicament est-il capable de guérir des affections de nature différente? Ne répugne-t-il pas à un médecin sérieux d'administrer à la fois plusieurs médicaments dont quelques-uns ne sont pas inoffensifs, et de laisser à la nature le soin de choisir celui qui convient au cas donné? Agir ainsi n'est-ce pas faire aveu de son ignorance, de l'impossibilité dans laquelle on est de reconnaître la nature de l'affection, et enfin ne se produit-il pas une décomposition chimique dans l'estomac, ne se forme-t-il pas des principes nouveaux et différents de ceux que l'on voulait administrer ?

La médication mise en usage par M. Hardy ne mérite pas davantage notre approbation : ce médecin a pris pour base de sa thérapeutique le tempérament et préconise l'huile de foie de morue quand le tempérament lymphatique est très prononcé, les préparations sulfureuses, au contraire, quand il est peu accusé et enfin, les arsenicaux chez les personnes nerveuses. Je dois avant d'aller plus loin vous faire remarquer que cette médication est en désaccord avec les opinions que professe M. Hardy sur l'eczéma : notre collègue ne reconnaissant à cette affection qu'une seule origine, le vice herpétique, aurait dû, ce nous semble, n'admettre qu'une seule classe de médicaments, que des agents thérapeutiques doués de semblables propriétés ! D'où vient donc qu'il a tiré une conclusion en désaccord avec les prémisses ? La raison en est simple et facile à saisir : M. Hardy, n'admettant comme causes de l'eczéma ni l'arthritis, ni la scrofule, ni les agents externes, et d'autre part étant doué d'un jugement trop profond pour ne pas être frappé des différences d'aspect que cette affection présente, pour ne pas s'apercevoir qu'il faut mettre en usage des modificateurs différents si l'on veut obtenir des résultats heureux, a dû chercher à concilier cette unicité de cause avec cette multiplicité d'agents thérapeutiques et a eu recours à l'explication suivante : « L'eczéma est toujours dartreux, mais enté sur des terrains différents, il doit naturellement subir des modifications dans sa forme et son aspect extérieur ; ainsi est-il du froment dont la qualité varie suivant le sol dans lequel il a germé et qui lui fournit les éléments de sa nutrition, tout en restant d'ailleurs invariablement froment ; l'eczéma produit par des substances irritantes est toujours dartreux ; le contact de certains agents ne détermine un eczéma qu'autant qu'il a lieu sur un individu dartreux.

» L'eczéma survenu chez un scrofuleux, une personne douée de la constitution que M. Bazin a appelée arthritique, ces eczémas sont dartreux et ne doivent les modifications qu'ils présentent dans leur aspect qu'à la nature scrofuleuse et arthritique du terrain sur lequel ils ont apparu.

» Nous administrons dans ce cas l'huile de morue, le sirop de fer, les sulfureux, etc., parce qu'il faut changer la nature de ce terrain sur lequel a pris naissance l'eczéma et qui lui a imprimé des modifications évidentes, mais nous n'en considérons pas moins cette affection comme une manifestation dartreuse. »

Que d'objections ne peut-on pas adresser à une telle doctrine ? Sans doute en administrant les antiscrofuleux, on modifie l'économie, on la place dans de meilleures conditions, mais du moins n'est-il pas permis d'avoir la prétention de guérir une affection dartreuse par ce seul traitement. On s'est attaqué à l'un des éléments, on s'en est rendu maître à l'aide de ce traitement, mais il est impossible de guérir avec un modificateur d'un état général de l'économie, un autre état général essentiellement différent, de guérir simultanément avec un même agent deux maladies constitutionnelles. Je ne vois pas, s'il en était ainsi, pourquoi chez un dartreux atteint de scrofule, l'arsenic, en modifiant l'économie, le terrain sur lequel ont apparu des écrouelles par exemple, ne guérirait pas cette dernière affection, puisque l'huile de morue a la propriété de guérir par la même action une affection dartreuse !

Pour nous, messieurs, si le sirop d'iodure de fer et l'huile de morue guérissent l'eczéma, c'est que cette affection est une manifestation de la scrofule. C'est ici le lieu de répéter le vieil aphorisme d'Hippocrate : *Naturam morborum curationes ostendunt.*

Traitement interne. — 1° Est-il toujours prudent d'entreprendre la cure d'un eczéma scrofuleux, de la gourme des enfants? J'ai répondu à cette question dans mon *Traité de la scrofule* et j'ai dit : « Posée en d'autres termes, cette question à laquelle il a été diversement répondu, ne saurait embarrasser personne. C'est comme si nous nous demandions, en effet, s'il faut attaquer la scrofule dès son principe, ou s'il vaut mieux attendre que le scrofuleux soit arrivé à une période plus avancée de la maladie pour commencer le traitement. Évidemment le précepte : *Principiis obsta* est applicable ici, ou il ne le serait jamais en médecine.

» On conçoit que sous le règne des théories humorales on ait pu donner le conseil de respecter les gourmes dans lesquelles on ne voyait que des affections dépuratoires ; il ne saurait en être de même aujourd'hui, pour nous surtout qui voyons dans ces éruptions le début ordinaire d'une maladie constitutionnelle. »

Il faut donc toujours commencer aussitôt que possible le traitement de l'eczéma scrofuleux ; les préparations ferrugineuses et iodées sont celles qui ont obtenu depuis longtemps notre préférence dans le traitement de la gourme, parce que non-seulement elles la font disparaître rapidement, mais encore éloignent les manifestations ultérieures de la scrofule, et c'est surtout le sirop d'iodure de fer que nous prescrivons ; cette préparation jouit de l'avantage d'être prise facilement par les enfants et de contenir associés l'un à l'autre de l'iode et du fer. Le sirop antiscorbutique qui paraît ne devoir ses propriétés qu'à l'iode qu'il contient, le sirop de raifort iodé de Dorvaut sont aussi administrés avec avantage.

Tous ces sirops se donnent en général à la dose de 15 à 60 grammes.

La solution minérale iodo-phosphatée du docteur Uzac pourra donner aussi d'heureux résultats dans le traitement de l'eczéma scrofuleux.

A l'administration du fer et de l'iode nous joignons en général l'usage de tisanes amères, telles que celles de houblon, de gentiane, de fumeterre, de pensée sauvage, etc.

Enfin, il est utile de faire prendre tous les cinq ou six jours un purgatif, de l'huile de ricin, de la manne, de l'eau de Sedlitz, etc., afin de stimuler ainsi les fonctions gastriques et en même temps de provoquer l'absorption des remèdes internes.

Quant à l'huile de foie de morue, si souvent administrée aux malades affectés d'eczéma scrofuleux, nous en réservons l'emploi pour les affections malignes de la scrofule. Cependant, si l'eczéma résistait à l'iode et au fer, il serait bon d'associer l'huile de morue à ces médicaments.

Nous pouvons résumer ainsi le traitement interne de l'eczéma scrofuleux : on ordonnera de boire chaque jour un litre de tisane de houblon édulcorée avec le sirop antiscorbutique ; de prendre chaque jour, matin et soir, une cuillerée à bouche de sirop d'iodure de fer, et tous les quatre ou cinq jours, un verre ou deux d'eau de Sedlitz, le matin à jeun, pendant la période d'exhalation de l'affection.

Eczéma herpétique. — Si l'eczéma reconnaît pour cause le vice herpétique, c'est aux préparations arsenicales qu'il faut avoir recours ; on administrera la liqueur de Fowler, la liqueur de Pearson, les solutions d'acide arsénieux, d'arséniate de soude, d'ammoniaque ou de fer ; c'est à ces trois derniers composés que nous donnons en général la préférence. Cependant nous réservons plus spécialement l'arséniate de fer pour les sujets débilités, anémiques. Nous ordonnons chaque jour deux pilules contenant chacune 5 milligrammes d'arséniate de fer pour 5 centigrammes d'extrait de douce-amère, et nous augmentons progressivement le nombre des pilules jusqu'à ce que l'on soit arrivé à en prendre vingt-cinq à trente (10 à 15 centigrammes d'arséniate de fer par jour).

C'est au contraire sous forme de solution que nous prescrivons l'arséniate d'ammoniaque et nous formulons ainsi la solution :

> Eau distillée............... 300 grammes.
> Arséniate d'ammoniaque...... 5 centigrammes.

On prend matin et soir une cuillerée à bouche de cette solution et on augmente progressivement jusqu'à ce que l'on soit arrivé à la dose de quatre à cinq cuillerées par jour.

Simultanément, le malade boit tous les jours un litre de tisane de saponaire, et prend tous les deux ou trois jours un verre ou deux d'eau de Sedlitz.

Eczéma arthritique. — Enfin, si l'eczéma est arthritique, on ordonnera au malade de boire de la tisane de saponaire ou de pensée sauvage édulcorée avec le sirop de fumeterre ou d'orme pyramidal ;

De prendre, matin et soir, une heure avant le repas, une cuillerée à soupe du sirop suivant :

Sirop de fumeterre ou de saponaire... 500 grammes.
Bicarbonate de soude... .... 6 à 8 grammes ;

enfin de boire une eau alcaline à ses repas.

Traitement local de l'eczéma. — Deux sortes de topiques peuvent être mis en usage dans le traitement de l'eczéma : les uns trouvent leur application dans toutes les espèces d'eczéma; les autres, au contraire, doivent être exclusivement réservés pour certaines espèces.

Les topiques communs à toutes les espèces d'eczéma sont : les cataplasmes de fécule, les bains et les poudres d'amidon, le liniment oléo-calcaire, l'huile de cade pure ou mitigée, les pommades au calomel, à l'oxyde de zinc, au calomel et au tannin, etc.

Mais il ne faut pas croire que toutes ces pommades peuvent être indistinctement employées à toutes les périodes de l'eczéma : les cataplasmes de fécule, les bains et la poudre d'amidon seront prescrits au début de l'affection, tandis que les pommades astringentes trouveront au contraire leur application à la période de déclin ou de desquamation épidermique de l'affection.

Quant aux topiques spécialement réservés pour telle ou telle espèce d'eczéma, ce sont les suivants :

Les bains d'amidon, de Condillac ou de Vichy, à l'hydrofère, doivent être principalement ordonnés contre l'eczéma arthritique; c'est aussi aux personnes affectées de cette espèce d'eczéma que nous ordonnons l'usage de lotions alcalines et de la glycérine. C'est pour avoir indistinctement employé la glycérine dans le traitement de tous les eczémas ou exclusivement dans celui de l'eczéma dartreux ou scrofuleux que des praticiens recommandables ont été conduits à en proscrire l'emploi. Si ces médecins n'avaient employé cet agent médicamenteux que dans le traitement de l'eczéma arthritique, ils en auraient, comme nous, obtenu d'heureux résultats.

Enfin, c'est aussi contre l'eczéma arthritique que nous conseillons la pommade au sulfate de fer :

  Sulfate de fer.............. 40 à 50 centigrammes.
  Cétine.................... 4 grammes.
  Axonge................... 30 grammes.

C'est aux malades affectés d'eczéma dartreux que nous prescrivons les bains et les lotions d'arséniate de soude, les lotions de sublimé ou d'acétate de plomb, s'il existe du prurit, et enfin la pommade au calomel avec :

  Calomel............. 2 à 4 grammes.
  Axonge............. 30

Les bains sulfureux au contraire donneront d'heureux résultats lorsqu'on les ordonnera à des malades affectés d'eczéma scrofuleux à leur déclin, tandis que leur emploi sera suivi d'une exaspération considérable de l'affection, si l'eczéma est dartreux ou arthritique.

CLASSEMENT DE L'ECZÉMA.

Willan et Bateman ont placé l'eczéma dans l'ordre des vésicules, à côté de la gale, de l'herpès et de la varicelle;

DE L'ECZÉMA. 169

Biett, MM. Cazenave, Gibert et Devergie ont reproduit dans leurs ouvrages la classification willanique et placé également l'eczéma dans l'ordre des vésicules.

Je n'ai pas besoin, ce me semble, de vous démontrer combien est peu naturelle une classification qui ne repose que sur cette seule base : l'élément primitif, et qui place la gale à côté de l'herpès et de l'eczéma, la syphilide vésiculeuse à côté de l'eczéma dartreux, de la gourme, etc.

École d'Alibert. — Alibert a fait de l'herpès de Willan le genre *Olophlyctide* des dermatoses eczémateuses, et a décrit l'eczéma sous le nom d'*herpes squamosus madidans*, parmi les dermatoses dartreuses.

Le genre herpès d'Alibert renferme deux espèces qui sont l'herpès furfureux et l'herpès squameux. L'herpes squamosus madidans constitue une variété de la seconde espèce.

Quelques auteurs ont considéré la périphrase dont s'était servi Alibert pour dénommer l'eczéma (*herpes squamosus madidans*), comme pittoresque et valant à elle seule une définition. Nous ne saurions accepter cette opinion ; peut-on dire en effet que l'épithète *madidans* (humide) s'applique aux eczémas arthritiques dont la sécheresse est le principal caractère ?

Quoi qu'il en soit, Alibert a eu le tort de n'admettre qu'une seule origine pour l'eczéma, de regarder tous les herpès squameux humides comme des dartres. Il vous suffira de suivre pendant quelque temps notre visite pour vous convaincre de l'existence des eczémas artificiels, scrofuleux, arthritiques, etc. D'ailleurs la classe des dartres d'Alibert est essentiellement hétérogène : ne se compose-t-elle pas, en effet, de l'herpès, du genre *varus* parmi les espèces duquel se trouve le varus mentagra, affection parasitaire, du genre *melitagre* (impétigo de Willan), et enfin du genre *esthiomenos* ou *lupus*, qui comprend des affections scrofuleuses?

Pierre et Joseph Frank ont décrit l'eczéma sous le nom d'*herpès miliaire* et lui ont attribué une origine arthritique, scorbutique, syphilitique, scrofuleuse, carcinomateuse.

Nous admettons les origines scrofuleuse et arthritique de l'eczéma, mais nous rejetons les trois autres.

M. Gintrac (de Bordeaux) a admis un eczéma dartreux, un eczéma scrofuleux et un eczéma arthritique ; malheureusement il n'a fait que signaler la relation qui existait entre la goutte et les affections cutanées, sans indiquer aucun caractère spécial à ces affections et, enfin, a omis l'eczéma artificiel et l'eczéma parasitaire.

M. Hardy, disciple d'Alibert, a conservé intacte la doctrine du maître et a considéré l'eczéma comme une affection exclusivement dartreuse. Je vous ai déjà énuméré les vices de cette manière de voir, je crois donc inutile d'y revenir.

Quelle place doit occuper l'eczéma dans une classification des affections de la peau? D'une part, l'eczéma constituant une affection générique de la peau doit être rangé à côté de l'herpès parmi les affections vésiculeuses; de l'autre, constituant une affection symptomatique, il doit être placé parmi les affections de cause externe et parmi les affections de cause interne. Un tel classement est naturel et a l'avantage de vous donner immédiatement une idée de la nature de l'affection et, partant, du traitement à suivre pour en obtenir la guérison.

ÉNUMÉRATION ET DESCRIPTION DES ESPÈCES ET VARIÉTÉS D'ECZÉMA ADMISES PAR LES AUTEURS.

1° *École de Willan.* — Willan et Bateman admirent trois variétés d'eczéma : l'*eczema solare*, l'*eczema impetiginodes*, et l'*eczema rubrum*.

L'eczema solare, dit Bateman, apparaît en général, au printemps, se perpétue jusqu'à l'automne ; il est dû, ainsi que son nom l'indique, à l'action des rayons solaires et occupe les parties découvertes. Il est précédé et accompagné de chaleur, de fourmillement, et quelquefois de gonflement tel, que la couleur naturelle des doigts, par exemple, disparaît. Les vésicules sont petites, peu proéminentes et remplies d'une sérosité laiteuse.

Mais qu'est-ce donc qu'un eczéma artificiel qui débute au printemps et se perpétue jusqu'à l'hiver? Est-ce là la durée ordinaire d'un eczéma de cause externe ou plutôt n'est-ce pas celle d'un eczéma de cause interne ? Nous pensons que l'eczema solare de Bateman est un eczéma symptomatique d'une maladie constitutionnelle.

L'eczéma impétiginode est caractérisé, d'après Bateman, par l'existence de vésicules petites, séparées les unes des autres, contenant un liquide transparent, semblables aux pustules psydraciées qui adhèrent fortement au tissu de la peau ; elles sont accompagnées de douleur, chaleur, démangeaisons, donnent issue à une lymphe qui irrite et enflamme l'épiderme ambiant qui s'épaissit, devient rude, rouge et gercé comme dans l'impétigo. L'apparition des vésicules et des pustules qui a lieu quelquefois dans cette maladie établit l'affinité qui existe entre l'eczéma et l'impétigo.

Cet eczéma impétiginode reconnaît pour causes l'action de substances irritantes telles que le sucre, les parcelles métalliques, la chaleur, etc. Aussi les garçons épiciers, les forgerons, les limeurs y sont-ils principalement exposés.

Cette variété constitue évidemment un eczéma artificiel.

3° *Eczema rubrum*. — Sous ce nom, Bateman a décrit la forme aiguë de l'eczéma et la variété désignée sous le nom d'eczéma hydrargyrique.

L'*eczema rubrum*, dit-il, est dû à l'action des substances mercurielles, à l'impression du froid ou survient sans qu'on puisse le rattacher à aucune cause.

L'eczema rubrum est précédé par une tension, une chaleur et une démangeaison assez vive, phénomènes que suit bientôt une rougeur intense sur laquelle sont parsemées un nombre considérable de vésicules que l'on n'aperçoit bien qu'en les regardant à contre-jour ; mais leur volume ne tarde pas à augmenter, et après quarante-huit heures d'existence, elles sont grosses comme une tête d'épingle, remplies d'une sérosité laiteuse et parfaitement visibles à l'œil nu. Elles se rompent alors et donnent issue à un liquide âcre qui irrite la peau, l'enflamme, etc.

Cet eczéma n'est donc que la forme aiguë sans distinction de cause et d'origine.

Biett et son élève M. Cazenave ont admis deux grandes classes d'eczéma : l'eczéma aigu et l'eczéma chronique :

L'eczéma aigu comprendrait trois espèces : l'*eczema simplex*, l'*eczema impetiginodes* et l'*eczema rubrum*.

L'eczema simplex, dit M. Cazenave, a sans doute une

marche lente, mais diffère de l'eczéma chronique qui succède toujours à l'état aigu. Il apparaît tout à coup et sans avoir été précédé de phénomènes précurseurs : les vésicules sont réunies en grand nombre les unes à côté des autres, transparentes et développées sur une surface qui n'offre aucun changement de coloration ; tantôt le liquide est résorbé, tantôt au contraire la vésicule se rompt. Très souvent l'affection se prolonge par poussées successives et dure ainsi deux, trois septénaires et même plus.

Cet eczema peut être général, mais le plus souvent il est borné à une surface peu étendue : il a pour siége de prédilection le bras, l'avant-bras, et surtout l'intervalle des doigts, où il peut simuler la gale.

C'est surtout chez les jeunes gens et les femmes qu'on l'observe ; il survient à la suite d'applications irritantes ou du séjour auprès d'un fourneau ou d'un foyer ardent.

Cet eczéma simplex de Biett et de M. Cazenave constitue un eczéma de cause externe.

Quant aux eczema impetiginodes et rubrum, ils correspondent aux variétés homonymes de Bateman. Du moins M. Cazenave en donne-t-il une description plus nette que l'auteur anglais. L'eczema impetiginodes, ajoute-t-il, n'est pas un eczema rubrum compliqué de pustules d'impétigo, mais une éruption dont les vésicules transparentes d'abord, passent non pas à l'état de véritables pustules, mais à celui de vésicules pustuleuses. Autrement la maladie serait un véritable impétigo.

2° L'eczéma chronique, que M. Cazenave décrit comme une forme spéciale, comme une espèce, n'a d'importance qu'au point de vue de la marche de cette affection. D'ailleurs, M. Cazenave est dans l'erreur en prétendant que tout eczéma chronique offre une période d'exhalation. En est-il ainsi pour l'eczéma nummulaire, manuale, arthritique en un mot?

M. Gibert admet les trois variétés de Bateman, l'*eczema solare*, l'*eczema impetiginodes*, l'*eczema rubrum*, et l'*eczema simplex* de Biett; mais il ajoute : « On n'aurait qu'une idée fort imparfaite de l'eczéma, si l'on ne s'attachait à retracer les nuances que présente cette affection, quand elle est partielle, soit primitivement, soit consécutivement, c'est-à-dire lorsque, après avoir été générale, elle persiste opiniâtrément dans certaines régions qu'elle affecte de préférence. Ces régions sont le cuir chevelu, les oreilles, les yeux, les parties génitales ; aussi devons-nous consacrer un paragraphe à chacune de ces variétés d'eczéma. »

Malheureusement M. Gibert n'indique en aucune façon la nature spéciale de ces eczémas ; pour notre collègue, toutes ces variétés n'ont d'importance que parce qu'elles offrent certaines modifications dues au siége qu'elles occupent. Enfin, il est plusieurs variétés de siége très importantes que M. Gibert a passées sous silence.

M. Rayer a admis les trois variétés d'eczéma désignées sous les noms d'*eczema simplex*, *rubrum* et *impetiginodes*, mais il décrit, à l'occasion de l'eczema simplex, une variété nouvelle dont la découverte serait due à l'un de ses élèves, le docteur Levain. Cette variété est caractérisée par des groupes de vésicules dont les dimensions varient entre celle d'une pièce de cinquante centimes et celle d'une pièce de deux francs, dont le volume est plus petit que celles de l'herpès phlycténode, mais qui ont assez d'analogie avec les groupes de l'herpes præputialis ; de sorte que cette variété semble un moyen de transition entre ces deux éruptions vésiculeuses.

L'eczéma du docteur Levain constitue à nos yeux un herpès circiné parasitaire et non un eczéma ; l'erreur de MM. Levain et Rayer a d'ailleurs eu une influence singulière sur quelques dermatologistes : Levain avait ajouté dans sa description que sur les groupes vésiculeux l'épiderme pouvait quelquefois être enlevé d'une seule pièce, et M. Devergie, s'appuyant sans doute sur cette phrase, a inventé l'*eczema unisquamosum*. Cependant il existe cette différence entre M. Levain et M. Devergie, que celui-là n'a pas assigné de région limitée à sa variété d'eczéma, tandis que celui-ci a prétendu que l'eczema unisquamosum n'existait que sur le front.

C'est aussi probablement en s'appuyant sur ces faits d'eczéma intermédiaires à l'herpès et à l'eczéma que M. Hardy a été conduit à rejeter l'herpès et à ne faire de cette affection et de l'eczéma qu'un seul genre.

Comme M. Gibert, M. Rayer donne ensuite la description des variétés de siége, et admet un eczéma du cuir chevelu, un eczéma de la face, un eczéma des oreilles, des mamelles, de la région ombilicale, de la partie interne des cuisses, du prépuce, du scrotum, de la marge de l'anus et de l'extrémité inférieure du rectum ; de la partie externe des cuisses, de la vulve, de la marge de l'anus et des membranes muqueuses du vagin et du rectum ; les eczémas des membres inférieurs et supérieurs, du pli du coude, des aisselles, du jarret et des mains.

Mais pas plus que M. Gibert, M. Rayer n'a insisté sur la

nature de ces variétés, sur leurs relations avec telle ou telle maladie constitutionnelle ; aussi n'a-t-il produit qu'une œuvre incomplète.

Nous ne faisons qu'indiquer ici ces variétés, parce que nous devons en faire la description quand nous énumérerons les espèces et variétés que nous admettons, et que nous voulons éviter des répétitions inutiles. D'ailleurs un assez grand nombre ne formant pas des espèces particulières, ne méritent pas les honneurs d'une description spéciale. C'est double emploi, par exemple, de décrire séparément les eczémas des parties génito-anales de l'homme et de la femme, et les eczémas des membres qui ne présentent aucune particularité digne de mention.

M. Devergie est de tous les dermatologistes celui qui a admis le plus grand nombre de variétés d'eczéma. Cette affection envisagée au point de vue des divisions scolastiques peut, dit-il, être envisagée à des points de vue multiples :

Au point de vue de la forme morbide ;
— de la conformation ;
— de la partie qu'elle affecte ;
— de la marche ;
— de la durée.

1° *Variétés d'eczéma d'après la forme morbide.* — M. Devergie admet des eczémas simples et des eczémas composés : cette division est pour notre collègue d'une importance capitale, et les auteurs ont eu tort, d'après ce dermatologiste, de ne pas tenir compte des formes composées, et de reconnaître seulement des formes simples.

« Celles-ci, dit-il, sont rares et ne se montrent guère qu'au printemps ; celles-là sont nombreuses, et les seules peut-être que l'on voit en automne et en hiver ; elles sont d'ailleurs aussi élémentaires que les formes simples. Pour nous qui en avons fait une étude spéciale, nous y attachons une importance beaucoup plus grande qu'à la division secondaire que Willan a établie dans les formes primitives qu'il a créées; qu'un psoriasis soit *guttata, diffusa, gyrata,* cela importe peu ; mais s'il est compliqué d'une autre forme morbide, il en ressort des indications thérapeutiques toutes particulières, car si la forme morbide qui le constitue psoriasis composé exige surtout l'emploi des sulfureux, ce ne sera plus alors seulement au goudron et à l'arsenic qu'il faudra s'adresser, mais à l'association de plusieurs sortes d'agents médicamenteux.

» Ces formes composées seraient au nombre de quatre :
l'eczéma impétigineux,
— lichénoïde,
— herpétiforme,
— psoriasiforme.

» Ces quatre formes ne constituent pas des complications morbides, mais la maladie naît dès l'abord avec les deux éléments de composition, et il n'y a pas là, comme le prétend M. Cazenave, une double maladie dans laquelle une des deux affections est dominante.

» Dans l'eczéma impétigineux, la vésicule existe, mais dès le début elle devient purulente.

» Dans l'eczéma lichénoïde, la papule est dès l'abord sécrétante, etc. »

Sans doute ces quatre formes existent; sans doute on observe des eczéma dont les vésicules deviennent purulentes peu de temps après leur apparition, des eczéma secs et dont l'apparence est à peu près celle du lichen; sans doute la description qu'en donne notre collègue est calquée sur la nature. Mais à quoi sert d'admettre toutes ces variétés, si on ne peut les rattacher à une cause, si on ne connaît leur nature ? Leur description n'est-elle pas stérile ? Il n'en eût pas été de même si M. Devergie avait ajouté que l'eczéma impétigineux est une affection de nature scrofuleuse, l'eczéma lichénoïde une affection de nature arthritique, etc.

Les variétés admises en se plaçant au point de vue de la configuration appartiennent toutes à l'eczema simplex; elles sont au nombre de quatre : l'*eczéma amorphe*, l'*eczéma nummulaire*, l'*eczéma fendillé*, l'*eczema unisquamosum*.

Je vous ai dit que cette dernière variété devait être rejetée ; il en est de même de l'eczéma amorphe. Peut-on regarder, en effet, comme une variété particulière l'eczéma qui peut occuper toutes les parties du corps, est variable dans sa forme comme dans son étendue ?

Dans la dernière leçon j'ai essayé aussi de vous démontrer que l'eczéma fendillé débutait comme toutes les variétés d'eczéma par des vésicules, que les fissures n'existaient pas dès le début de l'affection, mais étaient dues à sa situation au niveau des parties mobiles, et que cette variété n'avait pas sa raison d'être.

Il ne reste donc des quatre formes d'eczema simplex basées sur la configuration que l'eczéma nummulaire. Nous admettons l'existence de cette variété, mais tandis que M. Devergie ne lui assigne aucune origine, nous la rattachons exclusivement à l'arthritis.

Envisageant l'eczéma au point de vue de la marche et de la durée, notre collègue le divise en aigu et chronique, en *fugax* et *perstans*. Mais il ajoute : « Les auteurs ont admis à tort l'existence de l'*eczema fugax*. Nous ne connaissons rien de plus tenace qu'un eczéma. »

Nous croyons que M. Devergie prête à ses devanciers ou à ses contemporains une opinion qu'ils n'ont pas émise ; en vain nous avons cherché l'eczema fugax dans les traités des dermatologistes, nous ne l'avons pas trouvé.

Enfin, M. Devergie, comme MM. Gibert et Rayer, admet des variétés de siége : ce sont les eczémas de la tête, des oreilles, de la racine du nez ou *unisquamosum*, du mamelon, du nombril, de la vulve, des bourses, des jambes ; mais il décrit comme ses prédécesseurs toutes ces variétés sans s'occuper de leur nature ; en outre, il omet quelques variétés importantes, telles que les *eczéma palmaire* et *plantaire*, etc., et enfin commet quelques erreurs. Il dit, par exemple, que l'eczéma de la tête ne survient que dans l'enfance, à moins qu'il ne soit dû à l'extension d'un eczéma des oreilles au cuir chevelu ; que cet eczéma donne toujours lieu à une abondante sécrétion et cause des démangeaisons atroces.

Cependant n'observe-t-on pas souvent chez les adultes des eczémas arthritiques du cuir chevelu qui ont apparu primitivement en cette région, et ne donnent pas naissance à une sécrétion abondante de liquide? Les eczémas scrofuleux et artificiels de la tête, qui sont, il est vrai, le siége d'une exhalation assez abondante de liquide, n'occasionnent-ils pas que fort peu de démangeaisons ?

Signalons une dernière erreur : M. Devergie prétend

que l'eczéma du mamelon peut reconnaître pour cause la syphilis !

Telles sont les espèces et les variétés admises par les willanistes : toutes, comme vous devez vous en apercevoir, sont basées sur la forme extérieure, l'aspect physique, la marche, la durée de l'affection, mais aucune ne repose sur la nature de l'eczéma, seul fondement capable de conduire à une thérapeutique rationnelle et utile. Voyons maintenant si les espèces et variétés des alibertistes sont préférables.

École d'Alibert. — Alibert prétendant que Willan avait détourné de son acception primitive le mot herpès, en comprenant sous ce nom plusieurs affections vésiculeuses qui devaient être rangées parmi les olophlyctides, Alibert considéra l'herpès (1) comme un genre des dermatoses dartreuses et en admit deux espèces : l'*herpès furfureux*, qui comprenait les deux variétés suivantes : l'herpès furfureux volatil et l'herpès furfureux circiné (pityriasis et psoriasis); l'*herpès squameux* qui comprenait cinq variétés :

L'herpès squameux humide (*herpes squamosus madidans*),
— scabioïde,
— orbiculaire,
— centrifuge,
— lichénoïde.

L'herpès squameux humide constitue une forme d'eczéma qui correspond à l'affection que nous désignons sous

(1) Nous avons dit qu'Alibert avait décrit l'herpès de Willan sous le nom d'olophlyctide et l'avait placé parmi les dermatoses eczémateuses.

le nom d'eczéma dartreux ; elle est en effet caractérisée par un suintement abondant, des démangeaisons intolérables, etc.

L'herpès scabioïde est une variété qui a pour siége les parties génitales, le scrotum, la racine de la verge, le gland, le prépuce, la vulve, le périnée, la partie interne et supérieure des cuisses, quelquefois même la muqueuse du vagin et du rectum, etc.; elle doit son nom au prurit qu'elle occasionne et qui a été comparé à celui que provoque la gale. Elle est d'ailleurs caractérisée par l'existence d'une multitude de papules vésiculeuses qui très souvent ne dépassent pas le volume d'une tête d'épingle, etc.

Cette variété constitue pour nous un eczéma arthritique. Il en est de même de l'herpès squameux orbiculaire, variété ainsi appelée parce qu'elle a pour siége le pourtour des orifices naturels, et de l'herpès squameux centrifuge dont Alibert a donné la description suivante : « Il siége dans le creux des deux mains ; là on aperçoit des cercles ou points orbiculaires, lesquels résultent du desséchement de l'épiderme qui blanchit à la suite d'une inflammation plus ou moins intense, cercles qui s'agrandissent de plus en plus du centre à la circonférence, jusqu'à ce que la face interne de la main se trouve dépouillée de la cuticule. Cette maladie est très incommode, elle occasionne une sensation cuisante. »

Enfin sous le nom d'*herpès lichénoïde*, Alibert a décrit évidemment une affection primitivement squameuse et non un eczéma ; il dit en effet : « Dans quelques circonstances l'herpès squameux se présente sous une forme absolument sèche, l'épiderme se sépare du derme en écailles dures, coriaces, blanchâtres, analogues par leur forme, leur couleur et leur aspect aux lichens parasites qui couvrent l'écorce des arbres. Cette variété de forme peut devenir très grave, et les anciens disaient, avec une sorte de raison, que les lichens frayaient la route vers la lèpre. »

Telles sont les variétés d'eczéma ou d'herpès squameux admises par Alibert, variétés que cet auteur rattache toutes à une seule origine, regarde toutes comme des manifestations de la dartre. Vous me demanderez sans doute ce qu'Alibert entend par dermatose eczémateuse, si notre eczéma est pour lui une dermatose dartreuse. Ce dermatologiste a compris sous ce nom des affections caractérisées par un état phlegmasique du derme et il a employé l'épithète eczémateuse, de εχζεω je brûle, parce que, d'après lui, on peut justement comparer le développement de ces dermatoses aux effets produits par le feu. Dans le premier degré de ces affections, il se manifeste, dit-il, une chaleur vive, une rougeur intense accompagnée de douleur (érythème correspondant au premier degré de la brûlure), puis un soulèvement de l'épiderme (vésication correspondant au deuxième degré de la brûlure), enfin si la cause morbide devient plus intense, il se produit des érosions et même des ulcérations.

Ainsi, il ne faut pas vous en laisser imposer par l'épithète eczémateuse et croire que l'eczéma constitue un genre des dermatoses eczémateuses d'Alibert.

M. Hardy, à l'exemple de son maître, professe que toutes les espèces, toutes les variétés d'eczéma constituent des affections dartreuses. Il admet trois groupes bien tranchés de variétés d'eczéma : les variétés suivant l'aspect, les variétés fondées sur la configuration, et les variétés de siége.

Les variétés du premier groupe sont au nombre de quatre : ce sont l'*eczema simplex*, l'*eczema rubrum*, l'*eczéma fendillé* et l'*impétigo*.

L'eczema simplex survient au moment des premières chaleurs chez les jeunes sujets, et est caractérisé par des plaques rouges sur lesquelles se développent de petites vésicules qui se rompent rarement, mais s'affaissent et au bout de quelques jours sont remplacées par de petites squames, de sorte que la maladie est promptement guérie. Quelquefois cependant il se fait une rupture de vésicules et une concrétion du liquide, mais dans ces différents cas la maladie reste une maladie purement locale, caractérisée par l'éruption que nous venons d'indiquer.

Cet eczema simplex constitue pour nous une affection artificielle.

L'eczema rubrum est une affection aiguë de nature herpétique, nous y reviendrons au sujet de nos divisions.

Quant à l'eczéma fendillé, nous vous avons déjà dit qu'il n'existait pas comme forme spéciale.

L'impétigo ne saurait être distingué de l'eczéma en bonne philosophie, dit M. Hardy ; l'eczéma et l'impétigo sont deux formes différentes de la même maladie parce qu'à toutes les phases de leur évolution ils portent la ressemblance la plus frappante.

L'impétigo, en effet, débute par de petites pustules qui ont la même forme que les vésicules de l'eczéma, qui ne durent, comme elles, que vingt-quatre ou quarante-huit heures, se rompent et laissent à leur place une ulcération arrondie d'où s'écoule un liquide plus épais et plus plastique que celui de l'eczéma, liquide qui se concrète en croûtes épaisses, inégales, rocheuses et semblables à de petites masses de miel.

Nous ne saurions accepter avec notre collègue que l'eczéma et l'impétigo constituent deux formes de la même maladie. Pour nous l'impétigo est un genre distinct se séparant suffisamment de l'eczéma par l'existence de pustules dont le liquide se concrète en croûtes épaisses et jaunâtres, et il nous paraît irrationnel de confondre deux affections dont l'une est caractérisée par l'existence de vésicules et l'autre par l'existence de pustules.

M. Hardy admet quatre variétés d'après la configuration, ce sont : l'*eczema figuratum*, caractérisé par des plaques bien limitées, disposées d'une manière symétrique ;

L'*eczéma nummulaire* ;

L'*impetigo sparsa*, et l'*eczema diffusum*, variétés caractérisées par des plaques irrégulièrement disséminées sur différentes parties du corps et ne présentant aucune limite bien tranchée.

Seule parmi toutes ces variétés, la forme nummulaire offre une certaine importance ; elle constitue toujours, en effet, une manifestation arthritique.

Les variétés de siége sont : les *eczema pilaris* (1) *capitis*, de la face, du sein, du nombril, des parties génitales, des mains et des pieds.

La plupart de ces variétés sont pour nous des eczémas arthritiques, quelques-unes, telle que l'eczéma du sein, sont arthritiques ou artificielles. M. Hardy ne pouvait leur assigner une telle origine, puisqu'il rejette l'arthritis ;

---

(1) Il serait plus rationnel de dire eczema *pilare*. (NOTE DU RÉDACTEUR.)

dans la dernière leçon qu'il a faite à l'hôpital Saint-Louis, il a même cru devoir renouveler les objections que l'année dernière il avait déjà dirigées contre cette maladie constitutionnelle.

Malheureusement, il a suivi la même voie que l'année précédente, a conclu du particulier au général, de l'exception à la règle, s'est attaqué, en un mot, aux petits forts qui entourent la citadelle, au zona, à l'urticaire, au pemphigus, au lieu de diriger toutes ses batteries contre la véritable force, contre les affections chroniques, telles que l'eczéma, le lichen, le pityriasis, etc., seul terrain, seule tour inexpugnable de l'arthritis.

Du reste, notre collègue, après avoir énuméré tous ses arguments, a ajouté qu'il en ferait bon marché, si la thérapeutique que nous conseillons contre les affections dites arthritiques avait une efficacité réelle. Eh bien ! nous sommes convaincu que l'on peut placer la question sur le terrain de la thérapeutique, et nous osons affirmer pour la centième fois que les alcalins ont une action irréfutable dans le traitement des affections cutanées de nature arthritique. D'ailleurs, le débat ne peut manquer d'avoir un arrêt, puisqu'il possède dans les médecins des eaux minérales alcalines des juges compétents ; or, vous pouvez être convaincus qu'il ne me sera pas défavorable.

Dans l'histoire de l'eczéma comme dans celle des autres affections cutanées, M. Gintrac a séparé complétement la forme aiguë de la forme chronique, et a considéré cette dernière seule comme une affection constitutionnelle. Nous vous avons déjà fait remarquer que la forme inflammatoire ou non inflammatoire d'une affection n'en modifiait pas la nature.

La forme chronique de l'eczéma peut être, selon M. Gintrac, la manifestation cutanée de quatre maladies constitutionnelles : de la dartre, de l'arthritis, de la scrofule et de la syphilis. Aussi cet auteur décrit-il un eczéma herpétique, un eczéma arthritique, etc. Malheureusement il ne connaissait pas les caractères objectifs différentiels de ces espèces d'eczéma, et a confondu souvent toutes ces espèces entre elles.

M. Gintrac admet, en effet, comme variétés de l'eczéma herpétique, l'eczéma chronique de la face et du cuir chevelu des jeunes enfants, qu'il désigne encore du nom de croûtes de lait. Or, cette variété est éminemment scrofuleuse, et M. Gintrac lui-même a d'ailleurs entrevu ses relations avec les autres manifestations scrofuleuses, puisqu'il écrit : « Le tempérament le plus ordinaire aux jeunes enfants est lymphatique..... La diathèse scrofuleuse peut s'allier à la diathèse herpétique pour rendre la croûte de lait plus intense et plus rebelle;.... le rachitis peut s'allier à la croûte de lait. » La deuxième variété de l'eczéma chronique herpétique est l'eczéma des adolescents. Ici encore M. Gintrac décrit sous le nom d'eczéma herpétique un eczéma scrofuleux ; il dit, en effet, qu'il peut être une suite des achores de la première enfance, qu'on le voit chez les individus dont le tempérament est lymphatique, qui ont les ganglions cervicaux engorgés, etc.

Les autres variétés sont :

L'eczéma chronique de la face chez les adultes,
— des oreilles,
— du mamelon,
— de l'aisselle,

L'eczéma de la région dorsale des mains,
— de l'intervalle des doigts,
— du nombril,
— de l'anus et des parties sexuelles,
L'eczéma chronique en général.

Un grand nombre de ces variétés doivent être considérées comme des eczéma arthritiques et non comme des eczémas herpétiques.

Cependant, seul entre tous les dermatologistes, il avait reconnu les relations de l'eczéma avec la diathèse arthritique, puisqu'il a écrit (page 63, t. 1, chap. *Arthritis*).

« L'eczéma a présenté également dans quelques cas un cachet particulier qui l'a fait attribuer à une origine analogue (à l'arthritis), » et il cite l'observation d'une dame de cinquante-deux ans qui avait été atteinte de douleurs et de gonflement aux articulations, de nodosités...., et qui fut atteinte d'un eczéma de la vulve et des parties adjacentes, eczéma qui disparut dès que se montra une fluxion arthritique.

Mais à ces seules lignes se bornèrent les observations de M. Gintrac; il n'assigna aucun caractère distinctif à l'eczéma arthritique et le confondit souvent avec l'eczéma herpétique.

M. Gintrac n'a pour ainsi dire accordé qu'une mention à l'eczéma scrofuleux, le chapitre qu'il lui a consacré comprend, en effet, ces seules lignes : « L'eczéma scrofuleux que M. Bazin appelle inflammation exsudative superficielle produit effectivement un suintement abondant d'un fluide sanieux, roussâtre. Elle est fréquente au cuir chevelu, où se perpétue une sorte de croûte de lait ; derrière les oreilles, dans les conduits auditifs, où elle entretient une otorrhée opiniâtre ; à la face, sur les joues, le nez, les lèvres. Les surfaces malades, où ne se fait sentir que très peu de prurit, sont pâles, humides et habituellement recouvertes de croûtes minces formées de pus et de lamelles épidermiques. On a constaté l'engorgement des ganglions lymphatiques. »

Quant à l'eczéma syphilitique, nous ne l'admettons pas.

Enfin, M. Gintrac passe sous silence l'eczéma artificiel.

Il est évident, d'après cet énoncé des opinions de M. Gintrac, que ce dermatalogiste a entrevu la vérité, mais à travers un voile qu'en vain il a essayé d'écarter. Du moins, doit-on le féliciter d'avoir fait de nobles efforts pour rattacher les affections cutanées à leur véritable cause, à des maladies constitutionnelles ; pour baser la thérapeutique sur la nature des affections.

Telles sont les espèces et variétés d'eczéma des alibertistes. Si nous voulions maintenant établir un parallèle entre les willanistes et les adeptes d'Alibert, nous devrions dire que les premiers n'ont admis que des variétés suivant le siége, la forme, la durée, etc., et n'ont reconnu aucune espèce ; tandis que parmi les alibertistes, M. Gintrac a admis quatre espèces et plusieurs variétés pour chacune d'elles; Alibert et M. Hardy une seule espèce : l'eczéma dartreux et des variétés de forme, de siége;.... que les alibertistes ont émis conséquemment des idées plus justes, sinon complétement exactes sur l'eczéma, et que leurs doctrines doivent être regardées comme supérieures à celles des willanistes, puisqu'ils ont tous considéré l'eczéma comme une manifestation d'une diathèse, ou d'une maladie constitutionnelle.

Espèces et variétés admises par M. Bazin. — Il existe pour nous deux grandes classes d'eczéma, des eczémas de cause externe et des eczémas de cause interne.

L'eczéma de cause externe est dû tantôt à l'action de substances irritantes, tantôt à celle de parasites, d'où les deux espèces suivantes : eczéma artificiel et eczéma parasitaire.

L'eczéma de cause interne peut être symptomatique de trois maladies constitutionnelles : la scrofule, la dartre et l'arthritis.

Eczémas constitutionnels. — 1° *Scrofuleux.* — L'eczéma scrofuleux, vulgairement connu sous le nom de *gourmes*, et que j'ai désigné sous celui de *scrofulide bénigne exsudative*, dans mon *Traité de la scrofule*, débute par une vésicule remplie d'un liquide séreux, qui ne tarde pas à devenir séro-purulent ; mais l'existence de cette vésicule est si éphémère, qu'on ne la constate ordinairement pas, et que le plus souvent, lorsque le malade se confie à vos soins, il présente à la surface du cuir chevelu des croûtes jaunâtres ou verdâtres, humides, molles et exhalant une odeur fade et bien souvent infecte ; ces croûtes sont çà et là le siége de fissures desquelles s'écoule un liquide séropurulent ou purulent, qui se concrète à son tour en croûtes jaunes ou verdâtres.

L'exhalation séro-purulente ne tarit pas, mais a lieu sans qu'il se produise à la surface du tégument de nouvelles poussées vésiculeuses.

Au-dessous des croûtes existe une surface rouge, granuleuse et quelquefois même fongueuse. Il n'est pas rare de voir l'inflammation se propager au tissu cellulaire sous-cutané, et des indurations profondes, de petits abcès ou des furoncles apparaître. Je ne saurais trop appeler votre attention sur cette propagation de l'inflammation au tissu cellulaire et aux ganglions lymphatiques du voisinage, car c'est là l'un des caractères principaux des inflammations scrofuleuses.

Les gourmes peuvent occuper une partie ou la totalité du cuir chevelu, envahir même les oreilles, le cou, la face et quelquefois la plus grande partie de la surface du corps. D'ailleurs la tête n'est pas le siége exclusif de l'eczéma scrofuleux, et cette affection peut occuper primitivement toute autre région du corps, du moins est-il vrai qu'elle débute dans la grande majorité des cas par la tête et la face.

L'eczéma scrofuleux n'est pas accompagné de fortes douleurs, quand il se complique de furoncles, d'abcès et de ganglites, ni de violentes démangeaisons, quand il est passé à l'état chronique. Telle n'est pas, du reste, l'opinion des dermatologistes contemporains qui ont écrit que l'enfant se livrait aux grattages avec passion ; mais je pense que pour soutenir une telle opinion, ils ont dû s'appuyer sur des faits d'eczéma compliqués de la présence des parasites du règne végétal ou animal.

Lorsque l'eczéma est passé à l'état chronique, on n'observe plus que des croûtes sèches, farineuses, écailleuses, blanchâtres ou d'un blanc jaunâtre, et formées dans la majeure partie de lamelles épidermiques. C'est cette période de l'eczéma que l'on a désignée sous le nom de *pseudo-*

teigne furfuracée. Quelquefois les cheveux sont agglutinés et forment de petits faisceaux enveloppés d'une gaîne chatoyeuse et brillante que l'on a comparée à de l'amiante.

L'eczéma scrofuleux ouvre le plus souvent la marche des accidents scrofuleux, débute dès la plus tendre enfance, disparaît vers l'âge de trois ou quatre ans pour faire place à de nouveaux accidents, tels que l'ophthalmie, etc. Toutefois, il peut se continuer comme gourme pendant la jeunesse et même l'âge adulte; il n'est même pas rare de le voir révéler primitivement l'existence de la scrofule dans la jeunesse ou l'âge adulte. Il y a plus, il peut constituer une forme fixe, primitive, de la scrofule : toute la maladie semble alors s'épuiser sur la peau.

Il est une affection que l'on confond souvent avec la gourme et dont la nature est cependant essentiellement différente : c'est le *favus*. J'ai dit, dans mon *Traité de la scrofule*, qu'il fallait tenir compte de l'ensemble des caractères et non s'attacher à un caractère unique, que la coexistence de la couleur jaune soufré, jaune blanchâtre, etc., de la sécheresse des croûtes, de leur dépression en godet ou en cupule, de la décoloration des cheveux, de leur friabilité; que la réunion de ces signes ne pouvait laisser aucun doute dans l'esprit; que si les croûtes n'existaient pas, il fallait attendre leur reproduction avant de se prononcer; que le microscope, en permettant de reconnaître l'existence de l'achorion, était enfin un moyen infaillible de lever toute hésitation.

2° *Eczéma arthritique*. — Je vous ai fait, il y a deux ans, l'histoire de l'eczéma arthritique; on peut la résumer en ces termes :

Cette affection se présente sous la forme de petites plaques nummulaires bien circonscrites, dont les bords nettement limités sont quelquefois festonnés, et qui occupent les parties découvertes du corps, c'est-à-dire le front, les lèvres et principalement la lèvre supérieure, la nuque, les tempes, le dos des pieds et des mains, les parties génitales, les mamelles, etc., quelquefois la ligne médiane, mais plus souvent un seul côté du corps; l'asymétrie constitue, en effet, un des principaux caractères des affections arthritiques. Ces plaques eczémateuses sont petites, dépassent rarement les dimensions d'une pièce de 5 francs et sont séparées les unes des autres par des intervalles de peau saine; quelquefois, cependant, plusieurs petites plaques peuvent se réunir et donner ainsi naissance à une surface eczémateuse assez considérable. Quel que soit d'ailleurs le siége qu'elles occupent, elles offrent une sécheresse remarquable, sont recouvertes de squames minces ou de croûtes jaunâtres et lamelleuses, sont le siége à leur début d'une démangeaison assez vive, qui ne tarde pas à faire place à des élancements et des picotements, offrent souvent une coloration violacée, et à leur pourtour des dilatations variqueuses des vaisseaux capillaires du derme.

Cet eczéma affecte une marche chronique, disparaît sous l'influence d'un traitement approprié pour reparaître aux mêmes endroits à des époques déterminées, ne tend pas à se généraliser et disparaît même à une certaine époque de la vie du malade, soit parce que la maladie constitutionnelle offre un temps d'arrêt, soit parce qu'il fait place à des manifestations arthritiques d'une période plus avancée.

L'eczéma arthritique offre des variétés suivant le siége, la marche et la configuration.

Les principales sont l'eczéma du front, l'eczéma orbiculaire d'Alibert, qui siége au pourtour des orifices naturels, et offre une ténacité remarquable; l'eczéma de la région ano-coccygienne, l'eczéma variqueux, qui occupe les membres des individus affectés de varices, et est le plus ordinairement arthritique; l'eczéma des parties latérales ou de la pulpe des doigts, caractérisé par l'existence de dix à vingt cercles rouges qui se recouvrent de vésicules, autour desquelles se voit, après leur rupture, un liséré épidermique blanchâtre; l'eczema manuale, dont M. Hardy a donné une bonne description. Cette variété se présente tantôt à l'état aigu, tantôt à l'état chronique. L'eczema manuale chronique est symptomatique de l'arthritis, ou dû au contact de substances âcres. Dans cette circonstance, il fait partie des éruptions artificielles; c'est lui que l'on désigne vulgairement sous le nom de *gale des épiciers*.

L'eczema manuale aigu offre des symptômes plus particuliers : sur le dos ou à la paume des mains, naissent des vésicules qui ont le volume d'un grain de millet. Si l'éruption est confluente, elle s'accompagne de rougeur et d'un gonflement notable à la paume des mains et à la plante des pieds; l'épanouissement de l'épiderme empêche les vésicules de se rompre; le liquide qu'elles renferment se résorbe, et la membrane se réapplique sur le derme. On voit alors des plaques jaunes qui se détachent en laissant à nu un épiderme de nouvelle formation, rouge ou violacé.

Enfin l'eczéma herpétiforme, la dernière variété que nous ayons à vous signaler, se présente sous la forme d'un cercle plus ou moins complet, dont les limites offrent un bourrelet rouge, couvert de petites croûtes et de squames minces et jaunâtres, se continuant insensiblement en dehors avec la peau normale et présentant en dedans des bords déchiquetés formés par l'épiderme décollé. Le centre du cercle est sain et n'offre aucune cicatrice.

Dans les régions pourvues d'un épiderme épais comme au talon, il se forme une infiltration plastique entre les lames dissociées ; en outre, la rougeur est peu visible, étant cachée par l'épiderme ; elle est remplacée par une couleur ocre, qui se rapproche de la teinte cuivrée syphilitique, d'où il résulte qu'il est facile de prendre cet eczéma arthritique pour une syphilide tuberculeuse ou pustulo-crustacée.

Eczéma herpétique. — Nous avons admis trois sections différentes d'herpétides : 1° des herpétides pseudo-exanthématiques ; 2° des herpétides sèches ; 3° des herpétides humides. — L'eczéma occupe à la fois la section des herpétides pseudo-exanthématiques et celle des herpétides humides.

Nous avons écrit, en effet, dans notre *Traité des affections arthritiques et herpétiques* : « Willan et ses élèves reconnaissent à l'eczéma aigu trois variétés : l'eczema simplex, l'eczema rubrum, l'eczema impetiginodes. Mais l'eczema simplex est un hydroa de cause externe ou de nature arthritique ; l'eczema impetiginodes n'est qu'une complication de l'eczéma aigu ; il est souvent dû à l'action de causes irritantes. Il ne reste donc plus que l'eczema rubrum ; seulement il est important d'établir dans cette affection une distinction qui n'a pas été faite par les auteurs. Il existe deux espèces d'eczema rubrum : l'un présente l'aspect symptomatique des pseudo-exanthèmes ; l'autre est le premier degré de l'eczéma chronique de nature herpétique, qui commence presque toujours par l'état aigu. Nous conservons la dénomination d'*eczema rubrum* à l'eczéma pseudo-exanthématique, et nous désignons la seconde variété sous le nom de *forme inflammatoire de l'eczéma chronique herpétique;* mais l'eczéma chronique herpétique n'offre pas toujours à son début une forme inflammatoire, et quelquefois présente d'emblée une forme sécrétante; il est donc utile d'admettre deux formes d'eczéma chronique, une forme inflammatoire et une forme sécrétante. Nous avons dès lors à décrire l'eczema rubrum, la forme inflammatoire et la forme sécrétante de l'eczéma chronique.

1° *Eczema rubrum généralisé.* — Cette variété est mal décrite par les auteurs qui la confondent avec l'eczéma ordinaire dont elle ne différerait que par une plus grande intensité de la coloration. Pour nous, c'est une espèce distincte qui offre une marche et une évolution particulières.

Comme tous les exanthèmes, l'eczema rubrum est précédé de phénomènes prodromiques consistant en un malaise général, de l'anorexie, un mouvement fébrile plus ou moins intense, des démangeaisons sur les surfaces qui doivent être le siége de l'éruption, et même dans certains cas de l'agitation et du délire.

Bientôt apparaissent des plaques arrondies offrant une coloration d'un rouge vif, formant une saillie assez considérable au-dessus des parties environnantes et dont les dimensions ne dépassent pas 2 à 4 centimètres, mais qui peuvent néanmoins occuper toute une région en se réunissant les unes aux autres. Sur ces surfaces ne tardent pas à naître des vésicules ordinairement isolées et distinctes, mais quelquefois cependant agglomérées, vésicules plus volumineuses que celles de l'eczéma chronique et visibles pour la plupart. Les unes s'affaissent après la résorption du liquide qu'elles contiennent et sont remplacées par une desquamation furfuracée; d'autres se rompent et donnent naissance à des croûtes jaunâtres qui recouvrent des surfaces enflammées et légèrement ulcérées. Ces croûtes se détachent bientôt et l'on voit à leur place des squames qui durent quelque temps. Rarement cette éruption est limitée, parfois même elle envahit toute la surface du corps.

Cette affection offre une marche essentiellement aiguë et se termine dans l'espace de deux à trois septénaires. Pendant la durée de l'éruption on observe une ou deux poussées vésiculeuses.

L'eczema rubrum récidive avec une grande facilité, mais à une certaine époque une nouvelle éruption survient qui présente une durée plus longue et finit par se fixer d'une manière définitive dans quelques régions.

Le pronostic de l'eczema rubrum n'est pas sérieux, cependant M. Hardy rapporte un cas de mort survenu à la suite de phénomènes graves produits du côté du cerveau et de la poitrine. D'ailleurs, le malade est exposé à des récidives ou à l'apparition d'herpétides chroniques et sous ce point de vue le pronostic ne laisse pas que d'être fâcheux.

2° *Eczéma herpétique chronique.* — Il présente, avons-nous dit, deux formes : la forme inflammatoire et la forme sécrétante :

1° *Forme inflammatoire.* — Dans cette forme, il existe

quelquefois, mais non constamment, des phénomènes prodromiques, le plus souvent même les premiers symptômes consistent en des démangeaisons et un sentiment de chaleur sur les parties qui doivent être le siége de l'éruption. Bientôt apparaît une rougeur diffuse et plus ou moins étendue sur laquelle on ne tarde pas à observer un grand nombre de vésicules si petites, qu'elles passent le plus ordinairement inaperçues. Ces vésicules durent vingt-quatre à quarante-huit heures, s'affaissent lorsque le liquide qu'elles contiennent est résorbé, ou se rompent et laissent à leur place de petites ulcérations qui fournissent un liquide abondant, clair et visqueux. Ce liquide tache le linge en gris, l'empèse et renferme une grande quantité de lymphe plastique, des globules pyoïdes et souvent des globules de pus. Cette sécrétion se perpétue pendant un temps variable de quelques jours à trois ou quatre semaines. Lorsque cette sécrétion vient à diminuer, le liquide se dessèche et se transforme en squames minces humides et jaunâtres qui se détachent et sont remplacées par une tache rouge des téguments qui persiste pendant un temps plus ou moins long. Les démangeaisons et le prurit diminuent quand la sécrétion apparaît, et cessent quand commence la période squameuse. Aussi doit-on considérer comme d'excellents signes la diminution et la disparition de la chaleur cutanée et des démangeaisons.

Quelquefois l'inflammation du derme offre un degré d'acuité plus intense ; alors le liquide contenu dans les vésicules devient purulent et l'on a sous les yeux l'eczéma impétiginode des auteurs.

Cette forme inflammatoire se termine par résolution au

bout de trois ou quatre semaines ou passe à l'état chronique ; mais lorsque l'eczéma inflammatoire a disparu, le malade n'est pas à l'abri des récidives, et le plus souvent cette affection reparaît à des intervalles plus ou moins éloignés jusqu'à ce que la forme chronique s'établisse définitivement.

2° *Forme sécrétante.* — Cette forme est tantôt consécutive à la forme inflammatoire, tantôt primitive ; dans ce dernier cas, les phénomènes que l'on observe sont identiques avec ceux de l'eczéma aigu, mais offrent une intensité moindre et présentent une marche moins rapide. La rougeur est en effet moins vive, les vésicules plus discrètes que dans l'eczéma aigu et les périodes d'exhalation et de desquamation épidermiques se prolongent pendant un temps très long.

Nous ne saurions trop appeler votre attention sur l'abondance de la sécrétion dans l'eczéma herpétique, sur les caractères du liquide exhalé qui est clair et visqueux, sur l'intensité du prurit, qui est, en général, plus prononcé quand la sécrétion devient moins intense et pendant la nuit que pendant le jour, sur l'étendue des surfaces malades, sur la tendance que possède cette affection à envahir la plus grande partie de la membrane tégumentaire, et enfin sur la disposition symétrique des plaques eczémateuses. Ces phénomènes constituent en effet les signes distinctifs de l'eczéma herpétique. C'est principalement aussi dans cette espèce que l'on observe les métastases dont je vous ai parlé en faisant l'histoire générale de l'eczéma. L'affection cutanée disparaît souvent, vous ai-je dit, et un catarrhe bronchique ou intestinal apparaît, un asthme ou une hydropisie se déclare. Pendant longtemps existe une sorte de balancement entre l'affection cutanée et les affections viscérales, mais par les progrès de la maladie constitutionnelle, les affections des muqueuses prennent droit de domicile dans l'économie, coexistent avec l'eczéma. Cette affection finit d'ailleurs par déterminer une cachexie très prononcée et caractérisée par de la diarrhée, de l'amaigrissement et la fièvre hectique.

L'eczéma sécrétant occupe préférablement les membres, les parties du corps où la peau présente une finesse remarquable, mais siége souvent aussi sur les régions qui offrent un développement considérable des follicules sudoripares, le scrotum, l'anus, les oreilles, les aisselles, etc. Cet eczéma ne reste pas d'ailleurs longtemps limité aux mêmes surfaces et se développe rapidement sur des parties voisines ou éloignées.

Nous n'attachons pas une grande importance aux variétés établies d'après le siége ou l'aspect ; cependant, comme il en est quelques-unes qui offrent des caractères spéciaux, nous allons les indiquer.

Les variétés d'après le siége sont :

L'eczema capitis,
— des oreilles,
— des seins,
— de l'ombilic,
— des parties génitales,
— des mains et des pieds.

Ces diverses régions peuvent être non-seulement le siége d'un eczéma dartreux, mais encore d'un eczéma scrofuleux ou d'un eczéma arthritique, l'eczema capitis, par exemple, est symptomatique de la scrofule, de la dartre et de l'arthritis ; l'eczéma des parties génitales constitue une manifestation de ces deux dernières maladies. Mais l'eczéma arthritique présente une physionomie spéciale et est caractérisé par des plaques nummulaires bien circonscrites, sèches et squameuses ; et les eczémas dartreux et scrofuleux qui présentent entre eux des analogies évidentes peuvent cependant être assez facilement différenciés ; tandis, en effet, que l'eczéma scrofuleux donne naissance à une sécrétion abondante et séro-purulente, s'accompagne d'engorgements ganglionnaires, d'ophthalmies, d'un prurit léger, etc., l'eczéma herpétique est caractérisé par une sécrétion considérable de sérosité limpide, par des démangeaisons intenses, la rougeur des surfaces affectées et l'extension de l'affection à la plus grande partie de la surface du corps, etc.

De toutes les variétés, d'après l'aspect, admises par les auteurs : eczema simplex, eczema impetiginodes, eczema rubrum, eczéma nummulaire, eczéma fendillé, l'eczéma nummulaire est la seule que nous ayons conservée : cette affection est tantôt arthritique, tantôt parasitaire ; mais tellement différente dans les deux cas, qu'il est impossible de les confondre.

Ajoutons, enfin, que la cause provocatrice elle-même peut nous éclairer sur la nature de l'eczéma. C'est ainsi que l'eczéma constitutionnel, provoqué par la psore, est presque constamment de nature herpétique.

SIXIÈME LEÇON.

DU SYCOSIS.

Quel que soit le jour sous lequel vous envisagiez le sycosis, que vous considériez l'étiologie, le traitement ou la nature de cette affection, vous découvrirez toujours des horizons nouveaux, des vues inconnues de nos prédécesseurs. Aussi l'histoire de cette affection est-elle l'une des plus attrayantes et des plus instructives, et mérite-t-elle justement les développements que nous allons lui consacrer.

Si l'on ne prenait en considération que le court espace de temps qui s'est écoulé depuis le moment où l'histoire du sycosis n'a laissé, pour ainsi dire, aucun progrès à réaliser, on serait tenté de croire que la connaissance de cette affection ne remonte pas à une époque éloignée de la nôtre, et cependant l'expression grecque συχωσις se retrouve dans les écrits des médecins de l'antiquité. Celse, le contemporain de Virgile, d'Horace et d'Ovide, a donné de cette affection une description assez bonne, et a admis deux variétés de sycosis : le sycosis pustuleux et le sycosis tuberculeux. Il est vrai que cet auteur définissait le sycosis un ulcère des téguments; mais l'étonnement, que l'on éprouve en lisant une telle définition, cesse quand on sait que les médecins de l'antiquité et du moyen âge avaient l'habitude de considérer toutes les affections dartreuses comme des ulcères de la peau, et que ce n'est qu'à dater de Willan et Bateman que les affections cutanées furent définies avec précision.

Les anciens connaissaient donc le sycosis et en ont donné une assez bonne description; mais ils en ignoraient les causes, la nature, le traitement rationnel, et il faut arriver à l'année 1852 pour voir combler les lacunes qu'ils avaient laissées dans l'histoire de cette affection. C'est à cette époque, en effet, que parut notre mémoire sur la nature parasitaire du sycosis, sur ses relations évidentes avec l'herpès circiné et le pityriasis alba, et enfin sur le traitement de cette affection.

Sous le règne de Claude, régna épidémiquement dans toute l'Europe, et principalement à Rome, une maladie inconnue jusque-là et qui laissa dans l'esprit des contemporains une impression d'autant plus profonde qu'elle produisait de hideuses difformités au visage.

Quelques dermatologistes contemporains ont refusé d'admettre que l'affection, dont Pline nous a transmis la description, fût un sycosis. Je ne saurais partager leur opinion, et je pense qu'il est possible de reconnaître, dans la relation du célèbre naturaliste, tous les caractères de notre sycosis.

« Cette affection, dit Pline, n'était pas dangereuse et n'entraînait aucun péril pour la vie; elle incommodait seulement par la mauvaise odeur et la difformité qu'elle produisait. »

Or, le sycosis ne cause jamais la mort, mais constitue seulement une affection repoussante, et par les saillies bourgeonnantes auxquelles elle donne naissance, et par le liquide sanieux, âcre et fétide qui s'écoule de la surface malade.

« La mort était mille fois préférable. »

Mais ce n'est là qu'une réflexion de l'écrivain qui, envisageant le siége de l'affection, la difformité qu'elle produit, les souffrances que l'on devait endurer pour obtenir sa guérison, puisqu'il fallait, pour arriver à ce résultat, que les surfaces malades fussent cautérisées jusqu'aux os, trouvait la mort mille fois préférable.

« Elle était contagieuse. »

Or notre sycosis est contagieux, et soit dans notre service, soit à notre consultation, vous pourrez recueillir de nombreuses observations prouvant jusqu'à l'évidence cette contagion; seulement ce n'est pas le sycosis qui est contagieux, mais l'herpès circiné ou le pityriasis alba qui le précède.

« Elle était contagieuse et se transmettait par les baisers dont les chevaliers et les nobles avaient l'habitude de se saluer. »

Ce mode de salutation n'est plus en usage parmi nous; aussi la transmission par les baisers n'est-elle pas habituelle et n'a-t-elle lieu de cette manière que du mari à son épouse ou à ses enfants; mais la boutique du barbier a remplacé la salutation romaine; c'est là que des serviettes ou des rasoirs il est transmis sur la face du malade, où il trouve toutes les conditions nécessaires à son développement.

« Le peuple et la classe moyenne en furent exempts. »

Cette particularité est facile à comprendre quand on sait

que les chevaliers romains ne saluaient pas les plébéiens.

« La maladie gagnait la poitrine, et de hideuses écailles apparaissaient sur les mains. »

Mais n'avons-nous pas démontré que le trichophyton pouvait occuper toute la surface du corps, et que le malade, en se grattant la joue avec le revers de la main droite, transportait le parasite sur le dos de la main et déterminait ainsi l'apparition, sur ce point, d'un cercle d'herpès circiné?

« C'est un chevalier romain, Perusinus, qui l'importa d'Asie en Europe. »

Nous avons eu l'occasion d'observer un fait à peu près semblable il y a quelques années : un habitant de Fontenay-aux-Roses étant venu se faire raser à Paris emporta le trichophyton dans son pays, et bientôt tous les habitants du village furent couverts de cercles d'herpès circiné.

Ainsi, les principaux traits de l'épidémie romaine sont conformes, identiques même avec les phénomènes que l'on observe dans le sycosis, et l'on ne saurait émettre sans erreur une opinion contraire à celle que nous venons de défendre, prétendre que l'affection épidémique dont Pline nous a transmis la description est une autre affection que notre sycosis.

Description du genre. — *Définition.* — Le sycosis est une affection des follicules pileux caractérisée par l'existence de pustules siégeant à la base des poils, précédées ou suivies d'une induration qui ne dépasse pas ordinairement les téguments, mais peut cependant occuper le tissu cellulaire sous-cutané.

Nous partagerons la description du sycosis en trois

parties correspondant aux trois périodes de cette affection.

Première période. — Le sycosis peut apparaître sans être précédé d'aucun phénomène morbide, ou, au contraire, offrir des symptômes précurseurs dont la connaissance est d'une importance capitale. Dans ce derniers cas, on observe tantôt l'apparition de petites pustules discrètes, isolées et se perpétuant pendant un temps variable, des mois, des années même, tantôt un cercle d'herpès ou d'érythème parasitaire et le pityriasis alba parasitaire (première et deuxième périodes de la teigne tonsurante).

Que le sycosis ait été précédé ou non de ces phénomènes, il débute par des pustules disséminées çà et là dans la barbe, ou groupées à la partie médiane de la lèvre supérieure, papuleuses à la base et purulentes au sommet, acuminées, traversées par un poil et persistant pendant un certain temps, à l'inverse des pustules de l'impétigo, dont la durée est éphémère, et qui se crèvent après quelques heures d'existence.

Ce n'est, en effet, que vers le quatrième, cinquième ou sixième jour, qui a suivi leur apparition, que les pustules se rompent et que le liquide qu'elles contiennent se concrète en une croûte brunâtre, mince, affaissée sur ses bords, peu adhérente et individuelle pour chaque pustule. Jamais, d'ailleurs, on ne constate un suintement séro-purulent, comme dans l'impétigo. Ces pustules peuvent être isolées et séparées les unes des autres par des intervalles de peau saine, ou, au contraire, tassées les unes à côté des autres, de manière à constituer des groupes pustuleux ; c'est dans ce dernier cas que l'on n'observe à la période de dessiccation qu'une seule croûte noirâtre et traversée par les poils. D'ailleurs on trouve souvent réunis sur le même malade les divers aspects de l'éruption : sur un point de la lèvre supérieure existe une agglomération de petits boutons rouges et acuminés, plus loin un groupe de pustules, et sur un autre point, enfin, une croûte adhérente.

Si les pustules sont nombreuses, l'inflammation gagne les téguments voisins et le tissu cellulaire sous-cutané, et l'on ne tarde pas à observer des indurations s'enfonçant plus ou moins profondément dans le tissu cellulaire souscutané, et revêtant l'apparence de masses tuberculeuses plus ou moins considérables. C'est même parce que la plupart des malades ne viennent réclamer vos soins qu'au moment où les tubercules sycosiques existent, que Willan et Bateman, trompés par une observation incomplète et superficielle, rangèrent le sycosis dans l'ordre des tubercules entre l'acné et le lupus.

Quoi qu'il en soit, ces indurations offrent un volume qui tantôt ne dépasse pas celui d'un petit pois, tantôt acquiert celui d'une cerise, d'une noix même ; leur surface présente une coloration d'un rouge plus ou moins foncé, est lisse dans quelques cas, mais plus souvent encore mamelonnée. En pressant les indurations entre les deux doigts d'une main, on constate facilement qu'elles s'enfoncent dans le tissu cellulaire. Si alors le malade se confie aux soins éclairés d'un médecin et si un traitement rationnel est mis en usage, les tubercules ne tardent pas à s'affaisser et à disparaître ; mais si le malade continue à rester dans l'inaction, ou met en usage des remèdes intempestifs, on voit naître de la surface malade des végétations plus ou moins volumineuses et apparaître des ulcérations desquelles s'écoule un liquide sanieux et fétide ; alors aussi les poils tombent spontanément ou à la suite de la moindre traction et des phlegmasies circonscrites se développent autour des tubercules sycosiques, etc.

L'apparition de ces phénomènes est d'ailleurs facile à comprendre : l'inflammation du follicule pileux qui constitue le sycosis se propage aux parties environnantes après un laps de temps plus ou moins long, et détermine l'apparition d'indurations tuberculeuses, de phlegmons du tissu cellulaire, de furoncles, etc., mais par suite de l'inflammation même du follicule pileux, toute connexion entre le poil et le follicule qui le contient ne tarde pas à être détruite, et le poil tombe spontanément dans les cataplasmes ou est arraché à l'aide de la plus légère traction. Cette chute des poils est d'ailleurs temporaire, à moins que l'affection ne persiste pendant un temps assez long, et que l'inflammation adhésive ne détermine l'oblitération du follicule. Dans ce cas, le poil ne peut être sécrété de nouveau, et si la guérison a lieu, du moins n'est-elle obtenue qu'au prix d'un calvitie irrémédiable. Mais si cette oblitération du follicule n'a pas lieu, et c'est là le phénomène le plus fréquemment observé, la papille pileuse peut encore sécréter, malgré une altération profonde dans sa structure, les éléments constituants du poil, mais des éléments altérés comme le bulbe pileux, d'où ils tirent leur origine, et qui ne constituent plus qu'un poil grêle, blanc et lanugineux ou rougeâtre, privé de capsule et dont les éléments sont totalement confondus. Néanmoins, le poil est encore doué de vitalité, et, par sa présence, constitue une épine qui contribue puissamment à entretenir l'inflammation suppurative dans le follicule d'où il émane ; mais si notre méthode thérapeutique est mise en usage, le poil ne tarde pas à reprendre ses caractères normaux, sa force et sa couleur habituelle.

Biett et M. Rayer ont commis une erreur en avançant que le sycosis ne laissait à sa suite aucune cicatrice. Sans doute si sa durée n'est pas longue, si un traitement approprié est mis en usage, les téguments recouvreront leurs caractères normaux ; mais si l'affection se prolonge, si des ulcérations se produisent à la surface des tubercules, etc., des cicatrices plus ou moins profondes et assez semblables à celles de l'acné, témoigneront, par leur présence, de l'existence antécédente du sycosis.

Marche, durée et terminaison du sycosis. — La marche du sycosis est irrégulière, mais successive ; aussi est-il possible de constater chez un même malade les divers âges de cette affection, d'observer à côté de pustules dont le sommet est recouvert d'une croûte, des pustules à la période de purulence, des pustules naissantes et même de simples rougeurs ; c'est surtout lorsque tous ces degrés sont réunis les uns à côté des autres, lorsqu'en même temps le tissu cellulaire s'est enflammé et que des tubercules existent, c'est surtout à ce moment que l'aspect du malade est vraiment hideux et repoussant.

La durée du sycosis est indéterminée, et si quelquefois il suffit de quelques semaines ou de plusieurs mois pour obtenir la guérison, dans d'autres circonstances l'affection persiste pendant plusieurs années. C'est alors que notre traitement offre une véritable efficacité, que l'on peut affirmer qu'une seule épilation sera suffisante. Alors, en effet, il n'existe plus de parasites, et les poils constituent autant de séquestres, autant de corps étrangers dont l'expulsion favorise singulièrement la guérison ; mais il n'en est pas de même au début du sycosis ; à cette période de l'affection, il est nécessaire d'épiler plusieurs fois les surfaces malades si l'on veut obtenir la guérison.

On a assez souvent l'occasion de voir récidiver le sycosis, et je ne parle pas de la réapparition d'une affection incomplétement guérie, mais du retour d'un sycosis dont on a constaté la parfaite guérison. A quelle cause faut-il attribuer cette récidive ? Si le sycosis subit l'influence des variations de température, apparaît au commencement de l'hiver et disparaît au printemps, il doit être considéré comme une affection arthritique ; si, au contraire, ces circonstances ne se présentent pas, et si la récidive a cependant lieu, on doit l'attribuer à une nouvelle contagion, à une nouvelle transmission sur la face du trichophyton.

Le sycosis, abandonné à lui-même, peut guérir spontanément, et c'est alors la nature qui fait tous les frais de cette guérison, dont on peut expliquer le mécanisme de la manière suivante : l'inflammation du follicule pileux, qui constitue la lésion anatomique du sycosis, donne naissance à une sécrétion purulente qui joue à l'égard du trichophyton le rôle d'un agent parasiticide, le détruit si bien qu'on n'en trouve plus aucune trace en examinant au microscope les poils qui traversent les tubercules sycosiques, et ainsi se trouve enlevée la cause première de l'affection lorsque le sycosis est parasitaire ; d'autre part, le pus détruit les connexions qui existent entre le follicule pileux et le poil ; celui-ci ne tarde pas à tomber et cesse de constituer un séquestre, un corps étranger qui entretient l'inflammation du follicule. Ainsi disparaît la cause qui perpétuait l'affection après la destruction du parasite.

C'est en s'appuyant sur ces faits que M. Devergie a rejeté l'épilation, a avancé que la nature s'en chargeait, que les poils tombaient spontanément dans les cataplasmes.

Sans doute, la nature épile, mais il faut un temps très long pour que l'épilation soit complète, tandis que si l'on épile soi-même, une ou deux séances suffisent pour obtenir ce résultat et pour que le malade soit pour ainsi dire guéri. D'ailleurs le médecin n'est-il pas le ministre de la nature, ne doit-il pas l'aider dans les actes qu'elle accomplit pour amener la guérison, et n'imitons-nous pas le procédé qu'elle emploie lorsque nous épilons avec une pince ? Ne l'aidons-nous pas dans ses efforts pour éliminer la cause qui entretient l'affection, en arrachant un poil à la chute duquel elle travaille pendant des mois ?

Enfin le sycosis, abandonné à lui-même, ne guérit pas toujours et subit quelquefois même des transformations fâcheuses. Il n'est pas très rare, en effet, d'observer la conversion du sycosis en affections graves et sérieuses, en syphilides et en scrofulides, si on le laisse persister pendant plusieurs années, et si le malade se trouve soumis à l'influence de la syphilis ou de la scrofule pendant l'existence de cette affection.

Le sycosis est-il, au contraire, traité d'après notre méthode thérapeutique, la guérison ne se fait pas attendre, mais exige un temps variable suivant la période de l'affection à laquelle on commence le traitement. Si le sycosis n'est accompagné ni d'herpès circiné ni de pityriasis alba, un mois, six semaines ou deux mois au plus suffiront pour obtenir une guérison solide; si, au contraire, les symptômes de la première et de la deuxième période de la teigne tonsurante existent encore, un laps de temps plus considérable sera nécessaire.

Siége du sycosis. — Bateman, envisageant le sycosis au point de vue du siége topographique, a admis deux variétés de sycosis, le *sycosis menti* et le *sycosis capillitii*. Cette division a été adoptée par M. Devergie; toutefois cet auteur a cru devoir substituer à l'expression *capillitii* celle de *pilaris*, afin, dit-il, de généraliser le sycosis capillitii que Bateman a décrit avec beaucoup de raison, mais qu'il n'a pu reconnaître qu'à la tête, tandis qu'il peut occuper toutes les régions velues du corps.

Pour nous, le mot *pilaris* est plus vicieux que celui qu'il remplace. Par ces mots sycosis pilaris, on indique, en effet, le siége anatomique de l'affection, et non le siége topographique; on spécifie que cette variété de sycosis occupe le follicule pileux; mais tout sycosis, par cela même qu'il est sycosis, consiste dans l'inflammation du follicule pileux. Le sycosis menti est également un sycosis pilaris, une inflammation des follicules pileux. Ainsi, non-seulement en ajoutant l'épithète pilaris au mot sycosis, on n'indique pas le siége topographique de cette affection, mais encore on emploie une épithète inutile, puisque l'expression sycosis entraîne à sa suite l'idée d'inflammation d'un follicule pileux.

Nous rejetons donc les divisions de Bateman et de M. Devergie, et nous nous contentons de signaler la possibilité de l'existence du sycosis sur toutes les régions velues : la face, le pubis, les aisselles, la nuque, le dos de la main, etc. En général, si l'on n'arrête pas cette affection dans sa marche, elle envahit une partie assez considérable de la figure; quelquefois cependant, elle reste limitée à une surface peu étendue, n'occupe que la partie de la lèvre supérieure correspondant à la sous-cloison du nez et aux narines, et offre alors la forme d'un prisme triangulaire dont le sommet remonterait vers les ouvertures nasales. Ces deux variétés diffèrent essentiellement dans leur nature : la première est une affection parasitaire, la seconde une affection arthritique.

Siége anatomique. — Le sycosis, envisagé au point de vue de son siége anatomique, doit être considéré comme une affection inflammatoire du follicule pileux.

M. Cazenave, qui s'est principalement occupé de la question du siége anatomique du sycosis, et a publié en 1841 un mémoire sur ce sujet, place cette affection dans le follicule pileux.

Lorsqu'il n'existe qu'une pustule, c'est-à-dire lorsque le sycosis n'a pas dépassé la première période, M. Cazenave assigne, avec raison, pour siége à l'affection le conduit du follicule pileux; mais lorsque l'on constate la présence d'indurations qui font corps avec la peau et offrent une base plus ou moins large, il faut admettre, avec le même auteur, que l'inflammation s'est propagée au cul-de-sac glandulaire, et même au tissu cellulaire et aux aréoles sous-dermiques.

On a cherché s'il n'existait pas des signes différentiels entre le phlegmon du follicule pileux et le phlegmon du tissu cellulaire compliquant le sycosis, et on a cru en trouver; mais s'il existe réellement des caractères distinctifs, il faut avouer qu'au lit du malade, il est difficile de constater aucune différence entre ces deux affections.

Dans le sycosis cependant, les poils sont altérés dans leur couleur et dans leur structure. Ils sont, en effet, jaunâtres et si on les examine au microscope à cette période, on n'y constate plus, il est vrai, l'existence de spores ou de sporules, mais on voit que les fibres sont écartées par des intervalles remplis de pus.

Sémiotique. — 1° *Diagnostic.* — Un assez grand nombre d'affections peuvent être confondues avec le sycosis; ce sont : l'impétigo, l'ecthyma, le lichen, l'acné, le furoncle, le lupus, les abcès symptomatiques des caries dentaires, les syphilides circonscrites.

1° *Impétigo.* — Il est assez rare que le sycosis soit confondu avec un impétigo par un observateur attentif.

Dans l'impétigo, l'affection siége en dehors des poils, ou s'il existe des pustules traversées à leur centre par un poil, on en observe d'autres sur les parties voisines qui n'offrent pas ce caractère.

Dans l'impétigo, les pustules sont groupées, tandis qu'elles sont discrètes dans le sycosis.

La pustule impétigineuse est purulente dans sa totalité, c'est-à-dire depuis la base jusqu'au sommet, tandis que la pustule de la mentagre est papuleuse à la base et seulement purulente au sommet; enfin elle est acuminée, caractère que l'on n'observe pas dans la pustule impétigineuse.

D'ailleurs la durée des deux pustules est différente. La

pustule de l'impétigo se rompt après un laps de temps très court et qui ne dépasse pas, en général, vingt-quatre à quarante-huit heures, tandis que la pustule sycosique persiste cinq, six, sept jours même, sans s'ouvrir.

Enfin, on observe dans l'impétigo un suintement séro-purulent qui fait complétement défaut dans le sycosis.

2° *Ecthyma*. — Cette affection est rare à la face, siége de prédilection du sycosis, mais on peut la rencontrer sur la main, où existe quelquefois aussi le sycosis, et alors il est utile de pouvoir différencier ces deux affections l'une de l'autre.

L'ecthyma est caractérisé par des pustules isolées, aplaties, larges, entourées d'un cercle érythémateux et présentant un point noir à leur centre; les croûtes qui résultent de la dessiccation du liquide que contiennent les pustules ecthymatiques sont plus épaisses que celles du sycosis; jamais enfin on ne constate la présence de ces indurations dont nous vous avons signalé l'existence autour des pustules sycosiques.

3° *Lichen*. — Le lichen de la face seul pourrait être confondu avec la mentagre, mais il est accompagné d'un prurit vif et persistant; bien que disposées par groupes, les papules de lichen n'ont pas exclusivement leur siége à la base des poils : on en trouve sur le front et sur d'autres régions où ne s'observe pas l'éruption mentagreuse; le lichen, enfin, n'est pas associé à une éruption pustulo-furonculaire, comme l'est le plus souvent la mentagre.

4° *Acné*. — Dans cette affection, les pustules ont leur siége sur les régions pourvues de glandes sébacées, le nez, le front et les joues, tandis que le sycosis a pour siége les parties du corps où existent les follicules pileux, et principalement le menton et les lèvres.

L'éruption acnéique n'a pas lieu par groupes successifs comme celle de la mentagre.

Enfin, quand l'acné occupe les glandes pileuses, elle pourrait être confondue avec la mentagre ; mais dans cette dernière affection, la pustule est acuminée et non déprimée au centre et ombiliquée comme la pustule de l'acne pilaris.

5° *Furoncle*. — Il est en général unique, a pour siége les aréoles du derme, donne naissance à un bourbillon et est le plus souvent disséminé sur diverses régions du corps, et principalement sur les fesses, les cuisses, le dos. Le furoncle complique d'ailleurs quelquefois le sycosis.

6° Le *lupus* n'est pas difficile à différencier du sycosis. Au début du lupus, en effet, existent des tubercules rénitents, demi-transparents, offrant une coloration d'un jaune d'ocre ou celle du sucre d'orge, indolents ou à peine sensible à la pression, offrant une marche très lente et persistant pendant des années.

7° Les abcès symptomatiques des caries dentaires et les abcès dermiques peuvent à la rigueur être confondus avec le sycosis ; les abcès sous-cutanés symptomatiques d'une carie dentaire sont circonscrits, attaquent les follicules des poils qui s'atrophient, se flétrissent et tombent comme dans la mentagre ; mais un examen attentif fera toujours distinguer ces petites tumeurs circonscrites, arrondies, fluctuantes dans toute leur étendue, des indurations furonculaires de la mentagre. Les abcès dermiques offrent une coloration violacée, sont fluctuants dans toute leur étendue, et ne tardent pas à s'ouvrir spontanément et à donner issue à un pus séreux caractéristique.

8° Les syphilides pustuleuse et tuberculeuse pourraient être confondues, l'une avec le sycosis pustuleux, et l'autre avec le sycosis tuberculeux.

Néanmoins dans la syphilide pustuleuse, les éléments ne sont pas limités à la face, mais disséminés à la surface du corps et disposés en cercles, en ellipses ou offrant une forme irrégulière. Les pustules sont recouvertes de croûtes verdâtres ou brunâtres, et entourées d'une auréole cuivrée.

Au contraire, les pustules sycosiques sont limitées à la face, aux lèvres, au menton, entourées d'une auréole rouge franchement inflammatoire, et la croûte qui les revêt, quand elles se sont rompues, est jaunâtre et non brunâtre ou noirâtre. D'ailleurs, avec la syphilide pustuleuse existent souvent d'autres accidents de même nature.

Les tubercules sycosiques peuvent être confondus avec la syphilide tuberculeuse; cependant il existe des caractères distinctifs nombreux.

La syphilide tuberculeuse occupe plusieurs parties du corps, le front, les ailes du nez et les lèvres, la face; la région deltoïdienne et la face externe de l'avant-bras aux membres supérieurs, la face interne de la jambe aux membres inférieurs; tandis que le siége de prédilection, et pour ainsi dire exclusif du sycosis, est la face.

La syphilide est caractérisée par l'existence de tubercules groupés comme les pustules de la syphilide pustuleuse et disposés en cercle, en ellipse, etc., offrant la coloration du cuivre jaune rouge, semblant simplement appliqués sur le derme, et n'étant pas sensibles à la pression ; au contraire, les tubercules sycosiques n'occupent que la face et principalement le menton, sont irrégulièrement disposés, offrent une couleur inflammatoire, s'enfoncent dans le tissu cellulaire sous-cutané, et sont douloureux lorsqu'on les touche ; jamais, enfin, il n'existe concomitamment d'ulcères syphilitiques.

Pronostic. — Le sycosis ne constitue pas une affection grave : jamais, en effet, il n'occasionne la mort et si le malade est soumis au traitement rationnel que nous avons institué, l'affection disparaît en peu de temps, sans laisser aucune trace de son existence. Toutefois, par son siège à la face, par la difformité qu'il produit, il constitue une affection désagréable. D'ailleurs, il est sujet à récidiver, et s'il reparaît après une guérison complète, le retour de l'affection peut être attribué, soit à une nouvelle contagion, soit à l'existence d'une maladie constitutionnelle dont il est la manifestation cutanée.

Ajoutons enfin que le sycosis tuberculeux est moins grave que le sycosis pustuleux : l'un, en effet, est symptomatique de l'existence de parasites, l'autre d'une maladie constitutionnelle.

Thérapeutique. — Toute bonne thérapeutique repose nécessairement sur un diagnostic complet, c'est-à-dire sur la double connaissance de l'élément primitif et de la nature de l'affection. Si l'on n'envisage que la modalité pathologique, l'élément inflammatoire, la pustule, le tubercule, on n'aura qu'une seule thérapeutique, on sera conduit à ne conseiller qu'un seul ordre de moyens, qu'un traitement local antiphlogistique, c'est-à-dire des cataplasmes, des lotions émollientes, des bains, etc. Telle est la thérapeutique de M. Cazenave.

Si, au contraire, on subordonne l'élément local, l'élément inflammatoire à l'élément nature et si l'on n'admet pas que le sycosis puisse reconnaître d'autre cause que l'action du trichophyton, on sera non moins exclusif dans sa thérapeutique, et l'on se bornera à l'emploi des agents parasiticides. Telle est la ligne de conduite que suivent MM. Hardy et Gintrac.

Notre manière de voir est toute différente de celles que nous venons de vous exposer. Nous pensons qu'il ne faut négliger aucun des deux éléments, nature et modalité pathogénique, aux dépens l'un de l'autre, mais leur accorder, dans la thérapeutique, la part légitime qui leur revient: nous croyons surtout qu'il ne faut pas, comme MM. Gintrac et Hardy, exclure toute autre nature que la nature parasitaire de cette affection, et que l'on doit admettre un sycosis de cause externe et un sycosis de cause interne.

Le sycosis de cause externe reconnaît deux origines essentiellement différentes : tantôt, en effet, il est dû à l'action de substances irritantes, telles que le tabac, le liquide sécrété par la pituitaire affectée de catarrhe nasal, l'huile de cade, etc.; tantôt, au contraire, il reconnaît pour origine la présence du trichophyton à la surface de la peau; en un mot, le sycosis de cause externe est artificiel ou parasitaire.

Dans le premier cas, il faut avant tout enlever la cause, soustraire le malade à l'action des substances irritantes qui ont déterminé le sycosis, et ensuite conseiller un traitement approprié à l'état local. Dans le second, il faut surtout s'attacher à détruire le parasite; or, vous savez que le seul moyen de mettre tous les points du follicule pileux en contact avec la solution parasiticide est d'arracher tous les poils avec la pince, d'épiler en un mot. Sans doute, à une certaine période du sycosis, le trichophyton n'existe plus, a été détruit complétement par l'action du pus sécrété par le follicule pileux enflammé; mais alors même, l'épilation est encore nécessaire, parce que le poil constitue, ainsi que je vous l'ai dit, une épine qu'il faut enlever à tout prix, si l'on veut obtenir une prompte et radicale guérison. D'ailleurs on observe souvent, simultanément avec les tubercules sycosiques, le sycosis pustuleux ou le pityriasis alba, et, dans ce cas, l'épilation est indispensable.

Je ne vous rappellerai pas le manuel opératoire de l'épilation, vous en trouverez la description dans mon *Traité des affections parasitaires.*

Mais si le sycosis est la manifestation cutanée d'une maladie constitutionnelle, quelle conduite devrez-vous tenir? C'est alors qu'il faut ordonner un traitement général en rapport avec la nature de l'affection. Mais des trois espèces de sycosis que nous admettons, le sycosis scrofuleux et le sycosis syphilitique sont des affections composées. Le premier est ordinairement compliqué d'acné et d'impétigo, le deuxième d'ulcérations siégeant en dehors des follicules pileux. Il ne reste donc, comme affection simple, que le sycosis arthritique; aussi est-ce le seul dont nous nous occuperons. Il est nécessaire, lorsque le sycosis constitue une affection arthritique, de conseiller le traitement antiarthritique et l'épilation, d'avoir égard, en un mot, à l'état général et à l'état local.

L'administration des alcalins à l'intérieur et à l'extérieur remplira la première indication, et pour satisfaire à la seconde, on ordonnera des cataplasmes de fécule de pomme de terre ou de farine de lin, s'il existe de l'inflammation, et ensuite des onctions avec l'huile de cade, dont l'action est substitutive ; mais surtout on recommandera expressément l'épilation, qui n'aura pas pour but de mettre à nu tous les points du follicule pileux, et de faciliter leur contact avec la solution de sublimé, mais d'enlever une épine, cause perpétuelle d'irritation pour le follicule pileux enflammé.

Enfin nous ne saurions trop vous engager à solliciter le malade à éloigner la cause du mal ; c'est là, en effet, une indication capitale à remplir dans le traitement de la mentagre. Que la cause soit occasionnelle et efficiente ou prédisposante, ordonnez-en la soustraction. C'est faute d'agir ainsi que vous observerez un grand nombre de récidives; aussi avons-nous pu écrire, dans une brochure sur la mentagre (1855) : « Tel mentagreux est employé comme commis dans un magasin de nouveautés: après l'épilation, la lèvre va se trouver de nouveau exposée à la poussière des châles, des étoffes de soie ou de laine ; tel autre se mettra, après sa guérison, à secouer des balles de laine ; un troisième est homme de peine et balaye journellement les docks : à peine débarrassé de sa mentagre, le voilà qui reprend son travail habituel ; un quatrième se fera de nouveau raser chez le barbier de son village : tous ces mentagreux pourront être repris plusieurs fois de la même affection, puisqu'ils continuent à vivre dans les milieux où ils ont manifestement puisé les éléments de leur maladie. »

CLASSEMENT DU SYCOSIS.

École de Willan. — Bateman dit en commençant l'histoire du sycosis : « J'ai cru devoir ranger cette affection dans l'ordre des tubercules à cause de son affinité avec l'acné. »

Biett et M. Cazenave, au contraire, l'ont placé dans l'ordre des pustules : « La mentagre est essentiellement pustuleuse, dit M. Cazenave, et ce caractère est facile à observer ; il a été cependant méconnu par plusieurs pathologistes anglais, tels que Willan, Bateman, Samuel Plumbe, qui regardent les tubercules comme l'élément primitif, tandis qu'ils ne sont que consécutifs, sont loin d'exister dans tous les cas, et qu'enfin c'est constamment par les pustules que la maladie débute. »

M. Gibert décrit, sous le nom générique d'acné, et dans l'ordre des pustules, l'acné proprement dite, la mentagre et la couperose.

M. Rayer a placé cette affection dans l'ordre des inflammations pustuleuses.

Enfin, M. Devergie a admis un sycosis pustuleux et un sycosis tuberculeux. Le premier devrait être naturellement rangé dans l'ordre des pustules, et le second dans l'ordre des tubercules.

Telle est la place qu'ont assignée au sycosis, dans leurs classifications, les willanistes.

Mais quelle idée entraîne à sa suite un tel classement, si ce n'est celle d'un élément primitif pustuleux? Pouvez-vous, avec lui, concevoir que le sycosis est dans le plus grand nombre des cas une affection parasitaire, entrevoir la nature de l'affection? Et enfin, ce mode de classification n'a-t-il pas le tort de placer les unes à côté des autres des affections essentiellement différentes?

École d'Alibert. — Dans sa première édition, Alibert avait fait du sycosis une dartre qu'il avait désignée sous le nom de *dartre pustuleuse.*

Dans la seconde édition, il rangea encore le sycosis dans la classe des dermatoses dartreuses, mais le désigna sous le nom de *varus mentagra.*

Joseph Frank a décrit le sycosis sous le nom d'*herpès rongeant,* variété d'herpès qui comprend le lupus, le porrigo favosa de la face de Bateman, le sycosis menti, le lichen pilaris. Or, l'herpès de Joseph Frank, envisagé au point de vue anatomique, est une inflammation souvent pustuleuse du corps muqueux de la peau, qui se termine par desquamation ou par ulcération, et cette même affection, envisagée au point de vue de la cause, reconnaît pour origine, d'après le médecin de Vienne, l'action d'agents irritants, ou les diathèses arthritique, scorbutique, syphilitique, scrofuleuse, carcinomateuse. Nous vous avons dit que le sycosis consiste dans l'inflammation du follicule pileux, et nous vous apprendrons dans un instant que nous admettons le sycosis artificiel, dû à l'action d'agents irritants, et le sycosis arthritique, mais que nous rejetons les quatre dernières espèces, et enfin que nous reconnaissons l'existence d'un sycosis parasitaire.

M. Gintrac a accepté nos travaux sur les affections parasitaires, a rangé le sycosis dans la classe des affections dues à un champignon, et a proclamé la supériorité de notre traitement sur tous ses aînés ; mais il s'est séparé de nous lorsqu'il s'est placé sur le terrain de la nature du sycosis :

il n'a pas admis le sycosis arthritique, et a refusé de reconnaître l'identité de nature, qui, selon nous, existe entre l'herpès circiné, le pityriasis alba et le sycosis ; les raisons sur lesquelles il appuie son opposition sont les suivantes :

1° Le sycosis ne présente qu'exceptionnellement la forme circulaire qui fait le caractère essentiel de celui-là (l'herpès);

2° L'un est légèrement vésiculeux et n'offre que momentanément de petites pustules, l'autre se compose de pustules très développées ;

3° Ce dernier est en outre caractérisé par des papules, des saillies, des tubercules qui se montrent dès les premiers temps, et que l'on ne trouve à aucune période de l'herpès tonsurant, pas même après un an de progrès ;

4° L'un détermine la brisure des cheveux, l'autre la chute et non la rupture des poils ;

5° L'un a une marche continue, l'autre un accroissement par saccades ou poussées ;

6° L'un est fréquent dans l'enfance, l'autre ne s'observe que chez les adultes ;

7° L'un ne cède que fort lentement, soit aux moyens anciennement employés, soit même à l'épilation ; l'autre guérit par ce procédé avec une merveilleuse promptitude ;

8° Enfin, on ne voit pas les enfants atteints d'herpès donner à leurs parents le sycosis, ni celui-ci passer sous la forme d'herpès de la barbe du père sur le cuir chevelu des enfants à la manière des herpès tonsurant et circiné chronique.

Telles sont les raisons alléguées par M. Gintrac pour ne pas admettre une identité entre l'herpès circiné, le pityriasis alba et le sycosis. Mais il est évident que M. Gintrac a mal interprété nos paroles, mal compris notre pensée.

Nous n'avons pas voulu dire, en proclamant l'identité de ces trois degrés d'une même affection, qu'ils possédaient les mêmes caractères, mais seulement qu'ils reconnaissaient la même cause, le même principe, la même nature; que ces affections se succédaient l'une à l'autre, constituaient des phases successives, des périodes d'une même maladie. La germination du parasite, ainsi que l'a fait remarquer M. Deffis, marche de l'extérieur à l'intérieur, et, d'abord superficielle, atteint progressivement les parties profondes; c'est pour cela que nous avons successivement sous nos yeux des cercles d'herpès circiné dus à la présence du trichophyton dans l'épiderme; le pityriasis alba, dû à l'engaînement des poils, et le sycosis, qui n'apparaît que lorsque le parasite a pénétré à l'intérieur du follicule pileux.

Ces trois phases sont d'ailleurs indépendantes l'une de l'autre, et l'on voit des teignes tonsurantes à leur première période guérir rapidement, tandis que d'autres résistent à tous les traitements. D'où vient cette différence? Comment expliquer cette variation? Par la condition de terrain. Si le champignon se plaît à la superficie, il y restera pendant longtemps, ne pénétrera même jamais à l'intérieur du follicule et résistera à tous les traitements.

Les objections de M. Gintrac ne reposent donc pas sur une base solide, et il me semble que l'on ne saurait mieux assimiler cet auteur qu'au pathologiste qui avancerait que l'infiltration purulente du poumon, ou les abcès de cet organe, ne constituent pas des lésions de la pneumonie, parce que les symptômes correspondant à ces états anatomiques ne sont pas identiques avec ceux de la première période de la pneumonie. Sans doute, ils ne sont pas identiques et ils ne peuvent l'être, parce que l'infiltration purulente constitue une phase plus avancée de la maladie ; mais cela ne prouve pas que l'infiltration purulente ne soit une lésion de la pneumonie.

M. Hardy a admis une classe d'affections parasitaires dans laquelle il a placé le sycosis ; mais il n'a reconnu que le trichophyton comme cause de cette affection, et a rejeté le sycosis arthritique, le sycosis artificiel, etc.

Quant à nous, nous avons considéré le sycosis comme une affection générique, et nous avons placé le sycosis pustuleux dans l'ordre des affections pustuleuses, et le sycosis tuberculeux dans l'ordre des affections tuberculeuses. Toutefois comme cette dernière variété est constamment précédée de la première, on peut en faire abstraction et considérer le sycosis comme une affection pustuleuse. D'autre part, nous avons envisagé le sycosis comme une affection symptomatique, et nous l'avons placé parmi les affections de cause externe et parmi les affections de cause interne. Cette classification n'a-t-elle pas l'avantage d'indiquer l'élément primitif et la nature de l'affection?

ESPÈCES ET VARIÉTÉS DE SYCOSIS ADMISES PAR LES DERMATOLOGISTES.

1° *École de Willan.* — Bateman a admis deux espèces de sycosis, le sycosis menti et le sycosis capillitii.

« La deuxième variété, dit Bateman, a pour siége l'occiput, le front, les tempes. Les tubercules se réunissent entre eux, deviennent circulaires, s'élèvent en forme de pointe et présentent plus de mollesse que ceux du menton ;

ils suppurent tous dans l'espace de huit à dix jours, deviennent confluents, soulèvent la peau, donnent lieu sur la surface à un état d'ulcération qui lui fait prendre l'aspect granulé et le font ressembler à l'intérieur d'une figue. »

Cette description ne s'applique-t-elle pas plutôt à une acne pilaris qu'à un sycosis ?

Seul, entre tous les dermatologistes, M. Devergie a admis ces deux variétés de l'auteur anglais, et, à ce sujet, il fait les réflexions suivantes : « Bateman est le seul auteur qui ait donné une description exacte de cette affection ; tous ceux qui l'ont suivi ne nous ont tracé qu'une description incomplète ou confuse de cette maladie ; tous l'ont rapprochée ou confondue avec l'acné, dont elle diffère ; aucun d'eux n'a parlé du sycosis capillitii, dont Bateman avait cependant retracé les caractères avec assez de soin pour faire voir qu'il s'agissait d'une forme morbide à part. Essayons de suppléer à ces lacunes. »

Et après avoir fait la description du sycosis menti, qui ne présente aucune particularité digne d'être mentionnée, il trace les principaux traits du sycosis pilaris, variété qui correspond, vous le savez, au sycosis capillitii de Bateman. Nous avons déjà frappé de notre blâme l'expression sycosis pilaris ; il est donc inutile de revenir sur ce sujet et de nous y appesantir. Mais, au moins, la variété que notre collègue désigne sous ce nom est-elle un sycosis ? Peut-on reconnaître, dans la description qu'il en donne, les caractères d'un sycosis ?

M. Devergie a assigné à cette variété les signes suivants : elle apparaît, selon lui, à l'âge critique, vers quarante-cinq ou cinquante ans, occupe le sommet de la tête, le front au niveau de la racine des cheveux, les tempes, l'occiput, quelquefois le pubis, le sternum chez les personnes velues, etc.

Elle apparaît insidieusement et se présente sous la forme d'un ou de deux boutons qui amènent une sensation de chaleur, donnent naissance à des élancements et à des picotements, acquièrent le volume d'une très petite lentille, sont durs, peu inflammatoires, semblent s'entr'ouvrir à leur sommet, bien qu'ils aient une forme plate ; et présentent bientôt à leur centre une petite sécrétion jaune grisâtre formant une croûte de niveau d'ailleurs avec le reste de l'engorgement.

Ces boutons offrent une coloration d'un jaune rougeâtre ou cuivrée qui tend à les rapprocher du *corona veneris*. D'ailleurs, les papules et les pustules ne sont pas traversées par un poil, etc.

Plus loin, il ajoute : « Il n'existe, comme on le voit, aucune analogie entre le sycosis pilaris et l'acné. »

M. Devergie a, selon nous, commis plusieurs erreurs en écrivant ces lignes : des erreurs de genre et des erreurs d'observation.

L'affection dont je viens de vous faire la description ne saurait porter le nom de *sycosis capillitii*, ainsi que le veut M. Devergie, mais bien celui d'*acne pilaris*. Il vous suffira, en effet, de comparer cette description à celle que nous donnerons de l'acne pilaris, dans la prochaine leçon, pour vous convaincre de l'identité du sycosis pilaris de M. Devergie avec l'acne pilaris : siége, marche, forme, tout leur est commun.

En outre, M. Devergie prouve qu'il a observé d'une manière superficielle, en avançant que l'on ne constate jamais l'existence de poils au centre de la tumeur. Sans doute, si l'on examine la pustule d'acné à une période avancée de son évolution, à une époque où l'inflammation suppurative a détruit les connexions du poil avec le follicule pileux et en a déterminé la chute, sans doute on arrivera à la conclusion de M. Devergie; mais si l'on ne néglige pas d'examiner la pustule à son début et à sa période d'état, on s'assurera qu'à cette époque elle est réellement traversée à son centre par un poil.

Je dois ajouter d'ailleurs, afin de ne pas éveiller la vive susceptibilité de mon collègue, que je ne lui reproche pas d'avoir reproduit, sous le pseudonyme de sycosis pilaris, la description que j'ai donnée de l'acne pilaris. Comment le pourrais-je, puisque la publication du traité de M. Devergie est antérieure à celle de mes leçons sur les arthritides et les herpétides? J'ai eu seulement pour intention de démontrer que M. Devergie s'était trompé sur le genre, avait décrit sous le nom de sycosis une affection qui doit être décorée de celui d'*acné*. Il a du reste commis une autre erreur en prétendant que le sycosis pilaris constitue une affection idiopathique; il forme toujours une manifestation arthritique.

En outre des variétés de siége, M. Devergie a encore admis des variétés de forme et des variétés composées.

Les variétés de forme sont le sycosis pustuleux et le sycosis tuberculeux; nous vous avons déjà fait remarquer que le sycosis tuberculeux était toujours consécutif au sycosis pustuleux, et que l'on pouvait donc n'admettre qu'une seule variété, le *sycosis pustuleux*.

Les forme composées sont aussi au nombre de deux : l'*impétigo sycosiforme* et l'*herpès sycosiforme.*

« L'impétigo sycosiforme, dit M. Devergie, siége ordinairement au milieu de la lèvre supérieure, immédiatement au-dessous de la cloison du nez, et il y apparaît en une ou plusieurs pustules dont la sécrétion se transforme bientôt en une croûte d'un gris jaune sale, plus ou moins ramassée, saillante, qui tombe au bout de quelques jours pour faire place à une croûte nouvelle se reproduisant tous les quinze jours ou toutes les trois semaines, et ainsi de suite pendant des mois et des années. Chose remarquable, l'affection ne fait que des progrès extrêmement lents en surface, mais persiste avec une grande ténacité, etc. Cette affection diffère de l'impétigo, dont l'élément primitif, la pustule, est superficiel, tandis qu'elle est caractérisée par une pustule plus profonde et entourée d'un engorgement inflammatoire qui constitue la moitié ou les trois quarts de la pustule, engorgement moins considérable d'ailleurs que celui de la pustule du sycosis menti.

» Il existe deux variétés de cette forme morbide par rapport au point de départ de l'affection, et dont le praticien doit bien tenir compte : l'une est essentiellement scrofuleuse, survient dans la jeunesse, est précédé d'un écoulement nasal, etc., l'autre est accidentelle et attribuée presque toujours par le malade à l'emploi du rasoir.

» M. Bazin considère l'impétigo sycosiforme comme une mentagre dans laquelle existerait également le trichophyton. Aussi conseille-t-il l'usage de l'épilation. Nous avons voulu observer la valeur de l'épilation et nous avons reconnu que les malades que l'on s'abstenait d'épiler guérissaient quelquefois plus vite que les autres ; cependant je dois ajouter que l'épilation m'a paru favoriser en général la guérison. J'ajouterai enfin que dans un certain nombre de cas je n'ai pas obtenu cette guérison. »

Telle est la description que donne M. Devergie de l'impétigo sycosiforme; telles sont les réflexions dont il l'accompagne.

Il est évident que l'impétigo sycosiforme de M. Devergie correspond à notre sycosis arthritique et à notre sycosis scrofuleux. Du reste, nous devons savoir gré à notre collègue d'avoir reconnu la nature scrofuleuse de cette affection; mais nous ne saurions accepter les opinions qu'il nous prête. Nous n'avons jamais professé que l'impétigo sycosiforme était une mentagre due également au trichophyton, mais nous avons écrit que « la présence de parasites cutanés pouvait quelquefois déterminer des éruptions constitutionnelles secondaires et d'une guérison plus ou moins difficile, parmi lesquelles l'impétigo sycosiforme et l'impétigo acnéiforme. Pour moi, ai-je dit, ces deux affections sont placées sous l'influence des diathèses arthritique et scrofuleuse; elles se montrent, soit spontanément, soit consécutivement. Qu'une personne scrofuleuse ou arthritique soit atteinte d'un sycosis parasitaire, en vain vous la traiterez pendant longtemps par les parasiticides; vous n'obtiendrez pas la guérision, parce que la présence du trichophyton aura éveillé les diathèses arthritique et scrofuleuse, et vous ne pourrez obtenir d'heureux résultats dans ce cas, qu'en mettant en usage les médications antiarthritique et antiscrofuleuse. »

Enfin, si M. Devergie n'a pas obtenu des succès constants

à l'aide de l'épilation, c'est que cette petite opération ne suffit pas, et qu'il faut en général lui associer un traitetement antiarthritique ou antiscrofuleux.

L'herpès sycosiforme est la seconde forme composée du sycosis : M. Devergie n'a observé qu'une seule fois cette affection : la surface malade, dit-il, large d'une pièce d'un franc, était circonscrite par un bourrelet épaissi, pustuleux, induré, qui s'étendait lentement par sa circonférence, laissant tout un centre dépourvu de poils au milieu d'une barbe épaisse et noire. Qu'est-ce que cette affection ?

M. Rayer n'a admis qu'une seule variété de sycosis; cependant il mentionne le *sycosis capillitii* de Bateman. Il est intéressant de lire dans le chapitre que M. Rayer a consacré au sycosis les lignes suivantes : « Je ne crois pas que le sycosis soit contagieux; cependant M. Foville a vu plusieurs aliénés à Rouen qui ont été atteints de sycosis pour avoir fait usage du même rasoir; il se pourrait donc que le sycosis fût contagieux. » Ainsi, déjà à cette époque, on avait observé des faits évidents de contagion, et cependant il faut arriver jusqu'à l'année 1854 pour que, grâce à nos travaux, elle soit démontrée d'une manière irréfutable.

M. Cazenave n'a décrit qu'une seule variété de sycosis : le *sycosis menti* ; n'a admis aucune des origines que nous avons attribuées à cette affection, c'est-à-dire le parasitisme, l'arthritisme, la scrofule, etc., et s'est contenté de lui assigner des causes banales, telles que la jeunesse, l'adolescence, les tempéraments sanguin et bilieux, l'automne, l'exposition au feu, les excès de boissons, l'action irritante du rasoir, etc.

Comme MM. Rayer et Cazenave, M. Gibert n'a décrit

qu'un seul sycosis; mais il s'est séparé de ces dermatologistes en reconnaissant sa nature parasitaire, en admettant la relation de cette affection avec l'herpès circiné et le pityriasis alba. Toutefois il ajoute qu'il ne peut s'empêcher de croire à l'existence d'une variété de sycosis non parasitaire, mais il ne va pas au delà de ce doute. Nous avons résolu cette question en admettant un sycosis artificiel, un sycosis arthritique, un sycosis scrofuleux et un sycosis syphilitique.

Telles sont les espèces et les variétés de sycosis admises par les willanistes : vous voyez que tous les dermatologistes de l'école anglaise, dont les travaux parurent avant la publication de nos recherches sur les affections parasitaires, méconnurent la véritable nature de cette affection, et n'admirent que des variétés de siége (*sycosis menti et capillitii*), ou même ne décrivirent qu'un seul sycosis; que, parmi les auteurs qui, depuis 1854, ont fait paraître de nouvelles éditions ou ont publié de nouveaux traités, les uns ont persisté dans la voie qu'ils avaient précédemment suivie, ont nié l'importance du parasitisme, avancé que la découverte du trichophyton intéressait tout au plus l'histoire naturelle, contesté l'existence constante du parasite (Cazenave, Devergie); que les autres, au contraire, ont accepté franchement les résultats de nos travaux, admis l'étiologie parasitaire du sycosis, mais ont méconnu les relations de cette affection avec l'arthritis, la scrofule, etc., prouvant ainsi qu'ils n'entrevoyaient qu'une partie de la vérité.

École d'Alibert. — Alibert n'a admis qu'une seule variété de sycosis, qu'il a désignée du nom de *varus mentagra*, et qu'il a rattachée à la dartre. Nous vous avons dit, en effet, que le varus mentagra constituait la sixième variété du genre varus de la classe des dermatoses dartreuses. Malheureusement la dartre ne donne jamais naissance au sycosis, et cette affection est seulement la manifestation cutanée de trois maladies : la scrofule, l'arthritis et la syphilis.

En 1842, un médecin hongrois, M. Gruby, adressa à l'Académie des sciences de Paris un mémoire sur un *champignon* qu'il disait avoir observé dans une forme spéciale de la mentagre, et qu'il désignait sous le nom de *Microsporon mentagrophytes*. — Deux ans plus tard, le docteur Gruby annonçait l'existence d'un autre champignon dans l'herpès tonsurant, et le Suédois Malmsten, après avoir reconnu la véracité de l'assertion du médecin hongrois, décorait ce parasite du nom de trichophyton tonsurant.

En 1843, l'attention était donc attirée sur l'étiologie parasitaire du sycosis, et cependant les travaux du médecin hongrois n'eurent aucune influence sur la thérapeutique. C'est ainsi que dans son *Traité des affections cutanées*, édité en 1850, M. Cazenave rejette les théories végétales du médecin allemand, et les considère comme des hypothèses, des découvertes capables, tout au plus, d'intéresser l'histoire naturelle.

Quant à nous, messieurs, nous nous gardâmes bien de tenir le même langage, de suivre la même voie que notre collègue. Armé du microscope, nous cherchâmes avec ardeur à vérifier les assertions du docteur Gruby. Nous eûmes beaucoup de peine à démêler la vérité parce que le médecin allemand nous avait induit en erreur, en nous faisant croire qu'il existait deux champignons dans la teigne tonsurante, le microsporon mentagrophytes et le trichophyton.

Néanmoins, après des recherches patientes et multipliées, nous parvînmes à nous convaincre qu'il n'existait qu'un seul champignon : le trichophyton, que ce champignon se trouvait sur les cercles herpétiques, autour des poils et à leur intérieur dans l'affection désignée par quelques dermatologistes sous le nom de *pityriasis alba*, que souvent, mais non toujours, on en constatait la présence dans les poils qui traversent à leur centre les tubercules sycosiques, et que l'on devait attribuer à l'action destructive du pus, l'absence assez fréquente du champignon dans les poils du sycosis (*Considérations sur la mentagre et les teignes de la face*, 1854).

Depuis cette époque, toutes les observations que nous avons faites sont venues confirmer nos assertions, affermir nos convictions; enfin, M. Deffis inocula le trichophyton en 1856, et donna ainsi la démonstration pratique de l'étiologie parasitaire de la teigne tonsurante.

C'est donc à nous que revient justement l'honneur d'avoir définitivement fixé la nature de la teigne tonsurante, d'avoir établi les relations qui existent entre l'herpès circiné, le pityriasis alba et le sycosis; d'avoir fondé sur des données scientifiques, un traitement rationnel et certain dans ses résultats.

Du moins, n'admettons-nous pas que le sycosis est une affection exclusivement parasitaire, mais lui reconnaissons-nous, au contraire, une origine multiple.

M. Hardy a admis complétement nos opinions sur la nature parasitaire du sycosis et sur ses relations avec l'herpès circiné et le pityriasis alba; « A M. Bazin, a-t-il écrit, appartient l'honneur d'avoir démontré l'identité du sycosis avec les autres espèces d'herpès; nous avons soumis cette opinion à un contrôle sévère, et après avoir renouvelé les expériences microscopiques, rencontré des hommes atteints de sycosis qui nous présentaient leurs femmes et leurs enfants avec de l'herpès circiné, nous avons dû admettre que l'herpès circiné et le sycosis étaient une seule et même maladie, produite par la présence d'un seul et même champignon, le trichophyton. » En outre, notre collègue, depuis la publication de nos travaux, n'a pas cessé de travailler à la propagation et à la défense de nos idées, et s'est ainsi créé un titre à la reconnaissance générale.

Mais, M. Hardy s'est séparé de nous, en ne reconnaissant qu'une seule espèce de sycosis : le sycosis parasitaire, et en rejetant le sycosis arthritique, le sycosis de cause externe, le sycosis scrofuleux, etc.

M. Gintrac ne décrit, comme M. Hardy, qu'une seule espèce de sycosis : le sycosis parasitaire, mais nie les relations de cette affection avec l'herpès circiné et le pityriasis alba; nous avons déjà réfuté les objections du médecin de Bordeaux et démontré que le sycosis constitue réellement une phase de la teigne tonsurante plus avancée que le pityriasis alba et l'herpès circiné ; il est donc inutile de revenir sur ce sujet; ajoutons seulement que M. Gintrac accepte notre traitement, et professe que l'épilation donne les résultats les plus décisifs. Je ne m'explique pas, dit-il, si c'est en enlevant les spores logées dans les conduits pilifères, ou en enlevant le poil devenu corps étranger dans un follicule enflammé que l'épilation réussit, je constate seulement qu'elle guérit très rapidement le sycosis, et si l'idée de l'épilation n'est pas nouvelle, du moins, est-ce à M. Bazin que revient l'honneur d'avoir fait entrer cette méthode dans le domaine de la science et dans la pratique de l'art. »

Ainsi Alibert, MM. Hardy et Gintrac n'ont reconnu qu'une seule espèce de sycosis ; Alibert un sycosis dartreux, MM. Hardy et Gintrac, un sycosis parasitaire. Ainsi le premier de ces médecins a commis une grave erreur, les deux autres ont entrevu seulement une partie de la vérité. Le sycosis n'est jamais, en effet, une affection dartreuse, et s'il constitue souvent une affection de cause externe, il est souvent aussi la manifestation cutanée d'une maladie constitutionnelle. Enfin, le sycosis de cause externe n'est pas exclusivement parasitaire, mais encore artificiel.

Après vous avoir démontré que les willanistes et les alibertistes ont tous marché dans la voie de l'erreur en traçant l'histoire du sycosis, je dois vous énumérer les espèces et les variétés que nous admettons.

Il existe, selon nous, deux grandes classes de sycosis : le sycosis de cause externe et le sycosis de cause interne.

Le sycosis de cause externe est dû, tantôt à l'action de certaines substances, à la surface du corps, c'est le sycosis artificiel, tantôt à la présence de parasites, c'est le sycosis parasitaire.

Le sycosis de cause interne peut être la manifestation cutanée de trois maladies constitutionnelles : l'arthritis, la scrofule et la syphilis.

Le sycosis artificiel reconnaît pour causes l'action de substances irritantes, telles que l'huile de cade, etc. Qui de vous, s'il a suivi pendant quelque temps notre service, n'a eu l'occasion d'observer sur les membres des malades atteints de psoriasis et auxquels nous avions ordonné des frictions avec l'huile de cade, des saillies tuberculeuses à la base, purulentes au sommet et traversées à leur centre par un poil, preuve évidente de leur siége dans un follicule pileux. Eh bien! cette éruption constitue un sycosis de cause externe déterminé par l'action irritante de l'huile de cade sur les follicules pileux.

Trop souvent nous voyons des malades déterminer l'apparition d'un sycosis en se frictionnant avec des substances irritantes, afin d'obtenir leur entrée à l'hôpital ou d'y prolonger leur séjour.

J'admets aussi que cette affection peut être produite par l'action d'un rasoir ébréché ; mais alors c'est une affection peu importante qui n'est jamais accompagnée d'indurations, s'enfonçant dans le tissu cellulaire sous-cutané, et qui guérit spontanément. Si des indurations olivaires, profondes, surviennent chez une personne qui s'est fait raser, soyez convaincus que l'affection est due au transport d'un parasite sur les téguments de la face, et non à l'irritation produite par le rasoir.

Le trichophyton est en effet la cause la plus fréquente du sycosis de cause externe.

Le sycosis de cause interne peut être symptomatique de la scrofule, de la syphilis ou de l'arthritis, mais les sycosis scrofuleux et syphilitique sont des affections complexes qui n'existent jamais seules, et sont accompagnées : le sycosis scrofuleux d'impétigo, le sycosis syphilitique, d'ulcération de même nature. Le sycosis arthritique est donc la seule variété qui se présente dans un état de simplicité parfaite ;

aussi pourrez-vous, lorsque vous aurez établi le diagnostic du genre sycosis, faire abstraction des sycosis scrofuleux et syphilitique, dont la nature est suffisamment indiquée par les affections concomitantes, et rechercher simplement si le malade est affecté d'un sycosis arthritique ou d'un sycosis parasitaire.

Quelles sont donc les différences qui existent entre ces deux espèces de sycosis?

Le sycosis parasitaire est précédé d'herpès circiné et de pityriasis alba, affections qui constituent les deux premières périodes de la teigne tonsurante, précèdent en conséquence le sycosis, et dont il est encore possible de constater les vestiges lorsque l'affection est arrivée à sa troisième période, c'est-à-dire lorsque le sycosis existe. D'ailleurs, si les cercles d'herpès circiné avaient disparu, on pourrait en reconnaître l'existence en interrogeant le malade sur le début de l'affection. Il vous apprendrait certainement, en effet, que l'éruption a débuté par des cercles rouges auxquels a succédé un duvet blanc et farineux.

Quelquefois, cependant, le sycosis parasitaire apparaît d'emblée, n'est précédé d'aucun phénomène précurseur, et alors les commémoratifs font défaut; mais dans ces cas même, il existe des signes qui vous permettront de reconnaître la nature de l'affection. C'est au menton, siége de prédilection du sycosis parasitaire, qu'on observe cette affection. Elle est caractérisée par l'existence de tubercules disséminés çà et là et s'enfonçant dans le tissu cellulaire sous-cutané, par des indurations phlegmoneuses, des furoncles, des adénites, etc., les poils s'arrachent avec une grande facilité, et c'est après s'être fait raser que le malade a vu apparaître les boutons dont il est affecté. L'ensemble de ces signes ne peut laisser aucun doute dans l'esprit.

La rasure est l'origine à laquelle le malade rapportera le plus souvent son éruption ; mais gardez-vous de croire, avec M. Chausit, qu'elle ne constitue qu'une cause mécanique, qu'elle n'agit que par son contact irritant; considérez-la au contraire comme un moyen de transport du végétal d'un individu sur un autre, comme un moyen de contagion. Il n'est pas difficile, du reste, d'expliquer pourquoi, dans certains cas, le sycosis débute d'emblée, tandis que le plus souvent il est précédé de cercles herpétiques, de pityriasis alba. Si le trichophyton est seulement déposé à la surface du derme, entre la couche molle et la lame cornée de l'épiderme, il germera dans ces points, et déterminera l'apparition des cercles d'herpès circiné, de ces flocons et de ces lamelles qui tranchent par leur couleur nacrée au milieu des débris épidermiques; si au contraire le végétal est déposé dans le follicule pileux, il en déterminera immédiatement l'inflammation, et le sycosis sera la première manifestation de l'existence du trichophyton.

D'ailleurs, ne faut-il pas une singulière crédulité pour admettre que l'irritation produite par le rasoir (et seulement par celui du barbier, car les personnes qui se rasent elles-mêmes ne sont jamais atteintes de teigne tonsurante), pour admettre que cette irritation soit capable de déterminer des cercles d'herpès circiné, du pityriasis alba, et que ces affections, nées de l'irritation, soient transmissibles par le contact !!!

Je n'ai pas crainte d'en appeler à votre observation; car pour moi, l'étiologie parasitaire du sycosis est irréfutable !

Au contraire, si le sycosis est un symptôme de l'arthritis, il sera précédé d'une éruption pustuleuse, discrète à son début et limitée à une partie peu étendue de la face, à la lèvre supérieure en général, offrira une intermittence remarquable, c'est-à-dire disparaîtra pendant l'été pour ne plus revenir qu'au commencement de l'hiver suivant, ou même à l'apparition du printemps; n'offrira jamais ces indurations profondes dont on constate l'existence dans le sycosis parasitaire; donnera, si on le presse entre les deux doigts de la main, la sensation d'un tubercule superficiellement placé, sera le siége de picotements et d'élancements, et malgré sa longue durée, n'aura aucune tendance à s'étendre et à se propager aux parties voisines.

Enfin, le traitement est essentiellement différent dans les deux cas : nous vous avons dit que, si le sycosis était arthritique, il fallait combiner l'épilation et les alcalins, tandis que si cette affection était parasitaire, c'était aux parasiticides et à l'épilation qu'il fallait recourir.

Nous attendons souvent, d'ailleurs, l'apparition du sycosis chez les malades affectés de teigne tonsurante, avant de conseiller l'épilation. Un malade se présente-t-il à nous atteint d'herpès circiné ou de pityriasis alba, nous ordonnons seulement l'usage de pommades et de lotions mercurielles, afin de détruire, à l'aide de ce traitement, toutes les spores qui existent à la superficie, de circonscrire ainsi le champ de l'affection, et de permettre au sycosis de se développer. De cette façon, nous n'employons l'épilation qu'à une période où elle produit des résultats merveilleux, où deux ou trois séances suffisent pour que l'on obtienne la guérison.

Si même il existe simultanément avec le sycosis des vestiges de la première et de la deuxième période, nous attendons encore que toute l'affection soit transformée en sycosis pour épiler.

Je ne veux pas terminer cette leçon sans ajouter que des objections ont été dirigées contre notre méthode de traitement; que M. Chausit, dans une brochure qui mérite, à juste titre, le nom de *pamphlet*, a prétendu qu'il avait examiné, à l'aide du microscope, les poils de trente ou quarante malades affectés cependant de teigne tonsurante, et n'avait jamais observé de spores; que, par conséquent, le traitement basé sur cette étiologie parasitaire était irrationnel !

Quelle réponse voulez-vous que nous fassions à une telle objection? Si M. Chausit n'a pas constaté l'existence de spores, que certainement le premier d'entre vous découvrirait s'il se donnait la peine d'observer au microscope un poil engaîné par la substance champignonneuse, n'est-il pas vrai que sans doute il est mal doué de la nature et que ses sens le servent mal !! Les aveugles ne voient pas la lumière du soleil, bien qu'elle éclaire tous les hommes !

Plus loin M. Chausit ajoute : « L'épilation est complétement inutile, puisque nous avons observé des malades qui, après avoir été épilés plusieurs fois, rentraient à l'hôpital avec un sycosis aussi intense qu'avant l'épilation. » Mais il est des malades qui ne possèdent rien moins que le désir de se guérir et qui, à tout prix, veulent garder une affection qui leur ouvre facilement les portes de l'hôpital ; aussi sortent-ils de nos salles à moitié guéris pour rentrer quelques jours plus tard à l'hôpital ; font-ils usage, au besoin, de pommades irritantes, pour rappeler leur affection. Qu'ils rentrent alors dans un des services voisins, et nos collègues, inhabiles à différencier le sycosis parasitaire du sycosis non parasitaire, considéreront l'affection produite par les substances irritantes comme une récidive de l'affection parasitaire.

SEPTIÈME LEÇON.

DE L'ACNÉ.

Que devons-nous entendre par le mot *acné* ? Telle est la première question que nous avons à résoudre et dont la solution a une importance capitale, puisque les dermatologistes ne sont d'accord ni sur l'étymologie, ni sur la définition de l'acné.

Il n'est en effet rien de si variable que l'étymologie assignée au mot acné : tandis qu'Aetius d'Amide le fait dériver du mot grec ακμη, — et si cette étymologie était réelle, il faudrait dire *acmé* et non *acné*, — d'autres auteurs prétendent qu'il a pour origine l'expression grecque αχνη qui signifie paille, force, vigueur, et qu'il a été créé pour indiquer que c'est chez les jeunes gens et à cet âge de la vie où dominent la force et la vigueur qu'on l'observe en général ; enfin notre collègue M. Hardy le fait venir des deux mots grecs α privatif et κνεω je démange et professe qu'il signifie simplement éruption sans démangeaisons.

D'autre part, vous constaterez l'existence de divergences non moins grandes entre les auteurs, si vous recherchez quelles sont les définitions de l'acné qu'ils ont successivement données : Aetius d'Amide, tous les médecins qui lui succédèrent dans l'antiquité et le moyen âge, Sauvages même, confondirent l'acné avec l'impétigo et décrivirent simultanément ces deux affections sous le nom de psydracia.

Les premiers entre tous les dermatologistes, Willan et Bateman donnèrent à l'expression acné une signification rigoureuse et la définirent d'une façon plus précise : « L'acné, ont-ils écrit, est caractérisée par la présence de tubercules séparés les uns des autres, durs, enflammés, qui subsistent quelquefois longtemps et qui suppurent quelquefois aussi très lentement et en partie. »

Biett a distrait l'acné de l'ordre des tubercules, et l'a rangée dans celui des pustules, s'appuyant pour combattre l'opinion de Willan et de Bateman sur l'absence d'induration à la base des pustules dans certaines variétés d'acné, et l'existence constante du pus depuis la base des saillies acnéiques jusqu'à leur sommet lorsqu'on les envisage à leur période d'état.

M. Cazenave a adopté l'opinion de son maître et a rangé l'acné dans l'ordre des pustules, mais en outre il lui a assigné pour siége anatomique les glandes sébacées.

M. Gibert a considéré également l'acné comme une affection pustuleuse, mais a décrit, sous cette dénomination, non-seulement l'acné proprement dite, mais encore la couperose et la mentagre, affections essentiellement différentes dans leur nature et aussi dans leur élément primitif.

Ainsi avait d'ailleurs agi Alibert, dont le genre *varus* comprend l'acné proprement dite (varus miliaire et varus disséminé), la couperose (*varus gutta rosea*) et la mentagre (*varus mentagra*). La seule différence qui existe entre ces deux dermatologistes, c'est qu'Alibert considérait le genre varus comme une manifestation dartreuse et que M. Gibert n'a pas accepté cette origine, a regardé la mentagre comme une affection parasitaire, l'acné et la couperose comme des affections locales (1)?

M. Rayer a cru devoir donner au mot acné une signification moins étendue que celle que lui avaient assignée les pathologistes anglais Biett et M. Cazenave ; il a uniquement compris sous cette dénomination la dartre pustuleuse disséminée d'Alibert et a rejeté dans un autre chapitre les affections non pustuleuses que ses devanciers avaient décorées du nom d'acné. Les acne punctata et guttata se trouvent, en effet, placées dans la classe des vices de sécrétion, et si la couperose est décrite, comme l'acné, parmi les inflammations pustuleuses, du moins occupe-t-elle un chapitre spécial. Ce dermatologiste s'est fondé, pour établir cette séparation, sur l'habitude que l'on a, en France, de dénommer sous le nom de couperose une inflammation pustuleuse des follicules de la peau de la face, inflammation rebelle et appartenant à l'âge adulte, tandis que l'acné qui, il est vrai, dit-il, se présente sous la même forme, et affecte les mêmes éléments, est une affection de l'adolescence moins grave et exclusivement bornée au tronc.

En 1850, parut mon mémoire sur l'acné varioliforme, mémoire dans lequel je critique les opinions de Willan, Bateman, Biett, MM. Cazenave et Rayer, dans lequel je dis :

« La plupart des auteurs définissent l'acné : une éruption pustuleuse... Cette définition est mauvaise ; elle exclut

---

(1) C'est aux médecins latins qu'Alibert a emprunté l'expression *varus* qui correspond à l'ἀκνή des Grecs. Quelques dermatologistes l'ont fait dériver du mot *varius*, varié, bigarré, et ont prétendu que les auteurs voulaient ainsi exprimer l'aspect nuancé du visage des personnes qui en étaient atteintes.

au moins deux des variétés admises par eux, l'acne punctata et l'acne sebacea ; il n'y a pas de pustules dans ces deux variétés.

» On a parfaitement senti qu'il était impossible de séparer les formes punctata et sebacea de la forme pustuleuse pour en constituer des espèces à part. Elles ont la même origine, un siége identique, se manifestent dans les mêmes conditions, sont modifiées par les mêmes agents thérapeutiques, coexistent souvent même avec l'acné pustuleuse ; en faire séparément l'histoire, c'eût été s'écarter de la nature et s'exposer à un reproche de logique ; on ne l'a pas tenté. Mais comme il fallait soumettre l'acné à la classification étroite de Willan, classification bonne au point de vue de la sémiotique, mauvaise au point de vue de la pathologie, on a mieux aimé donner une définition conforme à la classe qu'une définition qui pût embrasser toutes les variétés de l'espèce.

» Quant à nous, qui sommes loin de vouer un culte à la classification du pathologiste anglais, nous définirons l'acné : une affection des cryptes cutanés, caractérisée par l'hypertrophie de ces cryptes avec altération de la matière sébacée, qui, tantôt retenue dans les cavités folliculaires, détermine une éruption à la peau, et qui, d'autres fois s'épanche au dehors en formant des enduits lamelleux ou crustacés. »

Cette manière de voir a été adoptée par mes collègues MM. Devergie et Hardy, mais en l'acceptant, on ne se place pas sur le terrain de la sémiologie, mais exclusivement sur celui de l'anatomie pathologique, puisque l'on prend pour base le siége anatomique et non la symptomatologie.

DE L'ACNÉ. 247

Il faut donc pour être complet ne pas rester sur ce terrain anatomo-pathologique mais encore parcourir celui de la sémiologie. Ainsi ferons-nous.

L'acné, envisagée au point de vue anatomo-pathologique, peut être divisée en deux classes, dont la première comprend toutes les variétés qui sont caractérisées par une lésion des glandes sébacées et la deuxième toutes les variétés qui sont caractérisées par une lésion des glandes annexes.

Ces deux classes peuvent d'ailleurs être subdivisées chacune à leur tour en deux ordres dont le premier comprend toutes les espèces qui sont caractérisées par une lésion de la glande ou de son conduit, et la seconde toutes celles qui sont caractérisées par un vice de sécrétion de la glande.

Voici, d'ailleurs, le tableau synoptique des classes, ordres et espèces d'acné.

PREMIÈRE CLASSE D'ACNÉS

Comprenant les acnés caractérisées par une lésion des glandes sébacées.

Ier ORDRE. — LÉSION DE LA GLANDE ET DE SES CONDUITS.

Acné congestive (rosea).
Acné inflammatoire . . . . { miliaire. indurée. simplex.
Acné hypertrophique . . . . varioliforme.
Acné atrophique. . . . . lupus acnéique.

IIe ORDRE. — LÉSION DE LA SÉCRÉTION GLANDULAIRE.

Acné par rétention . . . . { Acné ponctuée due à la distension des conduits.
Acné par évacuation . . Acné sébacée { fluente. concrète { ponctuée. croûteuse. soyeuse. cornée.

DEUXIÈME CLASSE

Comprenant les acnés caractérisées par une lésion des glandes annexes.

Ier ORDRE. — Lésion de la glande annexe et de ses conduits.

    Acne pilaris ombiliquée.
    Acné éléphantiasique.

IIe ORDRE. — Lésion de la sécrétion glandulaire.

    Acné sébacée des régions velues caractérisée par des enduits jaunâtres sur les régions velues.

Telles sont les espèces d'acné que l'on doit admettre lorsque l'on envisage cette affection au point de vue anatomo-pathologique ; si maintenant nous la considérons au point de vue sémiologique, nous serons conduit par l'observation à admettre deux formes d'acné : l'acné boutonneuse et l'acné sécrétante.

La première, l'acné boutonneuse, sera seule l'objet de notre étude et nous vous décrirons successivement le genre acné, la place que les dermatologistes lui ont assignée dans leurs classifications, les espèces et variétés qu'ils ont admises.

Acné boutonneuse considérée comme affection générique. — *Définition.* — L'acné est une affection des glandes sébacées ou des glandes annexes des poils caractérisée par une éruption de pustules offrant une évolution lente, donnant naissance à de petites croûtes jaunâtres ou noirâtres et laissant de petites cicatrices, tantôt lisses, tantôt plissées et gaufrées.

Nous diviserons la description de l'acné en trois parties

correspondant aux trois périodes éruptives, de suppuration et de dessiccation que présente cette affection.

Symptomatologie. — L'acné débute par une rougeur partielle des téguments, qui quelquefois constitue le seul phénomène que l'on puisse constater pendant toute la durée de cette première période, mais à la surface de laquelle apparaissent le plus souvent de petites élévations rouges, oblongues ou, au contraire, coniques et ombiliquées. Dans ce dernier cas, l'acné est caractérisée à son début par l'existence d'élevures rosées ou rouges, séparées les unes des autres par des intervalles variables, entourées d'une auréole également rouge, offrant une base indurée et un volume qui, le plus souvent, ne dépasse pas celui d'une tête d'épingle, mais atteint quelquefois les dimensions d'une lentille.

L'éruption acnéique se développe sans que le malade éprouve aucun phénomène prodromique, aucune chaleur et aucune douleur locale.

Après avoir duré pendant un temps plus ou moins long, cette période fait place à la deuxième, c'est-à-dire à la période de suppuration. On voit à ce moment les saillies acnéiques blanchir et jaunir à leur sommet, phénomène dû à la formation du pus, et se convertir progressivement en papulo-pustules, qui, après quelques jours d'existence, donnent issue au liquide qu'elles contiennent, liquide dont la concrétion détermine la formation de croûtes jaunâtres ou noirâtres plus ou moins épaisses et persistant pendant un temps variable. La suppuration se fait d'ailleurs lentement et pendant un assez long espace de temps l'acné se présente sous la forme de petites saillies coniques, rouges et dures à leur base, purulentes à leur sommet, ainsi qu'il est facile de s'en convaincre en les perçant avec une épingle et en exprimant le liquide qui y est contenu.

Enfin commence la troisième période, ou de cicatrisation : les croûtes se détachent spontanément et tombent, l'induration tuberculeuse de la base se résout progressivement, mais, en général, avec une extrême lenteur, la rougeur des téguments disparaît insensiblement et il ne reste comme indice de l'existence de l'acné que la présence de petites cicatrices, tantôt lisses, tantôt plissées et gaufrées, circulaires ou ovalaires.

L'éruption acnéique peut siéger sur toutes les parties du corps ; mais la face, le dos et la partie antérieure de la poitrine sont les régions le plus communément affectées. La paume des mains et la plante des pieds ne sont, au contraire, jamais le siége de cette affection.

Les papulo-pustules acnéiques sont plus ou moins nombreuses ; tantôt l'éruption est discrète, tantôt, au contraire, confluente et même cohérente.

En général, cette affection est indolore, et le malade qui en est atteint n'est tourmenté ni par des démangeaisons, ni par des picotements ; exceptons cependant l'acné arthritique dont les picotements et les élancements forment un des principaux caractères différentiels.

Marche, durée, terminaison, etc. — La marche de l'acné est essentiellement successive : aussi voit-t-on des pustules à côté de cicatrices et de taches érythémateuses ; des éléments en un mot, qui ont accompli toute leur évolution à côté d'autres éléments dont l'évolution est incomplète et qui ne sont parvenus qu'à leur période de déclin, d'état ou même de début, en sorte qu'il est permis d'embrasser d'un seul coup d'œil la marche entière de l'affection.

Envisagée au point de vue de la durée, l'acné présente à considérer la durée individuelle de chaque pustule, et la durée totale de l'affection.

La pustule acnéique parcourt toutes les phases de son évolution pendant un laps de temps très variable : tantôt, en effet, son existence ne dépasse pas un ou deux septénaires, tantôt, au contraire, elle se prolonge pendant des mois ; quant à l'affection, il est impossible d'en préciser avec netteté la durée, et nous devons nous borner à vous annoncer qu'elle persiste en général pendant un grand nombre d'années, pendant dix, quinze, vingt ans et même un laps de temps plus considérable. Il arrive quelquefois qu'après avoir duré pendant des mois et des années, après avoir résisté à tous les moyens de traitement mis en usage à notre époque, l'éruption disparaît spontanément, en un court espace de temps ; la plupart des dermatologistes contemporains ont observé de semblables guérisons et ils les ont attribuées à une cause anatomique, à la destruction de toutes les glandes sébacées, par l'affection acnéique.

Mais l'acné eût-elle duré pendant vingt ans que toutes les glandes sébacées de la peau n'auraient pas été intéressées, tant leur nombre est considérable ! Aussi ne pouvons-nous admettre cette explication anatomique. Nous pensons que si l'acné disparaît spontanément après avoir résisté pendant un laps de temps plus ou moins long à tous les moyens thérapeutiques mis en usage, il faut attribuer cette guérison à l'apparition des accidents d'une période plus avancée de la maladie constitutionnelle dont l'acné est l'effet. N'avons-nous pas écrit que les accidents de deux périodes différentes d'une maladie ne pouvaient coexister longtemps!

Terminaison. — L'acné peut se terminer de plusieurs façons différentes : d'une manière générale on peut dire que c'est une affection fixe qui accomplit toutes ses périodes dans le lieu où elle est née et ne subit point de métastase. Du moins peut-elle dégénérer en une affection grave, si le malade est sous l'imminence d'une maladie constitutionnelle ou en subit les effets. Vous aurez sans doute l'occasion d'observer la transformation *in situ* d'une couperose en lupus, d'une scrofulide acnéique en scrofulide crustacée ulcéreuse, des pustules de l'acné en éléments cancroïdaux ou carcinomateux.

Anatomie pathologique. — L'acné a pour siége anatomique les glandes sébacées et pileuses. Nous nous fondons pour émettre cette opinion sur l'analyse chimique des matières excrétées, sur la coexistence de l'acne indurata, de l'acné pustuleuse, etc., avec les tannes, sur les dissections que nous avons faites depuis que nous sommes médecin de l'hôpital Saint-Louis, sur le développement considérable des follicules, dans les régions de la peau où l'acné se montre habituellement, et enfin sur l'absence constante de cette éruption sur les régions où les follicules n'existent pas, à la paume des mains, la plante des pieds, par exemple, etc.

Mais l'inflammation des glandes sébacées est-elle primitive ou consécutive au dépôt de la matière sébacée?

L'une et l'autre manière de voir ont trouvé des partisans.

Samuel Plumbe a admis « que l'inflammation des follicules était toujours produite et entretenue par l'accumulation de la matière sébacée dans leur cavité. »

Mais cette opinion a trouvé un adversaire dans M. Rayer. Ce médecin a prétendu qu'elle était trop exclusive, que sans doute dans certains cas l'acné débutait par l'accumulation de la matière sébacée dans les follicules, mais que le plus souvent cette affection était caractérisée à son origine par l'inflammation de la glande, et que l'on pouvait extraire de leur intérieur du sang ou du pus sans matière sébacée ; qu'au surplus l'enduit huileux, les élevures folliculeuses avec ou sans inflammation et les pustules de l'acné étaient le résultat de divers modes d'irritation des follicules sébacées.

Pour nous, il est avéré que très souvent l'inflammation est primitive ; cet état morbide peut affecter seulement le canal excréteur, et l'on observe alors les formes désignées sous le nom d'*acne simplex* ou *pustuleuse* depuis la base jusqu'au sommet ; ou il envahit la glande dans sa totalité et c'est l'*acne indurata* que l'on a sous les yeux. Simultanément existe quelquefois une véritable hypertrophie ; aussi M. Hardy a-t-il eu tort de placer l'acné varioliforme parmi les acnés dues à une rétention de la matière excrétée. Dans cette acné existe dès le principe une véritable hypertrophie ; mais bientôt l'organisation change et l'on observe une disposition lobulée.

Enfin, chez les personnes affectées d'acné, ou prédisposées à cette affection, la peau est huileuse et les follicules sébacés sont hypertrophiés.

Diagnostic. — Avec quelles affections pourrait être confondue l'acné ? La forme boutonneuse se différencie facilement de la forme sécrétante : dans un cas, en effet, il existe des saillies acuminées et rouges, dans l'autre une sécrétion plus ou moins abondante, et l'absence de toute élévation. Cependant, quand la croûte est formée, il pourrait exister du doute dans l'esprit; mais les caractères des croûtes sont essentiellement différents dans l'un et l'autre cas ; les croûtes de l'acné sébacée concrète sont molles, ciriformes, se laissent mouler entre les doigts et sont le résultat de la concrétion d'un liquide sécrété, tandis que les croûtes de l'acné boutonneuse sont solides, dures, et dues à la concrétion d'un liquide purulent.

L'acné et la mentagre offrent des analogies capables de faire tomber dans l'erreur. Cependant il existe des caractères distinctifs entre ces deux affections : c'est ainsi que la mentagre siége sur les régions velues, tandis que l'acné s'observe le plus souvent sur le nez, les joues, les parties, en un mot, où les poils sont rudimentaires, de sorte que si l'acné affecte les glandes sébacées, il n'est pas possible de commettre une erreur ; mais si cette affection a pour siége la glande pileuse, le diagnostic sera plus difficile; toutefois les pustules de l'acné miliaire sont petites, disposées en groupes, et siégent sur le front, les tempes, le nez et le menton, quelquefois même sur toute la surface du corps où elles se réunissent de manière à constituer des groupes de forme circulaire, elliptique, ovoïde, etc. Enfin, ces pustules ont une durée très courte.

Quant à la variété d'acné que nous avons spécialement désignée sous le nom d'*acne pilaris*, elle occupe les régions temporales, le cuir chevelu présente une ombilication et a pour siége anatomique les glandes annexes, tandis que la mentagre pustuleuse consiste dans l'inflammation des follicules pileux et est caractérisée par l'existence d'une pustule acuminée et non déprimée à son centre.

L'impétigo est caractérisé par des pustules agglomérées dont le liquide se concrète en croûtes épaisses, jaunâtres, offrant la couleur du miel et présentant une marche rapide.

L'ecthyma est caractérisé par l'existence de taches rouges et limitées, sur lesquelles apparaissent des pustules larges, aplaties, entourées d'un cercle inflammatoire, marquées souvent d'un point noir à leur sommet; ces pustules se rompent après quelques jours de durée, donnent issue au liquide qu'elles contiennent et qui, au contact de l'air, se concrète en une croûte brunâtre dont la chute laisse une cicatrice déprimée et violacée; enfin, les pustules d'ecthyma parcourent toutes ces phases dans l'espace de huit jours environ, tandis que les pustules acnéiques persistent pendant des mois.

Si le lichen est simple, il est caractérisé par des papules sur lesquelles peuvent exister des lamelles épidermiques; si, au contraire, on a sous les yeux un *lichen agrius*, on observera des papules excoriées à leur sommet et recouvertes de croûtelles jaunâtres, mais dans l'un et dans l'autre cas le diagnostic ne saurait être douteux.

La scrofulide maligne tuberculeuse, ou lupus tuberculeux est non moins facile à différencier de l'acné : tandis que, en effet, les tubercules du lupus sont transparents, rénitents, offrent la couleur du sucre d'orge, ou celle de l'ocre, les pustules de l'acné présentent une couleur d'un rouge foncé ou d'un rouge inflammatoire, ne sont pas transparentes, et enfin sont douloureuses à la pression.

J'ai dit dans mon *Traité de la scrofule*, page 233 : « Ne pourrait-on pas prendre les tubercules de l'*acne rosea* pour les tubercules du lupus? Le médecin qui confondrait le lupus tuberculeux avec la couperose serait sans excuse, mais il ne s'exposerait pas au même reproche de légèreté dans l'examen du malade, s'il prenait pour de la couperose un groupe de tubercules inflammatoires appartenant à la scrofule cutanée proprement dite.

» En effet, dans la couperose aussi bien que dans la scrofulide maligne inflammatoire, l'élément éruptif est à peu près le même, si ce n'est que dans la couperose l'inflammation a pour siége exclusif la glande ; mais on évitera l'erreur en se rappelant que l'*acne rosea* est souvent accompagnée d'acné punctata, qu'elle n'est pas circonscrite, n'a pas un siége spécial et n'entraîne pas à sa suite l'ulcération des tissus sur lesquels elle siége. »

Pronostic. — L'acné, envisagée uniquement au point de vue de sa terminaison, ne constitue pas une affection sérieuse. Néanmoins, par sa persistance, son opiniâtreté, son siège sur les parties découvertes, elle fait souvent le désespoir du malade et du médecin. C'est principalement chez les femmes, si désireuses de posséder une peau indemne de toute éruption que l'acné constitue une affection désagréable, et dont les malades cherchent à se débarrasser par quelque moyen que ce soit.

Traitement. — Quels sont donc les agents thérapeutiques dont nous pouvons disposer lorsque nous avons à traiter une personne affectée d'acné ? Des dissensions, et même un désaccord complet existent entre les médecins au sujet du traitement de l'acné ; tandis, en effet, que ceux-ci ne mettent en usage que des moyens locaux, ceux-là rejettent toute thérapeutique et se contentent de conseiller des soins hygiéniques et la régularisation des fonctions de l'estomac ou de la menstruation ; d'autres enfin conseillent d'unir l'usage d'agents locaux à celui de modificateurs internes. C'est cette dernière conduite que nous vous engageons à suivre : nous nous appuyons pour la préconiser et pour repousser l'opinion de M. Hardy, partisan exclusif des moyens locaux, et celle de MM. Cazenave et Gibert, adeptes de l'emploi des moyens hygiéniques et des agents locaux dans le traitement de l'acné, nous nous appuyons, dis-je, sur les considérations suivantes : sans doute les moyens locaux, les pommades, les lotions substitutives produiront une amélioration sensible dans l'état des malades ; sans doute l'observation des règles hygiéniques, la régularisation des fonctions menstruelles et digestives, en plaçant le malade dans de meilleures conditions, pourront exercer une influence favorable sur l'acné, mais jamais on n'obtiendra, à l'aide de ces moyens, une cure certaine, radicale, et seule la combinaison des modificateurs généraux aux modificateurs locaux pourra donner cet heureux résultat. M. Hardy a tort d'avancer qu'à l'aide de l'usage exclusif de pommades et de lotions substitutives il obtient des cures radicales de l'acné ; chaque année ma pratique me permet d'observer des malades qui prouvent jusqu'à l'évidence l'opinion contraire, qui prouvent que si l'on guérit l'acné à l'aide d'agents locaux, du moins ne la guérit-on pas définitivement, puisque cette affection n'a jamais tardé à réapparaître chez tous ceux qui en avaient fait exclusivement usage.

Ainsi, il nous paraît indispensable de combiner l'usage des modificateurs généraux de l'économie à celui des modificateurs locaux; mais quels sont ceux que l'on doit préférablement employer? C'est par leur énumération que nous allons terminer la première partie de cette leçon.

1° *Moyens locaux*. — De tout temps, le traitement de l'acné a fait partie du domaine de l'empirisme et de celui du charlatanisme; de temps immémorial nombre de remèdes secrets, et principalement de remèdes locaux ont été préconisés contre l'acné. Nous devons, d'ailleurs, à la vérité, de déclarer que les empiriques ont quelquefois obtenu des succès réels, mais momentanés, à l'aide de pommades variées. Au reste, à chaque instant naissent de nouvelles compositions pharmaceutiques qui détrônent celles qui les ont précédées et jouissent de la faveur du public jusqu'à ce qu'une nouvelle la leur enlève. De nos jours, c'est la pommade à l'iodo-chlorure mercureux qui est généralement usitée et dont les bons effets sont hautement proclamés! Si l'on en croyait son auteur, M. Rochard, elle guérirait avec une rapidité merveilleuse toutes les variétés d'acné, voire d'autres affections cutanées. Malheureusement M. Rochard oublie d'ajouter qu'il a expérimenté sa pommade sur des malades du service de M. Hardy et du nôtre, et que les couperoses traitées par sa méthode n'ont pas guéri plus vite que celles que nous soumettions à l'action d'autres modificateurs, qu'en un mot, les résultats de l'expérimentation n'ont pas été plus favorables à l'iodo-chlorure mercureux qu'aux autres agents substitutifs.

Selon nous, la pommade de M. Rochard n'a pas une action plus efficace que les pommades au biiodure et au protoiodure de mercure. C'est à cette dernière que notre collègue M. Hardy donne la préférence ; il ordonne la pommade suivante :

Axonge.................., 30 grammes.
Protoiodure de mercure..... 10 à 50 centigr. et même 1 gram.

« Sous l'influence de cette préparation avec laquelle on pratique une onction tous les soirs, la peau rougit, l'épiderme se fendille et il arrive au bout d'un certain temps que les tissus n'éprouvent plus aucune modification. Il s'est alors établi une espèce de tolérance de l'enveloppe cutanée, et si la guérison n'est pas définitive, il faut augmenter la dose du sel mercuriel. Dans certaines acnés rebelles on est obligé d'augmenter plusieurs fois la dose de sel mercuriel et on peut même employer une pommade composée de parties égales d'axonge et de biiodure. » (Hardy)

Nous croyons préférable de commencer le traitement en faisant usage d'une pommade dans la composition de laquelle entre une quantité assez grande de biiodure ; aussi prescrivons-nous l'application d'une légère couche de la pommade suivante :

Axonge.................. 30 grammes.
Biiodure de mercure......... 20

Sous l'influence du contact du biiodure apparaît une éruption artificielle, caractérisée par l'exhalation d'un liquide qui se concrète en croûtes molles et jaunâtres. Cette éruption disparaît spontanément en quelques jours, et permet de soumettre de nouveau le malade à l'action de la pommade dont on doit continuer l'usage jusqu'à disparition complète de l'affection.

L'huile de cade, l'huile de noix d'acajou, sont aussi

d'excellents modificateurs, dont on ne devra pas négliger l'emploi.

Il en est de même des bains alcalins, des bains de vapeur, des douches d'eau sulfureuse, des eaux de Louesche, de Bagnères-de-Bigorre, de Baréges, de la pommade au sulfate de fer, des lotions astringentes, de la lotion au sublimé, par exemple :

> Eau...................... 100 grammes.
> Sublimé.................. 1

Traitement interne. — Ainsi que je vous l'ai dit plus haut, je ne me borne pas à faire ce traitement local, mais je mets aussi en usage des modificateurs généraux appropriés à la nature de l'affection.

Toutefois, si l'acné est due à une cause physique, telle que la malpropreté, l'usage des cosmétiques, etc., il faut seulement soustraire le malade à l'action de ces causes et conseiller des soins hygiéniques.

L'acné reconnaît-elle pour cause l'existence de parasites animaux ou végétaux? M. Simon a découvert dans la matière sébacée un acare décrit aujourd'hui par tous les naturalistes sous le nom de *demodex;* mais doit-on admettre que cet acare est la cause de l'acné? Si nous en croyons notre expérience, avons-nous dit, dans notre *Traité des arthritides*, le démodex ne s'observerait que dans les follicules sébacés à l'état sain ; c'est en vain, en effet, que nous avons recherché l'acare folliculaire dans un cas pathologique qui se prêtait merveilleusement à nos investigations. Le parasite ne se développerait-il que dans les glandes sébacées à l'état normal? Dans ce cas, il ne jouerait pas un rôle considérable dans la production des affections pathologiques de la peau. Toutefois, je ne me prononce pas, et des recherches nouvelles sont nécessaires pour résoudre cette intéressante question.

Du moins existe-t-il une variété d'acné due à un parasite végétal? M. Hardy a écrit qu'il avait observé un végétal dans la matière sébacée de l'acné, mais qu'il n'avait pu le ranger dans aucune des classes admises de nos jours; nous pensons qu'il a aujourd'hui complétement abandonné cette opinion, émise d'ailleurs principalement dans le but d'expliquer la contagion de l'acné varioliforme.

Il n'existe donc pas d'acné parasitaire, mais seulement une acné artificielle.

L'acné de cause interne est symptomatique de trois maladies constitutionnelles :

La scrofule,
L'arthritis,
La syphilis.

Les tisanes amères, le sirop de fer, le sirop antiscorbutique, les eaux minérales ferrugineuses, sont les préparations auxquelles on aura recours dans le traitement général de l'acné scrofuleuse.

Au contraire, les préparations alcalines données à l'intérieur devront occuper la première place dans le traitement général de l'acné arthritique : on conseillera donc l'usage du sirop alcalin, du bicarbonate de potasse, de l'eau de Vichy, etc.

Enfin, l'acné syphilitique constituant une affection résolutive, c'est aux préparations mercurielles qu'il faudra avoir recours, si l'on veut en obtenir la prompte disparition.

Mais à quelle préparation donnerez-vous la préférence?

à quelle dose la prescrirez-vous? C'est le protoiodure de mercure que nous administrons ordinairement aux individus affectés de syphilide résolutive; mais nous avons reconnu qu'il était quelquefois utile, pour obtenir une guérison plus rapide, de varier les préparations. J'ai vu des syphilides d'abord modifiées heureusement par le protoiodure, devenir tout à coup stationnaires, quoique le traitement fût continué exactement, et ne présenter une nouvelle tendance à la résolution que lorsqu'on substituait au protoiodure un autre composé mercuriel, tel que la liqueur de Van Swieten ou les pilules de Dupuytren.

Nous avons l'habitude de commencer le traitement en prescrivant une pilule de protoiodure contenant $0^{gr},025$ de sel mercuriel, et d'en ordonner deux après un certain laps de temps. Mais jamais nous ne dépassons la dose de 0,05 de protoiodure, certain que si nous n'obtenons pas d'effet avec cette quantité, nous n'en obtiendrons pas davantage avec des doses plus élevées.

M. Devergie conseille aussi un traitement interne; mais c'est à une médication exclusivement antiscrofuleuse qu'il a recours, « parce que, dit-il, la peau atteinte d'acné miliaire, d'acné indurée et d'acne punctata, reflète par son organisation un tempérament plus ou moins lymphatique, qui doit diriger le médecin dans la voie de la thérapeutique. »

Il est évident que notre collègue n'a vu qu'une minime partie de la vérité, ne s'est pas aperçu que l'acné pouvait s'observer chez des malades doués d'un tempérament lymphatique, et chez des sujets arthritiques!

CLASSEMENT DE L'ACNÉ.

1° *École de Willan.* — Willan et Bateman placèrent l'acné dans l'ordre des tubercules entre le vitiligo (nom sous lequel les auteurs anglais désignaient le lupus et la pelade), et le sycosis.

Biett démontra que l'acné constituait une affection pustuleuse, et non une affection tuberculeuse, et la plaça dans l'ordre des pustules entre l'impétigo et la mentagre. M. Cazenave, son élève, a suivi son exemple et a adopté le même mode de classement.

M. Gibert a confondu l'acné, la couperose et la mentagre sous la dénomination générique d'*acné*, et l'a placée dans l'ordre des pustules entre l'ecthyma et l'impétigo. Il est évident que ce dermatologiste a commis une erreur regrettable en agissant ainsi. Les trois affections qu'il confond sous la dénomination générique d'acné n'ont pas le même siége et ne constituent pas toutes des affections pustuleuses : la mentagre siége uniquement dans les follicules pileux, et l'acné dans les glandes annexes ou sébacées ; la couperose enfin est caractérisée par la dilatation des capillaires de la peau et non par l'existence de pustules.

M. Rayer a placé l'acné dans l'ordre des inflammations pustuleuses entre la vaccinelle et la couperose, expression qui, dans l'esprit de M. Rayer, correspond à notre acne rosea.

Enfin, M. Devergie range l'acné dans le quatrième groupe de sa classification : « Nous avons réuni, dit-il, dans ce groupe des affections pustuleuses qui, pour la majeure partie, envisagées au point de vue de la cause et du traitement, ont entre elles les points de contact les plus directs.

L'impétigo, l'ecthyma, l'acné sont des affections de l'enfance et de la jeunesse; toutes trois sont liées à des conditions de constitution et de tempérament plus ou moins lymphatique, exigeant à peu près le même traitement. Le sycosis fait, il est vrai, exception sous ce rapport, mais il m'était difficile de séparer cette affection pustuleuse des autres. »

Or, est-il vrai que l'impétigo, l'ecthyma, l'acné, reconnaissent la même cause, exigent le même traitement? L'impétigo constitue une affection qui, le plus ordinairement, est symptomatique de la scrofule; l'ecthyma est souvent une affection artificielle, et l'acné est une affection pathogénétique, scrofuleuse, syphilitique et arthritique. Existe-t-il identité de cause et de nature?

Est-il vrai que le diagnostic précis d'une affection pustuleuse conduit à une thérapeutique précise? Mais que savons-nous quand nous avons diagnostiqué acné, ecthyma, impétigo, sycosis, sinon que nous avons sous les yeux une affection pustuleuse?

De même, savoir que l'acné est une affection inflammatoire pustuleuse, n'est pas posséder des indices capables de vous diriger vers une thérapeutique rationnelle et utile, puisque des maladies multiples donnent naissance à des affections inflammatoires et pustuleuses.

La classification des willanistes, envisagée relativement à l'acné, ne saurait donc recevoir notre approbation; voyons maintenant si celle des alibertistes est plus rationnelle.

2° *École d'Alibert.* — Le genre varus des dermatoses dartreuses d'Alibert comprend l'acné, la couperose et la mentagre : ainsi, pour ce dermatologiste, l'acné constituait une affection dartreuse. Je vous ai annoncé au sujet du traitement de cette affection générique, que l'acné n'était jamais à nos yeux une manifestation dartreuse, mais seulement une affection symptomatique de la scrofule, de l'arthritis et de la syphilis.

En niant toute relation de cause à effet entre la dartre et l'acné, je suis d'accord avec M. Hardy, mais je me sépare de mon collègue en reconnaissant que l'acné peut être la manifestation de trois maladies constitutionnelles, puisqu'il considère cette affection comme essentiellement accidentelle et indépendante de tout état général, puisqu'il la range dans sa classe des affections inflammatoires locales! En vous décrivant l'érythème je vous ai indiqué quelles étaient les objections que l'on pouvait diriger contre cette classe d'affections accidentelles; il est donc inutile d'y revenir.

M. Gintrac (de Bordeaux) a placé l'acné dans la classe des maladies cutanées chroniques consistant en une altération locale, entre l'atricose ou alopécie et la mélastéarrhée, attribuant toutes les variétés d'acné à une inflammation chronique des follicules sébacés, à l'hypertrophie des follicules sébacés et de leurs conduits et enfin aux altérations de la sécrétion sébacée, mais ne les rattachant pas à une maladie constitutionnelle. Qu'il nous soit permis de trouver d'autant plus étranges, les dénominations de mélastéarrhée, d'atricose, etc., dont se sert M. Gintrac, que quelques pages avant de les employer ce médecin s'élève contre la facilité avec laquelle Alibert a créé des mots nouveaux, ceux d'olophlyctide (herpès), de pyrophlyctide (pustule maligne), de spiloplaxie (lèpre), etc.

Ainsi les alibertistes ont cherché à classer l'acné, non en prenant pour base l'élément anatomique, mais en s'appuyant sur la nature de l'affection; malheureusement tous ont erré et aucun d'eux n'a attribué à l'acné les véritables origines qu'il reconnaît.

Quant à nous, messieurs, nous avons considéré l'acné, d'une part, comme une affection générique et nous l'avons placée dans la classe des boutons et dans celle des exfoliations (acné humide); d'autre part, comme une affection symptomatique, et nous l'avons placée parmi les affections de cause externe et parmi les affections de cause interne.

ÉNUMÉRATION ET DESCRIPTION DES ESPÈCES ET VARIÉTÉS D'ACNÉ.

1° *École de Willan.* — Bateman a admis quatre variétés d'acné qu'il a désignées sous les noms d'*acne simplex*, d'*acne punctata*, d'*acne indurata*, et d'*acne rosacea*.

Il n'accepte pas la division de l'acné admise par Darwin et d'après laquelle existeraient deux espèces d'acné : l'acné stomacal et l'acné héréditaire, parce que, dit-il, les substances ingérées ne déterminent l'apparition de l'acné que chez les personnes prédisposées. Vous apprendrez bientôt que nous admettons l'existence d'une acné pathogénétique.

Les descriptions que donne l'auteur anglais des quatre variétés d'acné (acne simplex, punctata, indurata et rosacea) ne présentent aucune particularité, nous les passerons sous silence.

Biett a décrit les quatre variétés d'acné admises par

Bateman, mais a reconnu en outre l'existence d'une cinquième variété, de l'acne sebacea.

M. Cazenave ne diffère de son maître Biett que parce qu'il ne considère pas l'acne punctata comme une variété spéciale mais « comme une complication qui peut exister avec les acne simplex et indurata, et qui consiste dans une accumulation morbide de matière sébacée dans les follicules qui sécrètent cette substance. L'ouverture de ces follicules offre un point noirâtre, et cette circonstance donne à la maladie une physionomie particulière. »

« Anciennement, dit M. Rayer, Aetius et, dans ces derniers temps, Sauvage, ont désigné sous le nom d'*acné* les tubercules rouges de la couperose. Plus récemment Willan et Bateman ont compris, sous cette dénomination, la couperose et la dartre pustuleuse disséminée d'Alibert. La dénomination de couperose étant généralement usitée en France pour rappeler une inflammation chronique et pustuleuse des follicules de la peau de la face, j'ai cru devoir employer le mot acné dans une acception plus restreinte que les pathologistes anglais; je m'en suis servi pour désigner l'affection déjà indiquée par Alibert sous le nom de *dartre pustuleuse disséminée*, et dont la description sous le nom d'*acne punctata* avait été fondue par Willan et Bateman avec celle de la couperose. Toutefois, en décrivant isolément ces deux affections, je m'empresse de reconnaître que l'acné se présente sous la même forme et affecte les mêmes éléments que la couperose. Je n'ai séparé ces deux variétés que parce que la dénomination de couperose s'applique en France à une maladie de la face fort rebelle, tandis que l'acné est souvent une éruption de l'adolescence beaucoup moins grave et exclusivement bornée à la peau du tronc.

» En résumé, je décrirai, ajoute M. Rayer, sous le nom d'*acné*, une inflammation chronique des follicules sébacées, comune chez les adolescents et les adultes, caractérisée par des pustules isolées, acuminées, le plus ordinairement développées sur les régions scapulaire et sternale, dont la peau est grasse et huileuse, plus rarement sur la face; suivie après leur dessiccation de taches violacées, d'indurations tuberculeuses violacées ou d'un blanc laiteux, presque toujours entremêlées de tannes et d'élevures folliculeuses. »

Mais M. Rayer ne consacre pas un chapitre spécial à chacune des variétés admises par Bateman, et se contente de décrire les diverses formes sous lesquelles peut se présenter l'acné dans le chapitre consacré à la symptomatologie de cette affection.

M. Gibert, avons-nous dit, comprend sous le nom générique d'*acné*, l'acné proprement dite, la mentagre et la couperose.

Ce dermatologiste a admis les trois variétés d'acné décrites par Bateman sous les noms d'*acne simplex, punctata* et *indurata*, ne leur accordant d'ailleurs qu'une minime importance et les considérant comme différant seulement l'une de l'autre par la forme des pustules (or, l'*acne punctata* est-elle une affection pustuleuse?) D'autre part, l'*acne rosacea*, quatrième variété de l'auteur anglais, se trouvant décrite dans un chapitre spécial, sous le nom de couperose, on voit que M. Gibert ne diffère en aucune façon de Bateman.

Nous pouvons résumer les opinions des divers auteurs willanistes sur les variétés d'acnés, en disant que tous sont d'accord quant à l'existence des acne simplex, punctata et indurata, que les uns ont, en outre, admis une quatrième variété, l'*acne rosacea*, tandis que d'autres (Rayer) ont décrit à part cette variété sous le nom de *couperose*; qu'enfin Biett, MM. Cazenave, Gibert et Rayer décrivent l'acné sébacée, dont Bateman ne fait pas mention; que d'une manière générale, il existe donc pour les willanistes cinq variétés d'acné : l'acne simplex, l'acne punctata, l'acne indurata, l'acne rosacea, l'acne sebacea; mais qu'il n'existe pas d'espèces d'acné, que ces dermatologistes ne reconnaissent pas d'acné scrofuleuse, d'acné arthritique, d'acné pathogénétique, etc.

2° *École d'Alibert*. — Le genre varus des dermatoses dartreuses d'Alibert correspond à l'acné des willanistes; il comprend cinq espèces : le varus comedo, le varus miliaire, le varus orgeolet, le varus disseminata et le varus gutta rosea.

Le varus comedo est caractérisé par le suintement de la matière sébacée et la concrétion de l'humeur onctueuse qui se noircit par l'action de l'air atmosphérique; il répond à l'acné sébacée et à l'acne punctata.

Le varus miliaire est caractérisé, d'après Alibert, par de petits grains blanchâtres et luisants comme des perles, absolument semblables à des grains de millet, aboutissant rarement à la suppuration, mais s'effaçant par la force de résorption qu'exerce la peau. Cette espèce attaquerait principalement les filles chlorotiques.

Le varus orgeolet est ainsi appelé à cause de sa forme

oblongue qui l'a fait comparer à un grain d'orge; il siége sur le bord libre de l'une ou de l'autre paupière, se forme sans irritation apparente et est dû à une matière sébacée qui séjourne plus ou moins longtemps dans son réservoir. Alibert a soin de faire remarquer qu'on pourrait le confondre avec le furoncle dont il diffère en ce qu'il n'offre pas de bourbillon central et est accompagné d'autres vari.

Le *varus disseminatus* est une variété de siége caractérisée seulement par la dissémination des pustules à la surface du corps.

C'est une variété qui n'a pas évidemment sa raison d'être.

Enfin le varus gutta rosea correspond à notre acne rosea.

Telle sont les espèces du genre varus qu'Alibert a admises; mais sans parler de l'inutilité de se servir de l'expression inusitée de *varus*, ne peut-on pas reprocher à ce dermatologiste d'avoir regardé toutes ces espèces comme autant de manifestations dartreuses, alors qu'en plusieurs passages il écrit qu'on les rencontre chez des chlorotiques, chez des personnes pâles, décolorées, dont la fibre est relâchée, etc. (acné scrofuleuse), chez des buveurs de profession (acné pathogénétique), et enfin chez les individus affectés d'hémorrhoïdes, etc. (acné arthritique)?

MM. Gintrac, Hardy et Devergie ont admis ma définition de l'acné et ont établi des divisions basées sur l'anatomie pathologique. Mais je ne tiens à ma définition que lorsque je suis sur le terrain de l'anatomie pathologique, et dès que je me place sur celui de la symptomatologie, j'en fais immédiatement l'abandon; c'est là ce que n'ont pas compris les dermatologistes précédents, aussi ont-ils été conduits à donner une classification irrationnelle de l'acné.

M. Gintrac est peut-être de tous les dermatologistes contemporains celui qui a le mieux entrevu la vérité, malheureusement cet auteur n'a pas assez écarté le rideau qui la cachait à ses yeux, n'en a dès lors aperçu qu'une partie, et n'a pu élever qu'un édifice incomplet.

M. Gintrac a admis la classification suivante de l'acné :
Les maladies des follicules sébacés offrent trois groupes dont le premier comprend les affections dues à l'inflammation chronique des follicules sébacés ;

Le deuxième, les affections dues à l'hypertrophie des follicules sébacés ;

Le troisième, les affections dues à l'altération de la sécrétion sébacée.

Le premier groupe offre les trois variétés suivantes :
    1° L'acne rosacea ;
    2° L'acne miliaris ;
    3° L'acne indurata.

Le deuxième groupe offre aussi trois variétés qui sont :
    1° L'acne ombilicata, ou varioliforme, ou molluscum contagiosum de Bateman ;
    2° Le molluscum pendulum ;
    3° Les tumeurs sébacées sous-dermiques.

Enfin le troisième groupe comprend :
    1° L'acne sebacea, ou stéarrhée ;
    2° La mélastéarrhée (coloration noire imprégnant les paupières et les parties voisines de la face) ;
    3° L'ichthyose sébacée, fausse ichthyose ;
    4° Les cornes humaines.

Si l'on ne considère l'acné qu'au point de vue anatomo-pathologique, cette division est excellente ; mais si l'on envisage cette affection au point de vue de la nature, de la cause qu'elle reconnaît, elle n'a plus sa raison d'être. Il aurait donc fallu que le médecin de Bordeaux plaçât à côté de cette division anatomo-pathologique, une division basée sur l'origine de l'affection.

M. Devergie admet deux variétés d'acné, l'une est caractérisée par l'absence d'hypertrophie des follicules et l'autre par l'existence de cette hypertrophie.

La première comprend :
 L'acne simplex ou rosacea,
 L'acne indurata,
 L'acne miliaris,
 L'acne punctata,
 L'acne sebacea ;

La seconde comprend :
 L'acne sebacea hypertrophique et l'acné tuberculoïde.

Cette division est non moins anatomo-pathologique que celle de M. Gintrac, et est en conséquence passible des mêmes reproches.

Nous n'avons aucune particularité à indiquer au sujet des acne simplex, indurata, miliaire, punctata et sebacea ; mais il n'en est pas de même des acne sebacea hypertrophique et tuberculoïde.

Nous serions heureux de savoir sur quels caractères s'appuie M. Devergie pour différencier l'acne sebacea sans hypertrophie de l'acne sebacea avec hypertrophie. Dans l'observation qu'il cite, page 381 de son ouvrage, ce ne fut que trois mois et demi après l'entrée du malade que la matière sébacée fut enlevée et que M. Devergie put voir le signe caractéristique de l'affection « une série de petites éminences coniques d'un rose violet, qui sont des follicules sébacés développés outre mesure ! » Mais pendant le laps de temps durant lequel le caractère pathognomonique fit défaut, quel diagnostic porta M. Devergie? C'est ce qu'il a oublié de dire.

Enfin, M. Devergie désigne notre acné varioliforme sous le nom d'*acné tuberculoïde*, et il s'appuie pour repousser notre dénomination sur ce fait « que dans cette maladie existent des tumeurs folliculeuses qui atteignent le volume des plus grosses noix, que l'ombilication ne se produit qu'après la rupture des tumeurs et l'issue au dehors de la matière sébacée qu'elles contiennent, que l'expression dont nous nous servons n'a donc sa raison d'être qu'à une période de l'affection. »

On croirait, en vérité, en lisant ces lignes, que M. Devergie n'a jamais observé d'acné varioliforme ! Dernièrement se trouvait dans notre service un jeune homme dont j'ai rapporté l'observation dans mon *Traité de la scrofule*, et qui portait un bouton d'acné varioliforme à la paupière supérieure ; plusieurs d'entre vous l'ont observé et doivent se rappeler que le volume de ce bouton égalait celui d'un grain de millet. J'ai eu depuis dix ans l'occasion d'observer un assez grand nombre d'exemples de cette affection, et j'ai pu me convaincre que ce n'était qu'exceptionnellement que les boutons d'acné varioliforme atteignaient le volume d'un gros pois, que jamais ces boutons n'acquéraient le développement que leur prête M. Devergie. Enfin l'ombilication n'a pas lieu lorsque la matière sébacée est évacuée, c'est-à-dire à une période avancée de l'affection, mais au contraire dès le début, et l'analogie qu'offre l'acné varioliforme avec la pustule de variole ombiliquée est tellement frappante qu'au premier aspect des médecins distingués ont confondu cette affection avec la variole !

M. Hardy admet que certaines variétés d'acné sont dues à la rétention de la matière sébacée et à son évacuation, d'autres à l'inflammation des follicules.

Les premières sont :
    L'acne punctata,
    L'acné varioliforme,
    L'acné sébacée. . . { fluente, concrète, cornée ;

Les secondes sont :
    L'acne simplex,
    L'acne indurata,
    L'acne rosacea.
    L'acné hypertrophique.

Nous ne reviendrons pas sur les défauts de cette division essentiellement anatomo-pathologique. Nous nous contenterons de vous faire remarquer que notre collègue a commis l'erreur de considérer l'acné varioliforme comme une affection contagieuse, et toutes les variétés d'acné en général comme des affections essentiellement accidentelles, et ne pouvant être rattachées à aucune maladie constitutionnelle ; que son acné hypertrophique serait caractérisée par l'existence de tumeurs rougeâtres, sessiles ou pédiculées, surmontant une peau épaissie et rugueuse, et accompagnées d'acné sébacée fluente !

Il nous reste, pour terminer cette leçon, à vous indiquer quelles sont les espèces et variétés que nous admettons et à vous en tracer la description succincte. Nous avons déjà donné une division basée sur l'anatomie pathologique, celle qui suit repose, au contraire, sur la nature de l'affection et constitue une division de l'affection générique.

Nous admettons une acné de cause externe et une acné de cause interne.

L'acné de cause externe est. . . . { artificielle, parasitaire ?

L'acné de cause interne est. . . . { scrofuleuse, arthritique, syphilitique.

Mais nous admettons, avons-nous dit, sept formes d'acné dont :

Quatre ont pour siége la glande sébacée ; ce sont :

L'acne simplex,

L'acne indurata,

L'acne rosacea,

L'acné varioliforme ;

Deux ont pour siége la glande pileuse ; ce sont :

L'acné pileuse ombiliquée,

L'acné pustuleuse miliaire ;

Enfin, une variété siége simultanément dans la glande pileuse et dans la glande sébacée :

C'est l'acné hypertrophique.

Quelles sont celles de ces formes qui appartiennent à la scrofule, à l'arthritis ou à la syphilis?

Les variétés d'acné dites pileuse ombiliquée et varioliforme sont exclusivement symptomatiques, la première de l'arthritis et la seconde de la scrofule.

Les variétés désignées sous les noms d'*acne indurata* et

d'*acne rosacea* constituent des manifestations de la scrofule et de l'arthritis.

Enfin l'acné pustuleuse miliaire est une affection symptomatique de l'arthritis, de la scrofule et de la syphilis.

DESCRIPTION DES ESPÈCES ET DES VARIÉTÉS D'ACNÉ ADMISES PAR M. BAZIN.

PREMIÈRE CLASSE. — *Acnés de cause externe.*

1° *Acné artificielle.* — Cette variété, produite en général par la malpropreté ou par l'abus des cosmétiques, est caractérisée par des pustules miliaires de courte durée, et qui disparaissent dès que vient à cesser la cause qui en a provoqué l'apparition.

2° *Acné pathogénétique.* — Cette variété reconnaît pour cause l'ingestion de l'iode ou des boissons alcooliques. L'ingestion de l'iode détermine des éruptions érythémateuses, papuleuses, pustuleuses; de ces dernières seules nous avons à nous occuper. L'acné iodique se développe surtout chez les individus scrofuleux, c'est-à-dire chez les individus auxquelles s'adresse de préférence la médication iodée et chez lesquels cet agent trouve un terrain admirablement préparé pour la production de l'acné.

L'éruption, habituellement discrète, est disséminée sur la face, les épaules, la poitrine, les fesses et les membres; elle est caractérisée par des boutons coniques, acuminés, rouges à leur base, entourés d'une vive auréole, marchant rapidement vers la supuration, qui tantôt se limite à leur sommet, tantôt les envahit dans leur totalité, offrant en un mot une durée beaucoup moins longue que les pustules de l'acné constitutionnelle.

Quelquefois la pustule se transforme en une induration papulo-tuberculeuse d'un rouge intense, sensible à la pression et profondément implantée dans le tissu de la peau.

Il suffit, pour obtenir la guérison, de suspendre la médication iodique.

L'ingestion des boissons alcooliques détermine l'apparition de la couperose. Cette affection pathogénétique siége en général à la face, et particulièrement au nez, aux joues et au front ; elle occupe à peu près symétriquement les deux côtés du visage. Au début, elle est caractérisée par des taches rouges constituées évidemment par une injection vive des capillaires sanguins ; ces taches se dessinent principalement aux époques où le malade se trouve sous l'influence de l'excitation produite par l'ingestion des liqueurs alcooliques : leur intensité et leur étendue augmentent alors pour revenir progressivement à leur état ordinaire à mesure que l'excitation tombe ; mais chaque crise semble laisser une empreinte de plus en plus profonde et durable.

Telle est la couperose à son premier degré et dans son état de simplicité. Si le malade persiste dans ses habitudes vicieuses, on voit apparaître des pustules rouges, acuminées, purulentes au sommet, d'une durée éphémère, mais remplacées bientôt par de nouvelles pustules, ou même des tubercules, des engorgements partiels des joues.

Toutefois ces derniers phénomènes sont aussi rares dans la couperose alcoolique qu'ils sont fréquents dans les formes constitutionnelles ; aussi devra-t-on, lorsque l'on en constatera l'existence, rechercher si, en outre de la cause connue, il n'existe pas une cause supérieure, une maladie constitutionnelle à laquelle il faille rapporter leur développement.

Le traitement est entre les mains du malade bien plus qu'entre celles du médecin ; c'est assez vous dire que la couperose pathogénétique ne guérit presque jamais, tant il est difficile de faire renoncer un ivrogne à ses habitudes.

3° *Acné parasitaire.* — L'acare des follicules peut-il être la cause de l'acné ponctuée ou même de l'acné varioliforme ? Cette affection serait-elle contagieuse ? Nous vous avons dit que de nouvelles recherches et de nouveaux faits étaient nécessaires pour la solution de ces deux questions.

DEUXIÈME CLASSE. — *Acnés constitutionnelles.*

Acné scrofuleuse. — Les formes de l'acné qui constituent des manifestations de la scrofule sont : l'acne punctata, l'acne sebacea, l'acné varioliforme, l'acne miliaris, l'acne indurata et l'acne rosea. Nous ne devons pas nous occuper dans cette leçon des acne punctata et sebacea, il ne nous reste donc à décrire que les quatre dernières formes :

1° *Acné varioliforme.* — L'acné varioliforme est une hypertrophie crypteuse sur laquelle j'ai attiré d'une manière spéciale l'attention des dermatologistes dans un mémoire publié en 1854.

L'acné varioliforme a ordinairement pour siége la face, le col, le devant de la poitrine ; mais on peut l'observer sur toutes les régions du corps ; j'en ai vu un cas fort intéressant sur les membres inférieurs, plusieurs sur les parties sexuelles.

Ses caractères sont nettement accusés et parmi les affections de la peau il n'en est pas de plus facile à reconnaître quand on l'a vue une fois. Ce sont de petites éminences papulo-tuberculeuses, variables en grosseur, depuis un grain de mil jusqu'au volume d'un gros pois ou d'une petite cerise, dures, non douloureuses au toucher, à moins qu'elles ne soient compliquées d'inflammation, ombiliquées, discrètes ou cohérentes, rares ou en grand nombre, d'une durée en général assez longue, d'une couleur se rapprochant du blanc de cire, comme demi-transparente sur les bords de l'ombilic.

On a émis des doutes sur les rapports de l'acné varioliforme avec la scrofule, mais je puis vous assurer que dans tous les cas soumis à mon observation, il a été facile d'établir la relation de cette affection avec les autres accidents de la scrofule.

2° *Acne miliaris*. — L'acne miliaris est caractérisée par des pustules très petites, acuminées, entourées d'une auréole rouge ou rosée, et constituées par un mélange de matière sébacée, de lymphe plastique et de sérosité purulente. Ces pustules sont discrètes et séparées par des intervalles de peau saine ou cohérentes, réunies les unes à côté des autres de manière à former des groupes dont la forme souvent régulière représente des figures géométriques, celle d'un anneau, d'un demi ou d'un quart de cercle, etc. Il est en général facile de reconnaître que ces groupes sont constitués par une réunion de pustules ; quelquefois cependant on n'arrive qu'avec peine à diagnostiquer cet élément primitif, parce que les pustules s'étant rompues, il n'existe plus que des plaques saillantes, régulières ou irrégulières, rouges et recouvertes de squames blanches et peu épaisses, plaques offrant quelque analogie avec celles du *lichen lividus*. Tantôt l'acné miliaire scrofuleuse n'occupe que le front, tantôt, au contraire, elle est disséminée à la surface de tout le corps. J'ai publié dans mon *Traité de la scrofule* (page 602, deuxième édition), une observation remarquable d'acné miliaire scrofuleuse généralisée ; depuis cette époque j'ai eu l'occasion d'observer plusieurs faits semblables.

3° L'*acne indurata* (*varus disseminatus* d'Alibert) est caractérisée par des pustules plus volumineuses que celles de l'acné miliaire, dures et rouges à leur base, purulentes à leur sommet, discrètes ou confluentes ; dans ce dernier cas, elles se réunissent pour former de petits groupes tuberculeux. Ces pustules sont le résultat d'un travail inflammatoire qui s'empare d'abord de la glande sébacée, se propage consécutivement au tissu cellulaire ambiant, et ne détermine que lentement la suppuration dont la première apparition a lieu au sommet de la papulo-pustule.

L'acne indurata se termine souvent par la destruction de la glande sébacée, qui s'élimine par suppuration ou par l'évacuation d'une petite masse de bourbillon, à la manière du furoncle, et laisse après elle, soit une tache cicatricielle, soit une cicatrice oblongue et plissée.

4° L'*acne rosea* est une affection cutanée caractérisée par des éminences papulo-pustuleuses, dont la couleur varie depuis le rose pâle jusqu'au rouge lie de vin, dont le sommet, habituellement purulent et jaunâtre, tranche sur la couleur rouge de la base et des parties environnantes, qui sont discrètes ou tellement nombreuses qu'elles sont pressées les unes à côté des autres, et qui reposent sur une surface rouge, érythémateuse ou offrant un état manifestement phlébectasique des capillaires cutanés.

Telles sont les diverses formes de l'acné scrofuleuse; on les trouve non-seulement réunies chez un même malade, mais encore associées aux autres scrofulides bénignes, à l'eczéma ou à l'impétigo.

La scrofulide acnéique n'existe pas dans la première enfance, si on en excepte l'acné varioliforme, que nous avons rencontrée vers l'âge de cinq à dix ans. C'est le plus ordinairement vers l'époque de la puberté que l'acné apparaît, et cette affection se continue pendant un temps quelquefois fort long. Le plus souvent elle se montre par poussées successives. Elle disparaît en général, comme les autres scrofulides bénignes, quand surviennent les périodes ultérieures de la scrofule.

Dans l'âge adulte, surtout chez les femmes qui arrivent à l'époque critique, la scrofule peut débuter par la couperose qui dure un temps fort long et ne disparaît qu'à l'apparition des premiers signes de la scrofule viscérale.

L'acné scrofuleuse pourrait être confondue avec l'acné syphilitique; mais l'acné scrofuleuse occupe presque exclusivement la face, le dos, les épaules, le devant de la poitrine, tandis que l'acné syphilitique est indistinctement répandue sur le tronc et même sur les membres inférieurs. La première espèce n'affecte aucune disposition spéciale, tandis que dans la seconde les pustules sont discrètes ou réunies par petits groupes et entourées d'un cercle cuivré.

L'acne rosea peut être confondue avec la syphilide tuberculeuse circonscrite. Mais la première affection est symétriquement répandue sur la partie médiane de la face, tandis que la seconde est bornée au front, au nez, à la lèvre, offre une couleur cuivrée, ne détermine aucune démangeaison et présente des squames à la surface des tubercules.

L'acné scrofuleuse est une affection sans gravité qui disparaît et reparaît souvent comme le lichen, jusqu'à ce que l'âge ou une période plus avancée de la scrofule en ait mis pour toujours les malades à l'abri.

Mais les différentes variétés de l'acné ne sont pas toutes également légères : la forme rosea a une bien autre ténacité que les formes miliaris, indurata et varioliforme et nonseulement la couperose peut se transformer *in situ* en scrofulide secondaire, mais par sa modalité pathogénique, elle résiste davantage au traitement topique et général dirigé contre elle.

Nous avons indiqué les règles à suivre pour le traitement de l'acné scrofuleuse; il est donc inutile d'y revenir.

Acné arthritique. — Quatre variétés de l'acné : l'acne pilaris, l'acne miliaris, l'acne indurata et l'acne rosea, peuvent constituer des manifestations de l'arthritis.

1° L'*acne pilaris* est caractérisée par des saillies papuleuses à leur base, pustuleuses à leur sommet, traversées au centre par un poil et ombiliquées. Le pus contenu au sommet de la pustule se dessèche promptement et se convertit en une croûte jaunâtre qui repose sur une saillie arrondie, rouge et indurée. Lorsque l'affection persiste pendant un certain temps, les poils tombent et l'on ne constate plus alors que des papules recouvertes de croûtes légèrement déprimées, qui s'affaissent et disparaissent lentement, mais laissent habituellement des cicatrices blanches et indélébiles.

Cette affection occupe, ainsi que son nom l'indique, les parties velues du corps, mais préférablement le front, le cuir chevelu, les joues, etc.; elle se présente en général sous la forme de plaques multiples plus ou moins circulaires, et se juxtaposant pour représenter des figures variées. Souvent elles sont disposées en un demi-cercle qui part d'une tempe pour se rendre à l'autre, là les plaques vont se continuer avec celles qui occupent les favoris et la barbe de manière à encadrer la plus grande partie du visage.

Dans l'*acne pilaris*, la lésion consiste dans l'inflammation des glandes sébacées qui sont annexées aux follicules pileux; cette lésion nous explique parfaitement l'aspect de la papulo-pustule qui est formée par un tubercule rouge, sur lequel existe une pustule ombiliquée et traversée au centre par un poil. L'ombilication répond à l'ouverture du follicule pileux qui a conservé son volume normal, et la papulo-pustule est constituée par les glandes annexes hypertrophiées et enflammées. Si l'inflammation se propage au follicule pileux et à la papille pilifère, on observe la chute des poils.

L'acne pilaris s'accompagne de quelques picotements ou de démangeaisons peu marquées; elle constitue une difformité plutôt qu'une maladie. Elle a une longue durée et présente de fréquentes récidives.

Diagnostic. — La description précédente nous permet de reconnaître l'acne pilaris dans la majorité des cas;

cependant elle peut à la rigueur être confondue avec le lichen pilaris, la mentagre et la syphilide pustulo-crustacée circonscrite.

Dans le lichen pilaris par hypertrophie papillaire, il existe une papule acuminée, formée par l'augmentation du follicule pileux, et bien différente de la papulo-pustule ombiliquée de l'acne pilaris.

Dans le lichen pilaris par altération fonctionnelle de la papille, on trouve une matière muqueuse qui se concrète dans le follicule pileux et se montre au dehors sous la forme de plaques jaunâtres ou brunâtres. Il ne faut pas confondre ces plaques rugueuses et inégales avec celles qui s'observent dans l'acne pilaris.

Dans la mentagre pustuleuse, c'est le follicule pileux qui est enflammé ; il en résulte une pustule acuminée et non déprimée au centre. Au contraire, la pustule d'acné présente une ombilication comme nous l'avons remarqué.

Beaucoup de médecins prennent l'acne pilaris pour la syphilide pustulo-crustacée circonscrite, affection qui débute par de petites pustules acnéiques et se développe souvent sur la face et le cuir chevelu. Cependant on reconnaîtra cette affection aux symptômes suivants qui manquent dans l'acne pilaris : les pustules n'ont qu'une durée éphémère, se transforment rapidement en croûtes brunâtres entourées d'une auréole cuivrée ; la chute de ces croûtes laisse des cicatrices qui présentent une teinte cuivrée plus prononcée qu'au début de l'éruption, qui sont lisses et non plissées et gaufrées comme celles de l'acne pilaris.

2° Nous avons déjà décrit les acne *miliaris, indurata* et

rosacea, il ne nous reste donc plus qu'à indiquer les caractères qui nous permettront de reconnaître si ces variétés sont scrofuleuses ou arthritiques.

En général, l'acné miliaire scrofuleuse siège uniquement sur le visage et sur les épaules, et est associée à l'acne punctata et à l'acne indurata, caractères qui nous permettront de la séparer de l'acné miliaire arthritique. Quelquefois, cependant, l'acné miliaire scrofuleuse est généralisée ; c'est alors sur les antécédents et les phénomènes concomitants qu'il faut s'appuyer pour établir le diagnostic. Il faut se rappeler d'ailleurs que l'acné scrofuleuse ne donne pas naissance aux picotements que ressentent les malades affectés d'acné arthritique ni aux cicatrices caractéristiques de l'acné syphilitique.

L'acne indurata scrofuleuse siége aussi fréquemment à la face que sur le dos et souvent sur ces deux régions. Elle s'accompagne le plus habituellement de gourmes, d'adénopathie et des autres variétés d'acné scrofuleuse : acne punctata, pustuleuse, sébacée, etc.

L'acne indurata arthritique se développe par plaques sur le dos, la partie interne des cuisses, et coïncide fréquemment avec différentes affections arthritiques.

L'acne rosea peut être une affection scrofuleuse, arthritique ou pathogénétique, c'est-à-dire survenue à la suite de l'abus des liqueurs alcooliques. Comment parviendrons-nous à reconnaître la nature de ces différentes espèces d'acne rosea? Les caractères objectifs n'ayant rien de bien particulier pour chacune d'elles, ne pourront pas nous rendre de grands services dans le diagnostic qui a rapport à la nature de l'affection ; nous devrons donc nous appuyer sur les antécédents, les affections concomitantes, la constitution et l'état de santé du malade.

Acné syphilitique. — Il existe trois variétés de syphilides pustuleuses :

1° La syphilide pustuleuse lenticulaire ;

2° La syphilide pustuleuse miliaire ;

3° La syphilide pustuleuse phlyzaciée.

Les deux premières seules doivent être considérées comme des acnés syphilitiques, la troisième variété constitue l'ecthyma syphilitique.

La syphilide pustuleuse lenticulaire, ou l'acné syphilitique lenticulaire, est caractérisée par des boutons discrets et réunis en groupes, indurés à leur base, purulents à leur sommet, ressemblant assez, en un mot, aux pustules de la varioloïde.

L'éruption débute le plus souvent par la face ou par le cou, et envahit successivement le dos et les membres. Toutefois nous devons dire que dans l'acné vulgaire cette marche est encore plus marquée. Le sommet de chaque pustule se recouvre d'une croûte qui tombe après un certain laps de temps, et alors il ne reste plus qu'un bouton induré qu'il est facile de prendre pour une papule. Ce bouton qui, dans la plupart des cas, est gros comme une lentille, peut présenter un volume plus considérable sans jamais atteindre celui d'une merise, comme cela se voit dans la syphilide papulo-tuberculeuse exanthématique. Il finit lui-même par disparaître en laissant une petite cicatrice blanche, arrondie, légèrement déprimée, bien différente de la cicatrice allongée et plissée qui appartient à l'acné vulgaire.

Il est possible de confondre la syphilide pustuleuse lenticulaire avec l'acné vulgaire. Cependant les pustules de l'acné, plus volumineuses que celles de la syphilide lenticulaire, présentent une couleur rouge sombre, suppurent lentement, siégent principalement sur la face et le dos, ne s'observent jamais sur les membres inférieurs et sont suivies de petites cicatrices plissées et allongées ; tandis que celles de la syphilide ont une teinte cuivrée, suppurent plus rapidement, peuvent se montrer sur les membres et produisent ces maculatures cicatricielles que nous avons décrites plus haut.

La syphilide pustuleuse miliaire, vaguement décrite par les willanistes sous le nom d'*impétigo disséminé*, débute par le tronc et la face, et même par les membres.

Elle est caractérisée par de petites pustules, disposées en groupes disséminés, dont l'éruption se fait par poussées successives.

Ces petites pustules, ordinairement discrètes, sont à leur centre traversées par un poil et entourées d'une auréole d'un rouge vif, dont la teinte n'est point cuivrée, ainsi que l'a prétendu M. Cazenave. Leur sommet purulent se transforme bientôt en une croûte jaunâtre analogue à celle de l'impétigo scrofuleux.

Il résulte de cette description que les pustules de la syphilide pustuleuse miliaire ne sont pas caractéristiques; mais il n'en est pas de même des petites taches cicatricielles qui leur succèdent : elles sont, en effet, cuivrées, de forme arrondie, et présentent au centre une dépression par laquelle commence la décoloration. Au bout d'un certain temps, le centre est d'un blanc mat, tandis que le pourtour est encore cuivré.

HUITIÈME LEÇON.

DU LICHEN.

De toutes les affections génériques de la peau, nulle autre que le lichen ne présente un principe générateur aussi difficile à reconnaître; nulle autre ne laisse un plus grand doute dans l'esprit quand, après avoir diagnostiqué le genre on ne recherche pas quelle espèce le malade présente.

Le lichen, en effet, offre une origine multiple, reconnaît pour causes tous les principes générateurs des affections cutanées, c'est-à-dire la scrofule, la dartre, l'arthritis, la syphilis, les parasites et l'action des substances irritantes; aussi constitue-t-il l'une des affections génériques les plus intéressantes.

S'il est vrai que l'expression *lichen*, du mot grec λείχην, se retrouve dans tous les ouvrages de la littérature médicale grecque ou latine, du moins n'avait-elle pas une signification rigoureuse, et les médecins de l'antiquité s'en servaient-ils pour désigner notre impétigo ou les autres affections pustuleuses, la papule et la psore, c'est-à-dire les affections papuleuses et vésiculeuses. Il faut arriver à Willan et Bateman pour voir le sens du mot *lichen* être précisé avec netteté. Ce sont, en effet, ces deux médecins qui, les premiers, considérèrent le lichen comme une affection papuleuse et le définirent « une éruption étendue de boutons attaquant les adultes, liée à un dérangement intérieur et se terminant ordinairement par la teigne périodique non contagieuse ».

Sans doute cette définition laissait à désirer, mais du moins avait-elle le mérite de ranger exclusivement le lichen parmi les affections papuleuses. Par ces mots, d'ailleurs : « et se terminant par la teigne périodique », Willan voulait dire par une desquamation légère.

La définition de Biett est plus précise, et celle que nous donnons s'en rapproche beaucoup.

Définition. — Le lichen constitue pour nous une affection cutanée, caractérisée à sa période d'état par l'existence de papules nombreuses, discrètes et disséminées sur toute la surface du corps, ou réunies les unes à côté des autres de façon à former des groupes limités à certaines régions, papules accompagnées à une époque de leur existence d'une hypertrophie des papilles et d'une exagération des plis de la peau.

1° *Symptomatologie.* — Le lichen peut offrir une marche aiguë ou une marche chronique. C'est surtout dans le premier cas que l'on observe des symptômes prodromiques offrant plus ou moins d'analogie avec ceux des fièvres éruptives, c'est-à-dire de la courbature, un malaise général, de l'inappétence, un enduit blanchâtre à la surface de la langue, un mouvement fébrile, etc.

Des symptômes précurseurs peuvent cependant précéder le lichen chronique, et alors ils consistent dans une démangeaison ou un prurit quelquefois atroce à la surface de tout le corps, ou seulement des parties qui doivent être le siége du lichen.

Que des prodromes aient existé ou non, on voit apparaître, à la surface des téguments, des boutons pleins, c'est-à-dire ne contenant pas de liquide à leur intérieur, acuminés, ne dépassant pas la grosseur d'un grain de millet, présentant la coloration normale de la peau ou, au contraire, une couleur rosée ou rouge, discrets et disséminés sur de larges surfaces, ou réunis et groupés les uns à côté des autres, de manière à constituer des plaques nettement limitées et séparées par des intervalles de peau saine.

Si l'affection offre une marche aiguë, l'éruption se fait simultanément sur tous les points du corps, et en moins d'un septénaire les papules perdent leur coloration rouge, s'affaissent et se terminent par une desquamation furfuracée; si, au contraire, le lichen revêt la forme chronique, l'éruption est lente et les papules, d'abord limitées à une seule région envahissent successivement les autres parties du corps, à moins que, par suite de leur nature, elles n'aient pas de tendance à occuper toute la surface des téguments.

Lorsque le lichen a acquis son entier développement, et lorsque le malade ne s'est pas soumis à un traitement rationnel, on ne constate plus seulement l'existence des papules que je vous ai décrites il y a un instant, mais encore celle de plusieurs phénomènes caractéristiques : c'est-à-dire, d'une sécheresse particulière de la peau, d'un épaississement marqué de cette membrane, d'une exagération remarquable des rides qu'elle présente à l'état normal, d'un état granuleux de sa surface qui la fait ressembler à une peau de chagrin, et enfin si l'affection occupe des parties mobiles, telles que le creux poplité, le pli du coude, la paume des mains, de crevasses et de rhagades qui intéressent profondément le derme.

Le lichen est accompagné d'un prurit dont l'intensité, en général augmentée par la chaleur du lit, l'usage des boissons alcooliques ou de tout autre excitant, varie surtout avec la nature de l'affection : nul, en effet, dans le lichen syphilitique, modéré dans le lichen aigu et dans le lichen scrofuleux, il est très prononcé, quelquefois même intolérable, dans le lichen herpétique.

Sous l'influence des démangeaisons que le malade éprouve et des frictions répétées qu'il fait pour les calmer, apparaissent au sommet des papules irritées et excoriées des vésicules ou de petites croûtes squameuses, adhérentes dans un seul point, libres dans le reste de leur étendue, en sorte que l'on a sous les yeux un aspect qui simule assez bien celui des lichens qui recouvrent le tronc des vieux arbres ; ces croûtes laissent, en se détachant, des excoriations qui sont le siége, pendant un certain temps, d'un léger suintement séreux ; aussi confond-on assez souvent avec l'eczéma, le lichen parvenu à ce degré d'intensité.

Vous savez tous que c'est sous le nom de *lichen agrius* que l'on désigne la variété de lichen dont les papules sont excoriées et recouvertes de croûtes.

Marche. Durée. Terminaison. — Si le lichen revêt la forme aiguë, il disparaît en général, avons-nous dit, après une assez courte durée ; il peut cependant se prolonger pendant plusieurs septénaires à cause de la production d'éruptions successives, et dans des circonstances exceptionnelles, il passe à l'état chronique. Le lichen de la dentition peut persister au delà de sa durée habituelle, revêtir tous les caractères du lichen scrofuleux et ne plus céder qu'à un traitement antiscrofuleux. L'affection cutanée accidentelle a constitué dans ce cas une épine qui a provoqué l'éveil de la scrofule, maladie constitutionnelle jusqu'alors latente, et dont l'apparition a modifié les caractères de l'affection cutanée préexistante et en a prolongé la durée.

Le lichen chronique, au contraire, constitue une affection tenace et rebelle : il présente de temps en temps des améliorations qui donnent l'espérance d'une terminaison prochaine ; mais l'apparition d'une nouvelle poussée ne tarde pas à détruire nos illusions : aussi est-il impossible de fixer la durée de cette affection. D'ailleurs sa persistance est en rapport avec la cause qui lui a donné naissance : le lichen scrofuleux disparaît en général à l'âge de la puberté, tandis que le lichen herpétique tend d'autant plus à s'invétérer que le malade avance davantage en âge, et tandis que le lichen arthritique ne s'efface définitivement qu'au moment où surviennent des manifestations d'une période plus avancée de la maladie.

Le lichen peut se transformer sur place en une autre affection : c'est ainsi que le lichen agrius se transforme *in situ* en mélitagre et le lichen squameux en psoriasis ; c'est ainsi que les papules dégénèrent et se convertissent en tubercules ; quelquefois aussi subsistent consécutivement à la présence du lichen des taches brunes, noires, hyperchromateuses, qui ne disparaissent que lentement.

Siége anatomique. — M. Cazenave a placé le siége du lichen dans la papille nerveuse, et a considéré cette affection comme une névrose. Aux yeux de ce dermatologiste, le lichen constitue une affection nerveuse des papilles tactiles et la papule du lichen une papille pathologique.

Des objections sérieuses ont été adressées à M. Cazenave, relativement à cette manière de voir : on lui a fait remarquer que le lichen n'apparaissait jamais dans la paume des mains et au niveau des doigts, c'est-à-dire sur les parties du corps où existent le plus grand nombre de papilles ;

Que jamais les papilles du lichen n'affectaient la forme des papilles physiologiques ;

Que dans le lichen pilaris, l'affection avait bien réellement son siége sur la papille pileuse et non sur la papille tactile.

M. Hardy a émis une hypothèse nouvelle, et a placé le siége du lichen dans le corps muqueux de Malpighi.

Il nous paraît évident que ce corps muqueux de Malpighi, qui jouit d'une vitalité si obtuse et qui constitue un produit de sécrétion, ne peut donner naissance au lichen.

Nous pensons que cette affection a son siége dans la papille chargée de la sécrétion épidermique, et nous nous fondons principalement pour émettre cette assertion sur le fait de la sécrétion épidermique abondante, dont est accompagné le lichen de la face externe des membres.

Sémiologie. — Diagnostic. — L'ordre des affections papuleuses comprend le lichen et le prurigo ; or ces deux affections offrent des analogies assez grandes pour qu'il soit permis de les confondre ; quels sont donc les caractères distinctifs à l'aide desquels nous différencierons le lichen du prurigo ?

On a avancé que les papules du prurigo étaient plus

volumineuses que celles du lichen; sans doute cette assertion est vraie si l'on compare seulement le lichen herpétique au prurigo scrofuleux, mais il existe plusieurs espèces de lichen, un lichen scrofuleux, un lichen herpétique, un lichen arthritique, etc. Or n'est-il pas vrai que les papules du lichen scrofuleux offrent un volume plus considérable que celles du prurigo herpétique?

On a prétendu que le prurigo offrait au sommet des papules, des gouttelettes sanguines desséchées; mais quand le lichen est accompagné de démangeaisons très fortes, et quand le malade se livre à des grattages répétés, ces gouttelettes sanguines desséchées n'existent-elles pas?

Enfin les papules du lichen sont, d'après quelques dermatologistes, rapprochées, agglomérées les unes à côté des autres, confondues même, tandis que celles du prurigo offrent des caractères opposés. Sans doute, ce signe est excellent pour différencier le lichen chronique confluent du prurigo; mais lorsque le lichen est aigu, les papules sont aussi espacées, aussi disséminées que celles du prurigo.

Si aucun des caractères différentiels qui ont été signalés entre le lichen et le prurigo ne peut être accepté, quels sont donc les signes à l'aide desquels nous diagnostiquerons telle affection préférablement à telle autre? Les différences que l'on a signalées entre ces deux éruptions sont-elles essentiellement théoriques et ne peuvent-elles pas être saisies sur le vivant? Les lignes précédentes démontrent assez, ce me semble, que ces deux affections sont difficiles à différencier l'une de l'autre, et qu'au besoin on pourrait les réunir en une seule, n'en faire qu'un seul et même genre dermatologique. Telle est la conduite qu'a tenue Alibert, dont la plume a écrit que « le lichen différait si peu du prurigo, que ces deux affections avaient des caractères si peu pathognomoniques, qu'il les avait confondues en une seule et même affection ».

Il existe cependant quelques caractères à l'aide desquels il est possible d'établir le diagnostic différentiel de ces deux affections : le lichen est-il aigu, les papules sont disséminées sur la plus grande partie de la surface du corps, tandis que si l'affection dont le malade en observation est atteint est un prurigo, elle n'occupe qu'une partie limitée du corps. D'autre part, si le lichen est parvenu à sa troisième période, c'est-à-dire s'il est caractérisé par l'hypertrophie du derme, l'exagération des plis de la peau....., il n'est pas possible de le confondre avec le prurigo, dans le cours duquel on n'observe jamais ces phénomènes.

La gale a été confondue avec le lichen ; mais il faut remarquer que les médecins qui ont fait cette confusion n'ont pas commis une erreur de genre, n'ont pas pris un genre pour un autre, mais ont commis une erreur portant sur la nature de l'affection, ont attribué à l'éruption papuleuse symptomatique de la présence de l'acarus une nature autre que celle qu'ils devaient lui reconnaître. Ne savez-vous pas qu'il existe souvent chez les malades affectés de la gale une éruption caractérisée non-seulement par des vésicules, mais encore par des papules, qu'il existe en un mot un véritable lichen parasitaire ? Et n'est-il pas vrai qu'en avançant que ces malades sont affectés de lichen, on n'erre pas sur le genre, mais on porte un diagnostic incomplet, on ne spécifie pas l'espèce de lichen dont le malade est atteint (1) ?

Quoi qu'il en soit, il est des caractères qui permettent de reconnaître la nature de l'éruption papuleuse, de ne pas confondre le lichen parasitaire avec le lichen de cause interne; n'existât-il pas en effet de sillons, les organes sexuels fussent-ils exempts de toute éruption, que l'immunité de la face, l'existence de pustules dans la paume des mains et sur les éminences thénar et hypothénar, la présence de phénomènes semblables chez les personnes avec lesquelles a couché le malade, l'existence de démangeaisons plus vives la nuit que le jour vous permettraient de soupçonner la nature parasitaire de l'affection. Le plus souvent, d'ailleurs, on observe des galeries épidermiques ou sillons à l'extrémité desquels existe un petit point blanc, indice de la présence de l'acarus.

L'eczéma, que vous l'envisagiez à l'une ou à l'autre de ses trois périodes, à la période d'éruption, à celle d'exhalation, ou à celle de dessiccation, l'eczéma peut être confondu avec le lichen. Toutefois le diagnostic différentiel est ordinairement facile.

L'eczéma à sa première période et le lichen sont caractérisés par l'existence d'élévations boutonneuses; mais dans la première de ces deux affections les éléments sont vésiculeux, tandis que dans la seconde on observe des saillies pleines et solides.

Lorsque l'eczéma est parvenu à sa deuxième période, il

---

(1) Ces réflexions sont applicables au diagnostic de la gale et de l'eczéma.
(Note du Traducteur.)

ne peut être confondu qu'avec le lichen dont les papules ont été excoriées ou dont les papules sont surmontées à leur sommet d'une vésicule, qu'avec un lichen qui donne naissance, en un mot, à un suintement assez abondant. Mais, tandis que dans l'eczéma parvenu à cette période on observe de larges squames à la surface des parties malades, on ne constate, lorsqu'existe un lichen, que la présence de croûtelles fragmentées, adhérentes et individuelles pour chaque papule. D'autre part, si un liquide transparent s'écoule de la surface malade, sa quantité beaucoup plus considérable dans l'eczéma que dans le lichen permettra d'établir sûrement son diagnostic.

Enfin, à la troisième période de l'eczéma comme au déclin du lichen, on observe la formation de squames à la surface des téguments; mais, tandis que, s'il existe un lichen, on constate, en même temps que cette desquamation, un état hypertrophique du derme et l'exagération des plis de la peau, c'est plutôt un amincissement qu'un épaississement des téguments que l'on observe, s'il existe un eczéma.

On a écrit qu'il était possible de confondre le *lichen urticatus* avec l'urticaire, mais le diagnostic différentiel de ces deux genres n'a pas pour nous sa raison d'être, puisque nous admettons avec Alibert et M. Hardy que le lichen urticatus n'est qu'une variété de l'urticaire. Le lichen urticatus offre, en effet, tous les caractères de l'urticaire : il est caractérisé par l'existence de papules rouges ou rosées, volumineuses, et dont la durée est aussi éphémère que celle de l'urticaire proprement dite.

Le psoriasis et l'ichthyose sont deux affections squameuses que l'on pourrait confondre, à la rigueur, avec le lichen invétéré. Mais l'ichthyose est une affection congénitale et arrêtée dans son évolution, le lichen une affection en voie d'évolution et survenue à une époque plus ou moins avancée de la vie du malade. D'autre part, le psoriasis est caractérisé par des plaques saillantes au-dessus des parties environnantes, recouvertes de squames nacrées, argentées, adhérentes et lamelleuses, débute, en général, par les coudes et les genoux, et n'est le siége d'aucune démangeaison ou seulement d'un prurit léger que l'on ne saurait comparer au prurit atroce dont sont atteints les malades affectés de lichen.

L'herpès circiné offre de l'analogie avec le lichen circonscrit ; mais, tandis que l'herpès offre une forme très régulière et que sa circonférence est parsemée de vésicules, le lichen est caractérisé par l'existence de papules existant au centre et à la circonférence de la plaque et devient le siége d'une desquamation farineuse, quand le centre s'affaisse et marche vers la guérison ; enfin l'extension de chaque plaque se fait par l'apparition à la circonférence d'un cercle papuleux et non d'un cercle vésiculeux.

L'*erythema papulatum* du dos de la main et de la face est caractérisé par l'existence de saillies ressemblant jusqu'à un certain point aux papules du lichen, mais qui ne sont pas accompagnées de démangeaisons et reposent sur un fond rouge existant aussi dans leur intervalle.

La couperose pourrait enfin être confondue avec le lichen de la face ; mais, tandis que cette dernière affection occupe le front, la couperose a pour siége de prédilection les joues, le nez, les lèvres et le menton, est accompagnée de pustules d'acne indurata et d'acné pustuleuse, de la dilatation des capillaires cutanés, tous caractères que l'on n'observe jamais dans le lichen.

Pronostic. — Le lichen constitue une affection tenace, qui résiste aux agents thérapeutiques dont nous disposons, récidive quand nous avons été assez heureux pour la faire disparaître, et enfin s'accompagne quelquefois (lichen herpétique) d'un prurit atroce, désespoir du malade et du médecin; aussi entraîne-t-il à sa suite, en raison de ces circonstances, un pronostic assez fâcheux.

La gravité du lichen varie d'ailleurs avec sa nature : cette affection reconnaît-elle pour origine une cause externe, elle disparaîtra avec la cessation de la cause, si le malade n'est pas sous l'influence d'une maladie constitutionnelle, telle que la scrofule, la dartre, etc., et ne doit pas, en conséquence, être regardée comme sérieuse ; reconnaît-elle, au contraire, pour principe une cause interne, une maladie constitutionnelle, le pronostic varie avec la maladie dont elle est l'effet : le lichen syphilitique dont nous pouvons si facilement obtenir la disparition, constitue l'espèce la moins grave et n'a d'importance, au point de vue du pronostic, qu'en dévoilant l'existence de la syphilis, dont les manifestations ultérieures sont désormais suspendues au-dessus de la tête du malade ; le lichen scrofuleux et le lichen arthritique cèdent assez facilement aux agents thérapeutiques mis en usage, circonstance qui rend le pronostic favorable ; enfin le lichen herpétique, si souvent rebelle aux médications les plus rationnelles et les mieux dirigées, qui occasionne un prurit si atroce, entraîne à sa suite un pronostic des plus fâcheux.

Traitement du lichen. — Les indications thérapeutiques

sont fournies par l'affection générique elle-même et par la nature de cette affection.

1° *Indications fournies par l'affection générique.* — Si le lichen se présente à l'état aigu, c'est à la médication émolliente qu'il faut avoir recours ; ce sont les bains d'amidon, les bains de son, etc., les tisanes émollientes, qu'il faut conseiller.

Le lichen est-il, au contraire, passé à l'état chronique, il est trois des symptômes qu'il présente qui réclament une médication spéciale, ce sont :

Le prurit,
L'état hypertrophique de la peau,
La sécheresse de la peau.

Si l'on veut calmer le prurit, on devra mettre en usage les bains frais, les lotions avec l'eau blanche, l'eau aluminée ou vinaigrée, les lotions de sublimé selon la formule suivante :

Sublimé............... 0gr,10
Eau................... 300 grammes,

les pommades opiacées ou à la glycérine, l'oxyde de zinc, le sublimé, etc., l'huile de cade pure ou mitigée avec l'huile d'amandes douces.

Il est d'ailleurs utile de savoir que le prurit, comme les autres symptômes, réclame une médication différente suivant sa nature, que l'huile de cade donne des résultats merveilleux s'il s'agit d'un lichen scrofuleux, et réussit beaucoup moins s'il s'agit d'un lichen dartreux, etc.

Existe-t-il un état hypertrophique de la peau, on emploiera avec avantage les frictions fondantes, les pommades avec l'iodure de potassium ou l'iodure de plomb, ou l'extrait de ciguë, ou les substances alcalines.

Enfin, si la peau est rude et sèche, c'est aux bains de vapeur qu'il faudra avoir recours.

Mais en vain mettrait on tous ces moyens en usage pendant un laps de temps très long, on ne parviendrait jamais à guérir complétement le malade : la manifestation cutanée s'effacerait sans doute, mais pour reparaître dès que l'on cesserait l'emploi des moyens externes. Il faut, selon nous, pour obtenir une guérison radicale, pour éviter les récidives, satisfaire non-seulement aux indications fournies par l'affection générique, mais encore à celles qui sont fournies par la nature du lichen.

2° *Indications fournies par la nature de l'affection.* — Si le lichen reconnaît pour origine une cause externe, il est indispensable de soustraire le malade à l'action de la cause qui a engendré l'affection.

Le lichen est-il artificiel, c'est-à-dire dû à la profession du malade (forgeron, cuisinier), à des frictions avec des pommades, telles que la pommade à l'ipécacuanha, il suffira de conseiller au malade de changer de profession ou de cesser l'usage de la pommade pour voir disparaître l'affection ; c'est ainsi que l'année dernière il nous suffisait après avoir provoqué une éruption lichénoïde à l'aide de frictions avec la pommade à l'ipécacuanha, de cesser l'usage de l'agent irritant et d'employer les émollients pour voir l'affection papuleuse s'effacer en peu de temps.

Le lichen est-il dû à l'existence de parasites animaux ou végétaux à la surface du corps, il faut conseiller la friction insecticide s'il est symptomatique de la présence de l'acarus, l'épilation et les parasiticides s'il a pour cause le trichophyton.

Si le lichen constitue la manifestation cutanée d'une maladie constitutionnelle, de la syphilis, de la scrofule, de l'arthritis ou de la dartre, il faut mettre en usage une médication différente suivant la maladie dont il est l'effet.

Est-il syphilitique, vous aurez recours aux pilules de protoiodure d'hydrargire.

Est-il scrofuleux, vous ordonnerez la tisane de houblon sucrée avec le sirop antiscorbutique, le sirop de fer, les frictions avec l'huile de cade, etc.

Est-il arthritique, vous conseillerez la tisane de bardane, le sirop alcalin, l'eau de Vichy, et à l'extérieur l'huile de cade mitigée.

Est-il herpétique, vous prescrirez la solution d'arséniate d'ammoniaque, ou les pilules avec l'arséniate de fer, les lotions et les bains avec l'arséniate de soude.

Cette manière d'envisager la thérapeutique du lichen concilie des opinions essentiellement dissidentes : M. Hardy proscrit les alcalins ; eh bien ! nous adoptons cette opinion s'il s'agit d'un lichen dartreux, mais nous la rejetons si nous avons à traiter un malade affecté d'un lichen arthritique.

M. Devergie repousse, au contraire, les arsenicaux et préconise les alcalins : évidemment il est tombé dans l'erreur opposée à celle qu'a commise M. Hardy, a évité Scylla pour tomber dans Carybde.

Les eaux minérales auxquelles on doit envoyer les malades affectés de lichen, varient aussi avec l'espèce de lichen : si cette affection est l'effet de la scrofule, on engagera le malade à aller passer une saison aux eaux de

Louesche ou de Kreuznach ; si, au contraire, elle est arthritique, c'est vers les sources de Vichy, de Royat, d'Ems, de Worms, etc., qu'on le dirigera ; enfin, si elle constitue une manifestation herpétique, c'est une eau arsenicale, telle que celle de Plombières, de la Bourboule, ou une eau sulfureuse legère, telle que celle d'Uriage, de Saint-Gervais, que l'on conseillera.

CLASSEMENT DU LICHEN.

Willan et Bateman ont rangé dans l'ordre des papules les trois affections suivantes : le *strophulus*, le *lichen* et le *prurigo*.

M. Gibert place également le lichen dans l'ordre des papules à côté du prurigo ; il a écrit : « Le genre strophulus décrit à part par Bateman constitue, à proprement parler, une espèce intermédiaire entre les exanthèmes et les papules : tantôt les élevures se rapprocheraient de celles de l'urticaire, tantôt s'entoureraient d'une rougeur érythémateuse, tantôt offriraient une grande analogie avec les papules du prurigo, tantôt ressembleraient davantage à celles du lichen ; quoi qu'il en soit, sans trop nous écarter de la classification anglaise, nous avons préféré ne pas séparer le strophulus du genre lichen, et le décrire comme une variété de cette affection papuleuse. »

Ainsi, l'ordre des papules de M. Gibert ne comprend que le prurigo et le lichen.

Cette opinion a été adoptée par M. Cazenave, dont la plume a écrit : « Les papules comprennent deux genres : le prurigo et le lichen..... » Et plus loin, « le strophulus n'est qu'une variété de lichen. »

M. Devergie a admis l'opinion des auteurs anglais : « Le groupe des affections papuleuses, a-t-il écrit, comprend trois maladies qui ont entre elles de l'analogie dans la forme morbide et les phénomènes qu'elles développent; ce sont : le lichen, le strophulus et le prurigo. »

Cependant il se met pour ainsi dire en contradiction avec lui-même, en commençant l'article Strophulus par ces mots : « Willan a donné cette richesse de dénominations à diverses variétés d'une forme de lichen qui affecte les enfants à la mamelle. » Mais si le strophulus est une forme de lichen, pourquoi le décrire comme un genre spécial?

M. Rayer range également dans l'ordre des papules le lichen, le strophulus et le prurigo.

Nous pouvons résumer la manière dont les willanistes ont envisagé le classement du lichen, en disant que tous ont placé cette affection dans l'ordre des papules, mais que certains d'entre eux ont considéré le strophulus comme un genre spécial, et certains autres comme une variété de lichen. Du moins, ce classement du lichen est-il passible de tous les reproches que nous avons faits, au classement de l'eczéma, de l'acné, etc.

2° *École d'Alibert.* — Alibert n'a pas considéré le lichen comme une affection générique, mais a décrit cette affection comme une espèce du genre prurigo de la famille des dermatoses scabieuses.

Le neuvième groupe des dermatoses d'Alibert constitue, en effet, le groupe des dermatoses scabieuses, groupe dont le caractère général est de provoquer à la surface de la peau un prurit plus ou moins violent, suivi ou non de desquamation, et qui porte les malades à se gratter sans cesse pour éteindre ou apaiser la sensation pénible qui les incommode. Ce groupe comprend deux genres : la gale et le prurigo ; cette dernière affection offre quatre espèces parmi lesquelles se trouve le prurigo lichénoïde ou furfurant (*prurigo lichenoides vel furfurans*), espèce ainsi appelée, « parce que les papules prurigineuses finissent par produire une furfuration analogue à celle du son ou de la farine, d'où vient que certains auteurs, Plenck et Willan en particulier, la désignèrent sous le nom de *lichen*, d'autres sous celui d'*herpes farinosus*. »

Ai-je besoin de faire remarquer combien est peu naturelle une famille dont les membres ne présentent d'autre lien de parenté que la démangeaison, offrent une origine essentiellement différente (prurigo et gale).

Que sont devenus dans la classification de M. Hardy les deux genres des dermatoses scabieuses d'Alibert ? La gale est placée, et à juste raison, parmi les affections parasitaires, mais le prurigo fait à tort partie de l'ordre des maladies cutanées accidentelles ; notre collègue admet que le prurigo n'est jamais idiopathique, qu'il faut toujours rechercher la cause qui lui a donné naissance; que dans l'immense majorité des cas il annonce une affection parasitaire : la gale ou la phthiriase ; qu'il est quelquefois lié au strophulus ou dépend d'une névrose de la peau, et, tandis qu'Alibert ne reconnaît pas la séparation du prurigo et du lichen, décrit cette dernière affection dans la classe des dartres, et professe que le lichen reconnaît exclusivement le vice dartreux pour origine.

D'autre part, ce dermatologiste ayant observé que le lichen pouvait reconnaître pour cause la profession du malade, l'exposition à la chaleur de la forge ou des fourneaux, et ne pouvant sans inconséquence considérer ce lichen artificiel comme une dartre, puisqu'il n'offre aucun des caractères qu'il a assignés aux affections herpétiques : hérédité, tendance à l'extension, marche chronique, récidive, le sépara du lichen dartreux et en fit un genre qu'il décrivit sous le nom de *strophulus* et plaça à côté du prurigo dans la classe des maladies cutanées accidentelles.

Le strophulus de M. Hardy correspond donc à notre lichen artificiel, et non, ainsi que le prétend notre collègue, à notre lichen scrofuleux ; il existe, en effet, de grandes différences entre ces deux affections : le strophulus de M. Hardy disparaît spontanément sous l'influence des émollients et de la soustraction de la cause, tandis que le lichen scrofuleux ne cède jamais qu'à l'usage prolongé d'une médication antiscrofuleuse, etc.

Ainsi, M. Hardy a considéré le lichen et le strophulus comme deux genres distincts, qu'il a placés, le premier dans la classe des dartres, le second dans celle des maladies cutanées accidentelles.

Joseph Frank a décrit le lichen dans trois chapitres : dans celui du strophulus, dans celui du psydracia et dans celui de l'herpès furfureux.

M. Gintrac (de Bordeaux) a donné la description du lichen aigu et du strophulus ou lichen aigu de la première enfance dans la classe des fièvres éruptives et des exanthèmes aigus, et celle du lichen chronique dans la classe des herpétides, à côté de l'urticaire et du prurigo ; enfin, il a mentionné le lichen arthritique, puisqu'il dit : « On voit le lichen et le prurigo alterner avec des attaques de goutte. »

Ce classement ne peut recevoir notre approbation, parce qu'il n'est pas rare d'observer chez les enfants des lichens aigus que l'on peut, à bon droit, rattacher à la dentition, se généraliser, devenir chroniques, persister jusqu'à la puberté, constituer en un mot des lichens scrofuleux.

Dira-t-on que dans la première période ils constituaient des exanthèmes et dans la seconde des dartres? Étranges dartres en vérité que celles qui se substituent *in situ* à des pseudo-exanthèmes ! Pour nous, la dartre et le pseudo-exanthème constituent une seule et même affection : un lichen scrofuleux. Quant au lichen aigu, proprement dit, c'est un lichen artificiel.

Tous ces classements du lichen, willanistes ou alibertistes, sont donc entachés d'un vice radical, les uns parce qu'ils rapprochent des affections de nature différente en rangeant dans l'ordre des papules toutes les espèces de lichen (Gibert, Cazenave, Devergie), les autres parce qu'ils réunissent des affections qui n'ont pas de caractères communs, la gale et le prurigo (Alibert), ou confondent toutes les espèces de lichen, le lichen arthritique, le lichen scrofuleux, le lichen herpétique, etc. (Hardy).

A ces classements peu naturels nous avons substitué le suivant :

Envisageant le lichen comme une affection générique, nous l'avons placé dans l'ordre des papules à côté du prurigo.

Considérant d'autre part le lichen, comme une affection spéciale, nous l'avons placé parmi les affections de cause externe et parmi les affections de cause interne.

Le lichen de cause externe est artificiel ou parasitaire.

Le lichen de cause interne est scrofuleux, arthritique, herpétique ou syphilitique.

ÉNUMÉRATION ET DESCRIPTION DES ESPÈCES ET VARIÉTÉS DE LICHEN.

1° *École de Willan*. — Bateman a admis sept variétés de lichen :

1° Le *lichen simplex* est caractérisé par une éruption de boutons rouges, paraissant d'abord sur la face et sur les bras, et s'étendant au reste du corps. Cette maladie est précédée de phénomènes généraux et disparaît après une durée de dix jours à trois semaines; aussi, ajoute-t-il, peut-elle être confondue avec la rougeole, la scarlatine.

2° Le *lichen pilaris* est simplement une modification de l'espèce précédente, les boutons paraissant seulement aux racines des poils de la peau. A nos yeux, le lichen pilaris de Bateman est une affection arthritique ; ce dermatologiste avait d'ailleurs fidèlement observé ses relations avec les affections arthritiques, puisqu'il dit qu'elle alterne souvent avec de la céphalalgie et des maux d'estomac.

3° Le *lichen circonscrit* est caractérisé par des faisceaux ou réunions de boutons qui ont un bord très marqué et une forme irrégulièrement circulaire; quelques-uns d'entre eux sont stationnaires pendant une ou deux semaines, après lesquelles ils disparaissent; mais de nouveaux bords parsemés de boutons assez larges, qui finissent par se réunir, augmentent progressivement l'éruption : elle peut se transformer en psoriasis.

4° Le *lichen agrius* se manifeste à la suite de symptômes fébriles qui sont adoucis par le développement de cette éruption papuleuse. Les boutons se manifestent sous la forme de larges taches qui sont d'un rouge vif, sont atteints d'une inflammation qui s'étend très loin et accompagnés de démangeaisons et de douleurs vives et cuisantes. Ces symptômes seraient très affaiblis le matin et augmenteraient après le dîner ; cette éruption serait quelquefois accompagnée de vésicules, pourrait se terminer après des attaques répétées en une maladie appelée *impétigo*.

5° Le *lichen lividus* est caractérisé par la couleur d'un rouge foncé ou livide de ses boutons qui paraissent surtout sur les extrémités, ne sont pas accompagnés de fièvre, et persistent plus que ceux des variétés précédentes. Le *lichen lividus* est un lichen arthritique que nous avons décrit sous le nom de *lichen lividus*, ou à papules déprimées.

6° Le *lichen tropicus* est exclusif aux pays chauds.

7° Enfin le *lichen urticatus* est ainsi appelé, dit Bateman, parce que les boutons ressemblent si fort aux empreintes faites par les morsures de punaise qu'ils en imposent à l'observateur. Cette éruption serait particulière aux enfants. Nous avons déjà dit à l'article *Diagnostic* que c'était une variété d'urticaire.

M. Cazenave admet avec Biett deux formes principales : Le *lichen simplex* et le *lichen agrius*.

La première forme peut se présenter à l'état aigu ou à l'état chronique. A l'état aigu, elle est caractérisée, dit-il, par des papules du volume d'un grain de millet, rouges ou rosées, accompagnées de cuisson, et dont la durée ne dépasse pas un septénaire.

A l'état chronique, les papules offrent la même coloration que celle de la peau et se perpétuent pendant des mois entiers. Le *lichen simplex* offre d'ailleurs des variétés que nous connaissons, ce sont :

  Le lichen pilaris,
  Le lichen lividus,
  Le lichen circumscriptus,
  Et le lichen urticatus,

que M. Cazenave regarde comme une variété très importante et qui ne constitue pas un lichen.

M. Cazenave ne décrit pas le lichen tropicus de Bateman, mais ajoute aux variétés de l'auteur anglais le lichen gyratus caractérisé par la disposition des papules en forme de rubans.

Enfin le strophulus que Bateman considérait comme un genre à part, ne constitue pour M. Cazenave qu'une variété de lichen affectant essentiellement les enfants à la mamelle, existant toujours à l'état aigu, et consistant dans une éruption de papules rouges et blanches et accompagnées de démangeaisons.

Cet auteur admet d'ailleurs les cinq variétés de strophulus reconnues par Bateman :

Le *strophulus intertinctus*, dont les papules enflammées, éparses, sont entremêlées de taches érythémateuses;

Le *strophulus confertus*, dont les papules sont confluentes ;

Le *strophulus volaticus*, dont les papules sont disposées par petits groupes peu nombreux, arrondies et répandues sur diverses régions.

Le *strophulus albidus*, dont les papules sont blanches

et quelquefois entourées d'une légère auréole inflammatoire ;

Le *strophulus candidus*, dont les papules sont plus larges et sans inflammation à leur base.

La seconde forme de lichen admise par M. Cazenave est le *lichen agrius*, forme qui tantôt succède au *lichen simplex*, tantôt survient d'emblée.

Le lichen agrius est caractérisé par des papules rouges, enflammées, devenant le siége de petites ulcérations d'où s'écoulerait un liquide séro-purulent qui se concréterait et formerait de véritables petites croûtes jaunâtres, pouvant se reproduire pendant un temps assez long. Des démangeaisons atroces accompagnent cette éruption.

Après avoir duré plusieurs septénaires la quantité du liquides séro-purulents devient de moins en moins abondante, les squames plus sèches et la peau reprend ses caractères habituels.

M. Gibert a admis toutes les variétés de Bateman, mais il a décrit le strophulus comme une espèce de lichen et non comme un genre spécial, et a admis une variété nouvelle qu'il a désignée du nom de *lichen acarique*. Ce lichen se montre, dit-il, vers la fin de l'été chez les citadins qui vont se promener à la campagne, dans les lieux boisés. (*Voyez* page 320.)

M. Rayer a accepté les variétés de Willan et de Bateman et a décrit les *lichens simplex, pilaris, circumscriptus, agrius, urticatus, lividus, tropicus;* mais, en outre, il a admis quatre variétés de siége : le lichen de la face, le lichen des membres, le lichen des parties génitales et de la marge de l'anus, le lichen du cuir chevelu.

1° Le *lichen de la face* est commun, dit-il, pendant l'été chez les personnes dont le visage est habituellement exposé aux ardeurs du soleil ; il est caractérisé par une desquamation furfuracée décrite sous le nom de *dartre farineuse*; lorsqu'il passe à l'état chronique, la peau devient jaunâtre, sèche et furfuracée ; enfin l'éruption augmente sous l'influence des spiritueux.

Cette affection ne nous paraît pas être un lichen, mais un pityriasis ou une acne rosea.

2° *Lichen des membres*. Les bras et les avant-bras des cuisiniers, habituellement exposés à l'influence d'une température très élevée sont souvent atteints d'un lichen simple ;

Cette variété constitue évidemment un lichen artificiel.

3° Le *lichen des parties génitales* et *de la marge de l'anus* est, de toutes les variétés de cette éruption, la plus rebelle et la plus difficile à distinguer de l'eczéma lorsque les grattages du malade ont déterminé un suintement assez abondant.

Cette affection forme sans doute une manifestation arthritique.

4° *Lichen du cuir chevelu*. Il est rare, dit M. Rayer, que le lichen attaque primitivement le cuir chevelu, mais lorsque cette éruption est développée sur la nuque, le front ou les tempes, elle peut envahir les parties environnantes. Une vive démangeaison, une desquamation furfuracée en sont les symptômes principaux.

Nous ne saurions voir dans les caractères assignés à cette variété de lichen des signes du lichen, et nous pensons que cette description se rapporte plutôt au pityriasis.

M. Devergie prétend qu'il faut attaquer de front la définition des auteurs en vertu de laquelle le lichen doit être considéré comme n'étant pas de nature contagieuse ! Ce médecin posséderait plusieurs faits incontestables de la transmission de l'affection, au moyen d'un contact plus ou moins prolongé. Eh bien ! messieurs, nous croyons que notre collègue a émis une assertion erronée et contre laquelle nous ne saurions trop nous élever.

Sans doute le lichen symptomatique de l'existence de l'acarus ou du trichophyton peut se développer chez une autre personne à la suite du transport du parasite qui en est la cause, mais le lichen artificiel, le lichen constitutionnel peuvent-ils se développer par simple contact d'un individu avec un autre?

Il existe, selon M. Devergie, des formes simples et des formes composées de lichen. Les formes simples sont nombreuses et peuvent se grouper autour de deux variétés principales : le *lichen simplex* et le *lichen agrius*.

Le lichen simplex se rencontre sous trois dispositions différentes : le lichen diffus, qui se montre sur une partie quelconque du corps, la jambe, l'avant-bras, la poitrine ;

Le lichen circonscrit dont nous avons déjà parlé ;

Le *lichen gyratus*, dont les papules disposées en petits groupes, forment une espèce de ruban.

Mais, quelle que soit la forme que revêt le lichen simplex, il peut être discret ou confluent, aigu ou chronique, et lorsqu'il est confluent ou chronique, il devrait, dit M. Devergie, porter le nom de *lichen agrius ferox*.

Il existerait donc deux variétés de lichen agrius, le lichen simplex, transformé en lichen agrius et le lichen agrius primitif!

Enfin il existe, d'après M. Devergie, deux autres variétés de lichen simplex, le *lichen pilaris* et le *lichen lividus*. Ces deux variétés constituent pour nous des variétés de lichen arthritique.

Le lichen agrius forme, selon M. Devergie, une espèce importante : il est caractérisé, d'après cet auteur, par l'existence de papules volumineuses dont la majeure partie donne lieu, avec le temps, à une sécrétion purulente à leur sommet, comme les pustules ; par des démangeaisons beaucoup moins intenses que celles qui accompagnent le lichen simplex confluent, par une ténacité très grande, et enfin par son apparition chez des enfants doués d'un tempérament lymphatique.

Ce lichen agrius constitue pour nous une affection scrofuleuse ; aussi avons-nous écrit dans notre *Traité de la scrofule*, qu'en décrivant le lichen agrius, M. Devergie avait décrit de main de maître le lichen scrofuleux.

Le lichen agrius pourrait d'ailleurs se présenter sous trois formes différentes : *lichen agrius diffusus, circumscriptus* et *gyratus*, c'est-à-dire dans les mêmes conditions que le lichen simplex.

Nous ne pouvons accepter ces divisions. Le lichen agrius n'occupe jamais une surface limitée, mais est caractérisé, au contraire, par des papules disséminées sur toute l'étendue des téguments ; jamais enfin on ne voit, ainsi que l'affirme M. Devergie, l'éruption former des traînées de papules obliquement dirigées de dehors en dedans.

Il existe, selon M. Devergie, trois formes composées de

lichen : le *lichen urticans*, le *lichen eczémateux* et le *lichen herpétiforme*.

Le lichen urticans ne constitue pas pour nous une variété de lichen, mais une variété d'urticaire ; il est caractérisé, en effet, par des papules volumineuses, rosées ou décolorées, qui présentent une marche fugace comme celle du cnidosis.

Le lichen eczémateux est une forme à la fois papuleuse et vésiculeuse. « Elle affecte, dit M. Devergie, la partie externe des membres sous la forme de plaques arrondies, disséminées, sécrétantes, surtout au début de la maladie et donnant alors de la sérosité roussâtre comme l'eczéma ; puis la sécrétion s'arrête peu à peu, et l'état papuleux se montre nettement dessiné. »

Cette forme de lichen constitue pour nous une variété d'eczéma arthritique.

Le lichen herpétiforme est très rare ; il est caractérisé, selon notre collègue, par des plaques nettement arrondies, terminées par un bourrelet et parsemées de papules nombreuses, et ne donnant pas naissance à une sécrétion appréciable. Ces plaques offrent une grande ténacité, tendent à s'élargir et amènent des démangeaisons très prononcées. La différence principale qui existe entre cette variété et la précédente, c'est que l'une est sécrétante (lichen eczémateux), ce qui la relie au tempérament lymphatique et nerveux, et que l'autre sécrète peu et se relie au tempérament bilieux et nerveux.

Nous venons de vous dire que le lichen eczémateux était une manifestation arthritique, nous pensons que le lichen herpétiforme est une affection symptomatique de l'existence de parasites.

2° *École d'Alibert*. — Alibert n'a admis qu'une seule espèce de lichen, a rattaché cette affection exclusivement à la dartre.

M. Gintrac admet un lichen aigu et un lichen chronique. La première espèce est décrite dans la classe des fièvres éruptives et des exanthèmes aigus, la seconde dans la classe des maladies cutanées chroniques. Je vous ai déjà exposé les défauts d'une telle manière de voir, il est donc inutile d'y revenir; ajoutons que le lichen aigu de M. Gintrac, qui se développe en général chez les individus soumis à l'action d'une forte chaleur, chez les forgerons, les cuisiniers, les faucheurs ou les laboureurs, etc.; que ce lichen aigu est une affection artificielle et non une fièvre éruptive; que si le strophulus ou lichen aigu de la première enfance est souvent lié au travail de la dentition, à un dérangement des voies digestives, à une mauvaise alimentation, du moins ces divers états doivent-ils être regardés comme la cause occasionnelle et non comme la cause interne de l'affection; que la scrofule est la maladie à laquelle on doit rattacher le plus souvent le strophulus ou lichen aigu des enfants; qu'enfin, si cette affection n'est pas scrofuleuse, elle est artificielle.

Les variétés de siége ou de forme admises par M. Gintrac sont les mêmes que celles des willanistes; il est donc inutile de les indiquer.

M. Hardy considère le lichen comme une manifestation exclusivement dartreuse (1), n'admet, en un mot, qu'une

---

(1) Dans les leçons sur les affections cutanées dartreuses professées pendant l'année 1861 à l'hôpital Saint-Louis et rédigées par la plume de mon ami le docteur Pihan Dufeillay, M. Hardy ne décrit plus le lichen dans un

seule espèce de lichen et n'accorde une description spéciale qu'aux quatre variétés suivantes : *lichen simplex, circonscrit, agrius* et *invétéré*, se contentant d'énumérer les *lichens tropicus, urticatus, lividus, pilaris, podicis,* etc.

chapitre spécial, ne le considère plus comme un genre particulier. « On a répété, dit-il, pour le lichen, les mêmes objections déjà faites à la réunion du pityriasis et de l'eczéma ; cette fois encore nous ne chercherons pas à les réfuter autrement que par l'examen des faits. Pour nous dans la majorité des cas, le lichen est une éruption de nature dartreuse se rattachant au genre eczéma dont elle forme, non plus une variété comme l'impétigo, mais une espèce particulière, reliée toutefois au genre par des caractères si intimes, qu'on ne saurait l'en séparer et qu'en thérapeutique, plus encore qu'en diagnostic, il importe de les envisager simultanément.

» Le lichen offre trois caractères pathognomoniques, c'est la rudesse de la peau, l'augmentation de son épaisseur et l'exagération de ses rides.

» Ces trois lésions fondamentales semblent tout d'abord étrangères à l'eczéma. Mais il nous faut remarquer qu'elles caractérisent le lichen confirmé, qu'elles sont loin de se rencontrer au début de l'affection et que ce n'est que progressivement et par une série d'altérations et transformations successives que la peau subit des changements aussi profonds et aussi nets. A la période initiale, le lichen offre une quantité considérable de petites papules agminées, pleines, mélangées intimement à un certain nombre de vésicules, voire même de vésico-pustules. »

Nous ne pouvons accepter la manière de voir de M. Hardy : nous croyons que le lichen est caractérisé uniquement à la période initiale par des papules et non par des papules mélangées à des vésicules et même à des vésico-pustules ; nous pensons que si l'eczéma donne naissance à une certaine période de son existence à des altérations tégumentaires offrant une très grande analogie avec celles que l'on observe dans le cours du lichen, du moins n'est-ce pas là une raison pour confondre l'eczéma et le lichen en une seule affection, pour réunir deux états morbides caractérisés à leur période d'état l'un par l'existence de papules et l'autre par l'existence de vésicules. Pourquoi ne confondrait-on pas aussi l'hystérie et l'épilepsie, maladies qui offrent tant de points de contact, se trouvent si souvent associées l'une à l'autre ? Pourquoi n'agirait-on pas ainsi à l'égard de la congestion et de l'apoplexie cérébrale ? Sans doute il serait très utile de pouvoir réduire à un petit nombre toutes les espèces morbides, mais la science ne peut se prêter à toutes les simplifications qu'il plaît à notre imagination de concevoir et de désirer !

(NOTE DU RÉDACTEUR.)

Vous apprendrez dans un instant que les lichens lividus et pilaris ont à nos yeux une grande importance, constituent pour nous des manifestations constantes de l'arthritis.

Telles sont les espèces et les variétés de lichen admises par les willanistes et les alibertistes. Pour les adeptes de l'école anglaise, il n'existe pas d'espèces de lichen, mais seulement des variétés de siége et de forme; parmi les partisans des doctrines d'Alibert, M. Hardy, à l'exemple de son maître, a rattaché exclusivement à la dartre le lichen, et M. Gintrac a admis, il est vrai, plusieurs espèces de lichens, mais malheureusement a omis une espèce importante (*lichen scrofuleux*), a séparé le lichen aigu du lichen chronique, a considéré seulement cette dernière forme comme dépendante d'une maladie constitutionnelle, et n'a en conséquence possédé qu'une partie de la vérité.

A toutes ces divisions nous en avons substitué une plus naturelle et plus pratique.

Espèces et variétés de lichen admises par M. Bazin. — Nous admettons un lichen de cause externe et un lichen de cause interne.

Le lichen de cause externe est artificiel ou parasitaire.

Le lichen de cause interne constitue une manifestation de la syphilis, de la scrofule, de l'arthritis, de la dartre.

Mais chacune de ces espèces comprend un certain nombre de variétés que vous trouverez dans le tableau suivant :

LICHEN DE CAUSE EXTERNE.

1° ARTIFICIEL. . . . . . . Agents irritants; ingestion de l'iode.
2° PARASITAIRE. . . . . { Acarique.
{ Trichophytique.

LICHEN DE CAUSE INTERNE.

1° Syphilitique... { Lichen lenticulaire (syphilide papuleuse lenticulaire).
{ Lichen miliaire (syphilide papuleuse miliaire).

2° Scrofuleux..... { Exanthématique.
{ Agrius.
{ Invétéré.

3° Arthritique..... { Circonscrit.
{ Pilaris { par hypertrophie papillaire.
{ { par altération fonctionnelle de la papille.
{ Lividus

4° Herpétique..... { Diffus herpétique.
{ Généralisé.

Il n'est pas besoin, je crois, de vous démontrer la supériorité de cette division sur les précédentes; aussi vais-je terminer cette leçon en vous traçant rapidement la description de ces espèces et variétés de lichen.

Lichen de cause externe. — Il en existe, avons-nous dit, deux espèces : le *lichen artificiel* et le *lichen parasitaire*.

Le lichen artificiel peut être dû à l'action de substances irritantes ou à l'ingestion de certains médicaments.

Dans le lichen déterminé par des agents irritants, les papules et les parties de la peau qui les séparent sont excoriées et uniformément rouges; on trouve une inflammation plus vive et un prurit moins marqué, qui est souvent remplacé par de la cuisson et une sensation de chaleur. On triomphe facilement de cette éruption en soustrayant le malade à l'action de l'agent irritant et à l'aide du repos et d'émollients.

A l'aide de frictions faites avec la pommade à l'ipécacuanha, on détermine l'apparition de rougeurs diffuses sur lesquelles ne tardent pas à naître, si on continue les onctions, des saillies papuleuses assez volumineuses, distinctes les unes des autres, rouges, peu nombreuses et accompagnées d'une cuisson intense. Ces papules ne s'effacent qu'avec lenteur, même après la cessation des frictions, et il n'est pas rare de les voir encore quinze jours après leur naissance. S'il y avait lieu d'établir le diagnostic de cette éruption, il faudrait prendre en considération la coloration vive et animée de ses papules, leur volume, leur marche aiguë, l'absence d'exfoliation à leur surface, etc.

L'administration de l'iode et des iodures peut déterminer chez les personnes prédisposées une éruption papuleuse qui tantôt est précédée d'érythème, tantôt apparaît d'emblée. Cette éruption a été très bien décrite par M. Fischer (de Vienne). Elle siégerait, d'après cet auteur, sur toute la surface du corps, mais principalement sur les extrémités et sur le bas-ventre ; elle serait caractérisée par des papules rouges, arrondies, mesurant une demie à deux lignes de diamètre, et tout à fait semblables à une éruption d'urticaire, dont elles ne se distinguent que par leur rougeur considérable.

Les affections papuleuses, sans être très rares chez les individus affectés de teigne tonsurante, sont cependant moins fréquentes que les éruptions érythémateuses, vésiculeuses et pustuleuses ; on les observe, non au cuir chevelu, mais presque toujours sur le tronc ou les membres (très souvent au dos de la main et du poignet), où elles forment des plaques de lichen circonscrit, qu'il n'est pas rare de rencontrer aussi sur la face ou à la partie supérieure du cou, au milieu même des cercles herpétiques.

D'autre part, vous savez que le sarcopte de la gale détermine l'apparition d'une éruption papuleuse, d'un lichen parasitaire dont nous vous avons tracé les caractères lorsque nous nous sommes occupé du diagnostic (voyez page 295).

Enfin, M. Gibert a décrit un lichen acarique (page 385):

« Cette variété, écrit-il, se montre surtout chez les citadins qui, vers la fin de l'été, vont séjourner à la campagne, dans des lieux boisés où se rencontrent, à cette époque de l'année, de petits acarus végétaux qui s'implantent sur la peau de l'homme et y meurent promptement, mais après avoir déterminé pendant plusieurs jours de très vives démangeaisons accompagnées de petites papules plus ou moins enflammées au cou, aux aisselles, au pli du coude, aux jarrets, au bas-ventre. J'ai connu une personne qui n'était parvenue à se débarrasser de ces éruptions qu'en brossant soigneusement la peau lorsqu'elle se déshabillait le soir en rentrant de ses excursions champêtres. »

LICHEN DE CAUSE INTERNE. — a. *Lichen scrofuleux.* — Comme l'eczéma scrofuleux, le lichen scrofuleux débute en général dès l'âge le plus tendre. L'affection lichénoïde, que les dermatologistes ont désignée du nom de *strophulus*, est caractérisée par des saillies papuleuses rosées ou blanches, attaque les enfants à la mamelle, et par ses récidives et son extension acquiert bientôt tous les caractères généraux des scrofulides cutanées bénignes.

Le strophulus n'est pas toujours une affection exclusivement papuleuse; quelquefois ses papules sont accompagnées de rougeurs érythémateuses (*strophulus intertinctus*). Dans d'autres circonstances, les boutons du strophulus sont surmontés de vésicules demi-transparentes.

Le strophulus débute en général par la face et les parties supérieures du corps; il n'est pas accompagné de vives démangeaisons et affecte assez habituellement une marche aiguë; mais il peut récidiver plusieurs fois et se convertir en véritable lichen.

Que le lichen scrofuleux ait été précédé par ces papules rosées du strophulus ou qu'il ait apparu immédiatement, il est caractérisé par l'existence de papules volumineuses, rapprochées les unes des autres, ne donnant pas naissance au prurit atroce qui accompagne le lichen à petites papules, et se transformant en lichen eczémateux ou plutôt se compliquant d'eczéma.

La scrofulide boutonneuse est quelquefois très tenace. Un lichen généralisé disparaîtra promptement par le badigeonnage avec l'huile de cade ; mais il reparaîtra au bout d'un temps très court, si le traitement interne et externe n'est pas continué longtemps encore après la disparition de l'affection.

b. *Lichen arthritique.* — Cette espèce de lichen comprend trois variétés : le *lichen circonscrit*, le *lichen pilaris* et le *lichen lividus*.

1° *Lichen circonscrit*. — Le dos des avant-bras et des mains, le côté externe des membres, le front, les parties génitales sont les siéges de prédilection du lichen circonscrit. Cette variété de lichen est caractérisée par des papules nombreuses groupées les unes à côté des autres, et formant ainsi par leur réunion des plaques arrondies qui présentent un diamètre de 3, 4 et 5 centimètres. Ces plaques sont nettement limitées par des bords saillants et offrent une coloration rouge ou violacée ; leur nombre est variable : tantôt il en existe seulement deux ou trois, tantôt on en observe un nombre assez considérable. Elles sont accompagnées de picotements ou d'élancements plutôt que de démangeaisons. Bientôt les papules s'affaissent, se recouvrent à leur sommet de petites squames très adhérentes et finissent enfin par disparaître complétement, ne laissant à leur place qu'un épaississement notable et une coloration plus foncée des téguments, phénomènes qui finissent eux-mêmes par s'effacer.

Le lichen circonscrit est une affection très tenace et sujette à récidiver ; cependant il est destiné à disparaître dans un temps plus ou moins long, tandis que le lichen dartreux se généralise à mesure que l'individu avance en âge.

Par sa marche, par ses rapports fréquents avec des affections arthritiques, le lichen circonscrit se rattache essentiellement à l'arthritis.

Seul le lichen parasitaire présente avec lui des analogies évidentes ; cependant, si l'affection existe sur des parties velues, l'examen des poils nous fournira des renseignements précieux. En effet, nous savons que dans le lichen parasitaire les poils sont altérés dans leur structure, cassés et revêtus d'une gaîne blanche particulière.

La présence d'anneaux herpétiques ou de débris de cercles d'herpès sur le visage, le cou, etc., nous mettra encore sur la voie du diagnostic.

2° *Lichen pilaris* (*cutis anserina*). — Le lichen pilaris est caractérisé par des papules traversées par un poil et plus volumineuses que celles du lichen simple.

Siége. — Il se montre dans la barbe, sur la partie antérieure de la poitrine et sur la face externe des membres et principalement des jambes. M. Hardy n'admet pas le lichen pilaris ; il pense que cette affection n'est qu'une variété de pityriasis, qu'il décrit sous le nom de *pityriasis pilaris*.

D'après les différences qu'on peut trouver dans la lésion élémentaire, j'établis deux variétés de lichen pilaris : 1° *lichen par hypertrophie papillaire*, 2° *lichen par altération fonctionnelle de la papille.*

1° Dans la première variété, on rencontre de grosses papules traversées par un poil, constituées par l'hypertrophie du follicule pileux et de la papille pilifère. La peau présente alors un aspect rugueux qui ressemble à cet état qu'on désigne communément sous le nom de *chair de poule;* c'est de là que vient aussi la dénomination de *cutis anserina.*

Les démangeaisons sont peu vives et habituellement remplacées par des picotements ; on n'observe la chute des poils qu'après une longue durée de l'affection.

2° Dans la seconde variété du lichen pilaris, la papille pilifère présente une grave altération fonctionnelle. Elle ne donne plus naissance au poil ; elle sécrète une matière glutineuse qui, examinée au microscope, se montre composée de cellules épidermiques molles, polyédriques et pourvues d'un noyau très visible. Cette variété de lichen pilaris se rapproche un peu du pityriasis capitis caractérisé par une hypersécrétion épidermique qui se fait aux dépens des parois du follicule pileux. Mais, dans la première affection, on trouve une sécrétion d'épiderme muqueux qui a lieu dans la papille elle-même ; dans la seconde, on observe de véritables cellules épidermiques aplaties, déformées et disposées sous la forme de lamelles ou furfurs.

Le lichen pilaris par altération fonctionnelle de la papille offre des symptômes qui lui sont propres. Il est caractérisé par des papules petites, déprimées à leur centre, d'une couleur jaunâtre ou brunâtre, et disposées en plaques. Ces plaques ont un aspect singulier : elles ressemblent à une croûte de pain légèrement brûlée et superficiellement râpée.

Les éléments du poil cessent d'être sécrétés de bonne heure ; aussi les papules ne sont point traversées par un poil comme celles du lichen par hypertrophie papillaire.

Diagnostic. — On ne saurait confondre le lichen pilaris avec le pityriasis capitis. Ce dernier est une affection squameuse ; le premier est une affection papuleuse, et présente des croûtes jaunes ou brunâtres qui donnent à l'éruption une physionomie particulière. Il faudra surtout chercher à établir une distinction entre le lichen pilaris et l'acne pilaris que nous allons bientôt étudier.

Pronostic. — Le lichen pilaris présente un pronostic qui est rendu sérieux par la ténacité, la longue durée et la récidive de l'éruption.

3° *Lichen lividus.* — Depuis longtemps, j'ai fait connaître une variété de lichen que j'ai nommée *lichen à papules déprimées;* cette affection n'est pas décrite dans les auteurs. Elle est caractérisée par des papules plus volumineuses que celles des autres variétés de lichen, aplaties et se réunissant par groupes de deux, trois, quatre ou en plus grand nombre, pour former des plaques ; les démangeaisons sont nulles ou peu marquées.

Dans quelques circonstances, l'éruption revêt une teinte violacée ; les papules sont mélangées de taches hémorrhagiques et entourées d'une coloration livide : c'est à cette variété que les auteurs ont imposé le nom de lichen lividus. Celui-ci n'est donc que le lichen à papules déprimées avec la tendance spéciale aux hémorrhagies qu'on rencontre souvent dans les affections arthritiques.

Siége. — Le lichen à papules déprimées se développe de préférence sur le front, le menton, le nez, les oreilles et les membres ; toutefois, je l'ai souvent observé sur le tronc.

Nature. — Lorsque je connus pour la première fois le lichen à papules déprimées, je crus que cette affection était d'origine syphilitique. Plus tard, je constatai que le lichen lividus était toujours symptomatique de l'arthritis.

c. *Lichen herpétique*. — Le lichen dartreux se présente plus souvent à l'état chronique qu'à l'état aigu. En outre des caractères généraux que nous avons assignés au lichen, il offre comme signes spéciaux et à lui appartenant, la dissémination de l'éruption sur de larges surfaces, la petitesse remarquable des papules, caractère qui le distingue suffisamment du lichen scrofuleux, l'intensité du prurit qui parfois atteint pendant la nuit un tel degré, que le malade est obligé de se lever, de se promener et souvent de se coucher sur le sol et d'exercer des grattages continuels ; la coïncidence de l'éruption avec des affections nerveuses, telles que la gastralgie, les migraines, les névralgies intercostales, affections qui constituent autant de manifestations dartreuses; la tendance à envahir des surfaces de plus en plus étendues à mesure que le malade avance en âge, ou à récidiver quand il a disparu sous l'influence d'un traitement rationnel.

Nous n'attachons qu'une très minime importance aux variétés de forme ou d'aspect admises par les auteurs.

Biett se fondant sur l'aspect, a établi deux variétés de lichen, le *lichen simplex* et le *lichen agrius*.

Le lichen simplex comprend un certain nombre de sous-variétés qui sont : le *lichen strophulus*, le *lichen tropicus*, le *lichen pilaris*, le *lichen lividus*, le *lichen circumscriptus*, le *lichen gyratus* et le *lichen urticatus*.

Le lichen strophulus, avons-nous dit, est une affection scrofuleuse ; le lichen tropicus une affection artificielle ; les lichens pilaris, circumscriptus et lividus, des affections arthritiques ; le lichen gyratus, une affection basée sur la forme et sans importance ; le lichen urticatus, une variété d'urticaire et non un lichen ; le lichen invétéré, une variété basée sur la longue durée de l'affection.

Biett n'a décrit qu'une variété de lichen agrius ; M. Devergie en décrit deux qui sont pour nous des espèces différentes par leurs caractères objectifs et leur nature : l'une présente des papules petites et des démangeaisons très vives ; l'autre est caractérisée par de grosses papules et un prurit moins marqué : celle-ci est une manifestation scrofuleuse, celle-là une manifestation herpétique.

d. *Lichen syphilitique.* — Nous avons admis deux variétés de lichen syphilitique que nous avons désignées sous les noms de *syphilide papuleuse lenticulaire* et de *syphilide papuleuse miliaire*.

La syphilide papuleuse lenticulaire est caractérisée par des papules coniques ou hémisphériques, offrant un volume variable de celui d'une lentille à celui d'une merise. Elle envahit quelquefois simultanément toutes les régions du corps ; mais, le plus souvent, elle débute par le tronc, quelquefois par les membres, les bras principalement, et même par le cuir chevelu, et se montre ensuite par poussées successives sur les autres régions.

Elle est en général accompagnée, comme toutes les syphilides exanthématiques, de chancre induré, de plaques muqueuses et de végétations. Sa durée, plus longue que celle de la roséole, varie de trois à cinq septénaires.

Lorsque la résolution s'opère, la papule s'affaisse, se recouvre d'une écaille épidermique qui se rompt circulairement, de manière à laisser autour de l'élément primitif une petite collerette blanchâtre à laquelle Biett attachait beaucoup d'importance, et qu'il considérait comme un signe de la spécificité d'une éruption.

Après la disparition de la papule on observe une maculature cicatricielle et jaunâtre, qui n'est jamais profonde, parce que, quel que soit le volume de l'élément primitif, il est toujours superficiel.

La syphilide papuleuse miliaire est celle des deux variétés de syphilides papuleuses que l'on désigne plus spécialement sous le nom de *lichen syphilitique*. Elle est caractérisée par de petites papules coniques, rouges dans leur période d'activité, et plus tard d'une couleur cuivrée, fréquemment disposées en groupes et coexistant avec d'autres phénomènes syphilitiques.

Cette syphilide persiste en général pendant six semaines, deux mois et même trois ou quatre mois. Lorsque les papules s'affaissent, elles se recouvrent d'une exfoliation, quelquefois abondante, et enfin elles laissent à leur place de petites dépressions cicatricielles caractéristiques.

La présence des croûtes sur les éléments primitifs suffit pour distinguer la syphilide pustuleuse de la syphilide papuleuse. Mais on conçoit que, lorsque les croûtes sont tombées, l'erreur devienne possible. Pour arriver alors au diagnostic, on tiendra compte de la consistance des éléments primitifs et de la confluence de l'éruption ; la papule est en effet plus consistante que la pustule, et la syphilide papuleuse plus confluente que la syphilide pustuleuse.

Les pustules indurées de l'acné ne seront pas confondues avec la syphilide papuleuse lenticulaire, car l'acné siége sur la face et dans le dos, mais presque jamais sur les membres, contrairement à ce qui a lieu pour les syphilides, et produit de petites cicatrices plissées toutes spéciales.

NEUVIÈME LEÇON.

DU PITYRIASIS.

L'ordre des squames de Bateman comprend trois affections : le *pityriasis*, le *psoriasis* et l'*ichthyose* ; les deux premières sont des affections pathologiques ou en voie d'évolution, la dernière une affection arrêtée dans son développement, une difformité. Nous ne vous ferons l'histoire que des affections pathologiques, c'est-à-dire du pityriasis et du psoriasis.

Si vous parcourez les ouvrages que nous ont laissés les médecins grecs et latins, vous y retrouverez sans doute le mot pityriasis aussi bien que la plupart des dénominations dont nous nous servons pour désigner les genres dermatologiques, mais vous constaterez aussi que les anciens assignaient à cette expression une signification différente de celle que nous lui donnons aujourd'hui.

Par ce mot pityriasis, en effet, les médecins de l'antiquité voulaient seulement désigner une affection caractérisée par une desquamation furfuracée, par la production de squames fines, minces, analogues, en un mot, aux lamelles du son; mais un grand nombre d'affections cutanées, l'eczéma, la teigne, par exemple, pouvant donner naissance à une exfoliation semblable, ils avaient dû nécessairement confondre sous le nom de *pityriasis* des affections dont l'élément primitif était cependant essentiellement différent.

Dans les œuvres seules des anciens auteurs n'existe pas d'ailleurs cette confusion regrettable. Ouvrez l'ouvrage de M. Hardy, vous y lirez que certaines variétés de pityriasis peuvent être considérées comme des eczémas avortés, ou comme des eczémas arrivés à leur période ultime.

Il est donc de la plus haute importance de donner une définition exacte du pityriasis, afin d'éviter à l'avenir que, sous un même nom, on réunisse des genres dermatologiques différents.

Définition. — Le pityriasis est une affection cutanée en voie d'évolution, caractérisée à sa période d'état par des squames minces, sèches, furfuracées ou foliacées, et siégeant sur des surfaces tégumentaires qui ne font aucune saillie appréciable au-dessus des parties voisines, offrent une étendue plus ou moins considérable et présentent ou non un changement dans leur coloration normale.

Cette définition sépare nettement le pityriasis des affections qui offrent avec lui quelques liens de parenté.

En disant, en effet, « que le pityriasis est une affection en voie d'évolution », nous le différencions de l'ichthyose, affection arrêtée dans son évolution.

En ajoutant « qu'il est caractérisé par des squames sèches », nous le distinguons de l'eczéma, dont l'exfoliation est essentiellement humide.

Par ces mots, enfin : « par des squames furfuracées ou foliacées et siégeant sur des surfaces cutanées qui ne font aucune saillie appréciable », nous le séparons du psoriasis, affection caractérisée par une saillie circonscrite et par l'existence de squames épaisses, adhérentes et argentées.

La description du pityriasis, comme celles des autres genres d'affections cutanées, peut être divisée en trois parties correspondant aux trois périodes d'éruption, d'état et de déclin qu'il présente.

1re *Période ou d'éruption*. — Tantôt le pityriasis est précédé d'un ensemble de phénomènes prodromiques, tels que malaise général, anorexie, fièvre, courbature, sensation de prurit à la surface du corps (*pityriasis pseudo-exanthématique*); tantôt, au contraire, ces symptômes précurseurs font défaut et le pityriasis apparaît d'emblée.

Que ces prodromes aient existé ou non, l'exfoliation épidermique qui constitue essentiellement le pityriasis peut être précédé par une rougeur variant du rose au rouge vif, ou par d'autres modifications de la couleur de la peau, par une teinte jaunâtre par exemple (*pityriasis versicolor*), ou, au contraire, cette exfoliation peut constituer la première manifestation cutanée de l'affection.

Dans le premier cas on voit apparaître à la surface de la peau des taches circulaires, à bords sinueux, d'un rouge plus ou moins foncé, séparées les unes des autres par un intervalle variable de peau saine, ne dépassant pas les dimensions d'une pièce de cinquante centimes ou d'un franc (*pityriasis maculata*), se réunissant quelquefois pour former des cercles semblables à ceux du psoriasis circinata (*pityriasis circinata*), et ne reposant ordinairement sur aucune élevure des téguments, ou bien ce sont des rougeurs diffuses et continues que l'on observe (*pityriasis inflammatoire, herpétique*), ou enfin la peau prend la couleur du café au lait (*pityriasis versicolor*). L'épiderme qui recouvre les parties malades se soulève et se détache avec facilité sous forme de lamelles qui, d'abord assez larges, ne dépassent bientôt plus les dimensions des furfurs du son.

Cette desquamation épidermique est avec la sécheresse de la peau le seul phénomène qui caractérise le pityriasis, quand les téguments ne subissent aucune modification dans leur coloration (*pityriasis simple*).

La desquamation offre d'ailleurs des caractères variables : tantôt l'épiderme se détache sous forme de lamelles et de folioles dont les dimensions égalent quelquefois celles d'une pièce de cinquante centimes ou même d'une pièce d'un franc (*desquamation lamelleuse et foliacée du pityriasis rubra aigu, du pityriasis herpétique inflammatoire*); tantôt de la surface malade tombent incessamment, comme une fine poussière, des squames minces, petites, semblables aux lamelles du son ou à la farine, furfuracées, en un mot (*desquamation furfuracée*).

Tantôt les squames sont blanchâtres et grisâtres, tantôt elles sont plus ou moins jaunâtres. Ici elles sont peu adhérentes et se détachent facilement de la surface malade ; là elles se séparent du centre à la circonférence, et n'adhèrent plus que par un point unique de leur périphérie.

Quelquefois, enfin, les squames constituent de petits disques circulaires, traversés à leur centre par un poil auquel ils forment une espèce de collerette, voire même une gaine qui les entoure jusqu'à une certaine distance de leur racine (*pityriasis du cuir chevelu*, par exemple, *pityriasis alba parasitaire ou deuxième période de la teigne tonsurante*).

Deuxième période ou période d'état. — Parvenu à la

période d'état, le pityriasis reste stationnaire pendant un temps dont la durée est en rapport avec la forme aiguë ou chronique qu'il revêt.

Est-il aigu, il offre une marche rapide et ne persiste guère au delà de six semaines ou deux mois.

Est-il chronique, au contraire, il peut prolonger son existence pendant des mois et des années.

Mais, quelle que soit la durée de cette période, quels sont donc les phénomènes qui la caractérisent?

La desquamation, une fois établie, est incessante et continue. Sous les lamelles prêtes à s'exfolier se forme un nouvel épiderme qui ne tarde pas à se rompre et à se diviser en lamelles plus ou moins larges, qui se détachent à leur tour de la surface tégumentaire, et ainsi de suite.

La quantité des squames qui se détachent de la surface malade est non moins variable que leur largeur. Légère dans le pityriasis versicolor, plus abondante dans le pityriasis arthritique, l'exfoliation est considérable dans le pityriasis herpétique chronique. Dans ce dernier cas, en effet, se détachent du cuir chevelu ou de la surface tégumentaire une quantité telle de squames épidermiques, que les habits en sont incessamment blanchis et que les draps du lit en sont remplis au réveil du malade.

La surface de la peau affectée de pityriasis est en général sèche et rude au toucher; elle est en outre le siége d'un prurit plus ou moins intense suivant les variétés : le pityriasis parasitaire n'occasionne que des démangeaisons peu intenses, tandis que le pityriasis arthritique donne naissance à des picotements et à des douleurs lancinantes, et que le pityriasis herpétique force sans cesse le malade à se gratter par les démangeaisons atroces dont il est la cause ; aussi survient-il souvent dans cette dernière espèce de la rougeur et du suintement à la surface des téguments malades, circonstance qui nous explique pourquoi des dermatologistes confondent le pityriasis avec l'eczéma. Cependant le suintement de la surface tégumentaire n'est qu'une circonstance accidentelle et qui ne doit pas faire oublier que l'élément primitif du pityriasis et celui de l'eczéma étant essentiellement différents, ces deux affections doivent être nécessairement distinctes.

Dans le pityriasis, les mouvements sont plus ou moins gênés, suivant que l'affection n'occupe qu'une partie circonscrite du corps ou est généralisée. Quant à la coloration cutanée, elle conserve les caractères qu'elle présentait à la période éruptive, est rosée ou rouge, si telle elle était, ou semblable à la couleur du café au lait, etc.

Aucun des phénomènes généraux qui avaient précédé l'éruption du pityriasis pseudo-exanthématique et avaient disparu avec l'apparition de l'affection cutanée ne s'observe dans le cours du pityriasis. Toutefois, le pityriasis herpétique chronique détermine souvent un affaiblissement assez considérable de l'économie, mais on n'observe cependant jamais cet ensemble de phénomènes graves qui constitue le cortége habituel du pemphigus.

Troisième période. — Après avoir persisté pendant un certain laps de temps avec les caractères que nous venons de lui assigner, le pityriasis entre dans la période de déclin ; alors le prurit diminue, la desquamation épidermique devient moins abondante, la peau perd la sécheresse qu'elle présentait, la transpiration reparaît, les téguments, en un mot, reprennent leur état normal; lorsque cette terminaison heureuse a lieu, le pityriasis eût-il duré dix, vingt ans, il ne laisse aucune cicatrice, aucun signe accusateur de son existence passée.

Malheureusement cette affection n'offre pas toujours une issue aussi favorable, et il est quelquefois donné d'observer des transformations du pityriasis en une autre affection, en un eczéma, un psoriasis, par exemple; nous devons ajouter, toutefois, que ces transformations sont rares et que le plus ordinairement le pityriasis conserve son état squameux depuis le début de l'affection jusqu'à sa terminaison.

Marche, durée, terminaison. — Le pityriasis peut revêtir une marche aiguë ou une marche chronique : je vous ai déjà dit que dans le premier cas sa durée n'excédait pas six semaines à deux mois, tandis que dans le second il était impossible d'assigner une limite à l'existence de cette affection.

Les récidives sont assez fréquentes : le pityriasis arthritique revient en général à chaque printemps avec une régularité désespérante; le pityriasis versicolor reparaît souvent plusieurs fois à des intervalles peu éloignés avant d'être totalement guéri. C'est même sur ces récidives fréquentes du pityriasis parasitaire que M. Hardy s'est appuyé pour avancer que l'existence du parasite végétal dans le pityriasis versicolor était secondaire et dominée par une cause générale, la diathèse dartreuse ; que c'était donc le vice herpétique qu'il fallait principalement prendre en considération dans le traitement de cette affection.

D'autre part, M. Devergie n'a pas laissé échapper l'occasion de nous objecter qu'en soutenant que la nature du pityriasis versicolor était exclusivement parasitaire, nous avions confondu des affections essentiellement différentes; qu'il existait plusieurs espèces de pityriasis versicolor, que l'une, caractérisée par des taches larges comme une pièce d'un à deux francs, disséminées sur une peau blanche, existant surtout à la partie supérieure d'une poitrine aux clavicules saillantes, était liée, par des rapports de cause à effet, à des altérations des sommets des poumons; qu'une autre n'entraînait aucune idée fâcheuse à sa suite, constituait simplement un pityriasis versicolor et exigeait uniquement l'emploi des sulfureux; que la dernière enfin, par la multiplicité de ses taches, leur peu d'étendue, leur physionomie spéciale vous faisait diagnostiquer taches hépatiques et interroger le foie, malgré la causalité de la nouvelle école, le champignon.

Je ne puis, messieurs, m'arrêter à réfuter des opinions aussi surannées et dont les progrès de la science ont fait justice depuis si longtemps; je ne puis que regretter de voir un médecin de l'hôpital Saint-Louis émettre de telles idées en 1861; oui, le pityriasis versicolor est toujours parasitaire, et s'il offre des récidives, il est facile de les expliquer en invoquant la persistance, à la surface de la peau, de quelques spores végétales, et inutile de se creuser l'esprit à inventer des causes imaginaires de la reproduction de la maladie.

Siége anatomique. — Quel est le siége anatomique du pityriasis? Biett a professé que le pityriasis occupait le réseau vasculaire du derme : nous ne pouvons admettre cette opinion; nous fondant sur ce fait que le pityriasis est une affection squameuse et doit en conséquence avoir des rapports avec les organes chargés de la sécrétion de l'épiderme, nous le plaçons dans la papille épidermique (1) et dans la papille pileuse, et nous admettons deux variétés de pityriasis : le *pityriasis épidermique* et le *pityriasis pilaris*.

1° *Diagnostic.* — Quelles sont les affections qui offrent avec le pityriasis des liens de parenté et peuvent être confondues avec lui ? Quels sont les caractères à l'aide desquels nous différencierons le pityriasis de ces affections ? Telles sont les deux questions que nous devons résoudre.

Le psoriasis et l'ichthyose sont les deux affections squameuses qui peuvent en imposer et être prises pour un pityriasis ! Cependant il existe des caractères distinctifs capables de mettre le plus ordinairement dans la voie du diagnostic. Tandis, en effet, que le pityriasis débute par des taches, le psoriasis est caractérisé à sa première période par des élévations papuleuses, circonscrites; on observe dans le pityriasis une exfoliation de l'épiderme en lamelles minces, en écailles fines, analogues à celles du son (exfoliation furfuracée), et dans le psoriasis des lamelles épaisses ; les squames du pityriasis sont d'un blanc mat ou grisâtre, celles du psoriasis argentées et nacrées; tandis, enfin, qu'on observe une rougeur diffuse après la chute des squames pityriasiques, ce sont des plaques rouges nettement circonscrites qui existent au-dessous des lamelles argentées du psoriasis ! Ainsi un examen attentif permettra de différencier ces deux affections. Toutefois il est une forme aiguë de psoriasis caractérisée par l'extension

(1) Voyez *Gazette des hôpitaux*, 1855, p. 385. — Leçon de M. Bazin sur la structure de la peau.

rapide de l'affection à toute la surface du corps, par l'existence de squames plus ou moins épaisses, larges, foliacées, assez abondantes pour couvrir les draps le matin au réveil; par l'absence de saillie, la sensation de prurit, etc., par un ensemble de phénomènes, en un mot, qui pourrait en imposer et faire croire à un pityriasis inflammatoire (pityriasis chronique herpétique); mais en interrogeant le malade sur le début de l'affection, on apprendra qu'elle a commencé par les coudes et par les genoux, qu'elle était caractérisée par des saillies circonscrites, recouvertes de squames argentées, et dès lors l'incertitude cessera.

Vous avez vu, dans le pavillon Sainte-Foy, une jeune fille, âgée de onze ans et atteinte d'un psoriasis généralisé, bien capable de faire penser à un pityriasis; eh bien! l'interrogatoire seul nous a permis de ne pas hésiter un seul instant et d'affirmer que nous avions sous les yeux un psoriasis. Cet interrogatoire nous avait appris que l'affection avait débuté par les coudes et les genoux.

Les affections humides qui peuvent être confondues avec le pityriasis sont le pemphigus et l'eczéma :

C'est principalement le pityriasis inflammatoire qui peut être confondu avec le pemphigus; mais si l'on prend en considération la sécheresse et la minceur des squames pityriasiques, l'humidité des exfoliations du pemphigus, l'existence même de véritables croûtes dans cette dernière affection, et enfin le soulèvement de l'épiderme par de la sérosité autour de quelques-unes de ces croûtes, on évitera de tomber dans l'erreur.

L'eczéma ne peut être pris pour un pityriasis qu'à sa période squameuse, ce n'est, en effet, qu'à ce moment de son existence qu'il est uniquement caractérisé par une desquamation épidermique ; cependant ces deux affections sont séparées l'une de l'autre par de grandes différences : le pityriasis est caractérisé à sa période d'état par une desquamation épidermique et l'eczéma par des vésicules dont l'existence précède toujours l'exfoliation épidermique ; les squames du pityriasis sont sèches, fines et grisâtres, celles du faux pityriasis (eczéma à sa troisième période) sont plus épaisses, un peu jaunes et humides, etc.

M. Devergie a écrit dans son *Traité de pathologie cutanée*, page 438. « Le pityriasis qui affecte les favoris ou la barbe peut être confondu avec certains herpès furfuracés qui siégent souvent dans cette région, mais les plaques de pityriasis ne sont jamais limitées à leur circonférence par un bourrelet nettement arrêté, ce qui a toujours lieu pour l'herpès ; la même considération de forme arrêtée distingue toujours *le pityriasis capitis de l'herpès tonsurant.* »

Que signifient ces paroles ? Le pityriasis capitis et l'herpès tonsurant (teigne tonsurante qui offre trois périodes : herpès circiné, pityriasis alba, et sycosis) constituent-ils deux affections génériques distinctes aux yeux de M. Devergie, et ce dermatologiste a-t-il voulu établir le diagnostic de ces deux genres ? Mais le pityriasis alba trichophytique n'est pas toujours précédé d'herpès, peut apparaître d'emblée, et dans ce cas il n'y a pas lieu de faire le diagnostic des genres, mais seulement de rechercher les caractères distinctifs de l'espèce de pityriasis, de rechercher s'il est parasitaire (pityriasis alba trichophytique) ou arthritique (pityriasis arthritique).

Le pityriasis rubra circiné pourrait être confondu avec

l'herpès circiné; cependant dans cette dernière affection les cercles herpétiques sont confondus les uns avec les autres, offrent à leur circonférence ou à leur centre des vésicules, présentent des dimensions plus petites que celles des cercles pityriasiques, et enfin à côté d'eux se voient des lignes festonnées plus ou moins longues, tandis que dans le pityriasis pseudo-exanthématique arthritique, on observe de larges anneaux, plus souvent ovalaires que circulaires, érythémateux, mais jamais herpétiques, quelquefois accolés les uns aux autres, mais jamais confondus.

Pronostic. — La gravité du pityriasis varie avec la nature de cette affection. Le pityriasis est-il artificiel, produit par un mauvais rasoir, il constitue à peine un état morbide; est-il parasitaire, il entraîne sans doute à sa suite un pronostic plus sérieux, mais il ne constitue pas cependant une affection grave, puisqu'il disparaît rapidement s'il est convenablement traité. Enfin est-il la manifestation d'une maladie constitutionnelle, le pronostic sera empreint d'une certaine gravité; toutefois le pityriasis arthritique est moins sérieux que le pityriasis herpétique, puisqu'il disparaît à une certaine période de la vie du malade, tandis que celui-ci s'étend à mesure que le malade avance en âge et persiste jusqu'au terme de l'existence, quand il n'y met pas fin prématurément.

Traitement. — Le médecin a deux sortes d'indications à remplir, lorsqu'il doit traiter un malade affecté de pityriasis : celles qui découlent de l'affection elle-même, et celles qui découlent de la nature de l'affection.

Indications fournies par l'affection elle-même. — Le pityriasis revêt-il la forme aiguë, il faut employer les émollients et les antiphlogistiques, ordonner les bains de son ou d'amidon, les tisanes rafraîchissantes, etc. ; revêt-il au contraire la forme chronique, sans doute on pourra faire usage de la médication antiphlogistique, mais on ne devra pas espérer obtenir à son aide la guérison de l'affection, parce qu'elle est sous la dépendance d'un état général, constitue la manifestation cutanée d'une maladie constitutionnelle contre laquelle il faut avant tout diriger sa thérapeutique. Au-dessus du traitement local on doit donc placer le traitement général.

Quoiqu'il en soit, s'il existe un prurit intense, on prescrira des lotions avec la solution de sublimé ou d'alun, avec l'eau blanche, l'eau vinaigrée, etc., ou l'usage d'une pommade à la glycérine, à l'oxyde de zinc.

Existe-t-il une abondante sécrétion de lamelles épidermiques, les frictions avec l'huile de cade pure ou mitigée par l'addition d'huile d'amandes douces donneront d'heureux résultats ; si l'huile de cade est pure, on ne devra en faire l'application que tous les trois jours.

On pourra encore conseiller avec avantage la pommade avec le calomel et le tannin, ou avec le sous-carbonate de soude, etc.

Mais tout en satisfaisant aux indications tirées de l'affection elle-même, il faut aussi remplir celles qui sont fournies par la nature de cette affection.

Indications fournies par la nature de l'affection. — *Pityriasis de cause externe.* — Si le pityriasis reconnaît une cause externe telle que l'action du grand air ou du soleil ou du rasoir, la soustraction de la cause et l'usage de lotions avec un peu d'eau aiguisée par de l'eau-de-vie, des onctions avec le cold-cream ou la pommade de concombre devront être prescrits.

Le pityriasis est-il parasitaire et dû à la présence du trichophyton (*pityriasis alba, deuxième période de la teigne tonsurante*), on devra conseiller l'usage de lotions de sublimé ou des onctions avec la pommade de turbith ; s'il reconnaît au contraire pour cause l'existence, à la surface de la peau, du microsporon furfur (*pityriasis versicolor*), ce sont les bains sulfureux ou les bains de sublimé à l'hydrofère et les lotions de sublimé qu'il faudra prescrire.

Le pityriasis de cause interne est symptomatique de l'arthritis et de la dartre ; la syphilis et la scrofule ne lui donnent jamais naissance.

Mais qu'il soit arthritique ou dartreux, il peut être pseudo-exanthématique (*pityriasis rubra aigu*) ou constituer une arthritide et une herpétide sèche, chronique. Dans le premier cas, l'expectation est la seule conduite que l'on ait à tenir ; cependant, s'il récidivait, il serait prudent de mettre en usage la médication interne antiarthritique ou antiherpétique : c'est de toute nécessité qu'il faut avoir recours à ce traitement, si le pityriasis constitutionnel n'est pas pseudo-exanthématique.

CLASSEMENT DU PITYRIASIS.

1° *École de Willan*. — Willan et Bateman ont placé le pityriasis dans l'ordre des affections squameuses. Ainsi, ont agi MM. Rayer, Gibert, Cazenave et Devergie.

Mais dans la première édition de son *Traité des maladies de la peau*, M. Devergie a distrait le pityriasis rubra aigu des affections squameuses pour le rapprocher de l'eczéma, avec lequel, dit-il, cette affection peut être confondue, puisqu'elle est aussi le siége d'une exsudation assez abondante pour que le malade soit obligé de changer de chemise. Cette espèce d'exsudation différerait d'ailleurs du liquide eczémateux, en ce que, tout en empesant le linge, elle ne le colorerait pas sensiblement en gris noirâtre, ainsi que fait la sérosité de l'eczéma.

Mais en émettant une telle assertion, M. Devergie prouve qu'il a lui-même confondu le pityriasis rubra aigu avec l'eczéma, a donné sous le nom de pityriasis une description qui devait s'appliquer à l'eczéma.

D'ailleurs, le pityriasis rubra aigu pût-il être pris pour un eczéma, serait-ce une raison pour distraire une espèce d'un genre, pour la placer dans un ordre différent de celui du genre? M. Devergie, en agissant ainsi, n'a-t-il pas tenu une conduite peu logique?

Ce dermatologiste a, du reste, implicitement reconnu son erreur, puisque dans la dernière édition il a rangé le pityriasis rubra aigu à côté des autres variétés du pityriasis, dans l'ordre des squames. Du moins n'en a-t-il reconnu qu'une partie, puisqu'il persiste à écrire que le pityriasis rubra aigu est le siége d'une exsudation abondante.

M. Rayer a également rangé le pityriasis dans l'ordre des affections squameuses, mais a distrait du genre deux variétés: le *pityriasis versicolor* et le *pityriasis nigra*, qu'il rattache à l'ordre des colorations pigmentaires accidentelles, se fondant pour établir cette séparation sur les considérations suivantes : « Il y a, dit-il, dans les deux variétés, desquamation à une certaine époque de leur existence, mais il n'y a, ni dans l'une ni dans l'autre, desquamation habituelle et abondante de l'épiderme, et reproduction rapide des squames après leur chute, ni ces sécrétions séreuses dont j'ai parlé à l'occasion du pityriasis aigu. »

Ces arguments sont plus spécieux que solides : de ce qu'une espèce ne présente pas au même degré qu'une autre les caractères du genre, s'en suit-il qu'elle ne constitue pas une espèce du genre? Ne voit-on pas des eczémas présenter une sécheresse remarquable et cependant être rangés parmi les affections vésiculeuses, parce qu'à une époque de leur existence, à leur période d'état, ils ont offert des vésicules? Pourquoi ne rangerait-on pas parmi les affections squameuses une affection caractérisée par des squames évidentes, mais moins nombreuses que celles du pityriasis simplex? Ne suffit-il pas qu'elle soit caractérisée à sa période d'état par des squames minces pour constituer un pityriasis et avoir droit de domicile dans l'ordre des squames?

M. Rayer dit en outre que le pityriasis versicolor ne présente pas cette sécrétion séreuse dont il a parlé en ces termes : « En outre, lorsque les malades se sont abandonnés au besoin de gratter, les points de la peau récemment dépouillés d'épiderme fournissent un suintement séreux, jaunâtre, analogue à celui que l'on observe dans l'eczéma fluent. »

Or cette sécrétion ne constitue pas un caractère du pityriasis, mais seulement un phénomène survenu accidentellement dans le cours de cette affection; elle est due au grattage que les démangeaisons ont provoqué.

M. Gibert place le pityriasis dans l'ordre des affections squameuses et admet sans réserve que les pityriasis versicolor et nigra constituent des affections parasitaires.

M. Cazenave admet le même classement que M. Gibert, mais ne reconnaît pas la nature parasitaire des pityriasis versicolor et nigra, qu'il attribue à l'influence de l'insolation, à l'ingestion d'aliments âcres et épicés, etc.

École d'Alibert. — Alibert a rangé le pityriasis dans deux ordres différents de sa classification : d'une part, en effet, il l'a placé dans l'ordre des dermatoses dartreuses et l'a désigné sous le nom d'*herpès furfureux volatil*; de l'autre il l'a placé dans l'ordre des dermatoses dyschromateuses et l'a décrit sous le nom de *pannus hepaticus*, se fondant pour établir ce classement sur ce que ce pityriasis est dû à une altération pigmentaire, à une hypersécrétion de la matière colorante.

Vous savez tous que le pityriasis versicolor est une affection parasitaire.

Joseph Frank a décrit le pityriasis sous le nom d'*herpès farineux* dans le chapitre consacré à l'herpès. Pour ce dermatologiste, l'herpès prendrait ordinairement naissance dans un vice général, mais pourrait aussi être essentiellement local. L'herpès symptomatique d'un état général constituerait une manifestation des cinq diathèses suivantes : les *diathèses arthritique, scorbutique, syphilitique, scrofuleuse* et *carcinomateuse*. Mais la lecture attentive du chapitre que Joseph Frank a consacré à la description de l'herpès prouve évidemment que sous ce nom l'auteur allemand a confondu un grand nombre d'affections ; que l'herpès farineux comprend le pityriasis et le psoriasis circiné; que l'herpès miliaire comprend le lichen circumscriptus, l'herpes iris de Bateman, l'herpes phlyctenodes, les herpes squamosus madidans, præputialis, scrotalis ; que l'herpès rongeant comprend le lupus, le porrigo favosa de Bateman, le sycosis menti, le lichen pilaris, etc.

Or, n'est-il pas vrai que toutes ces affections ne constituent pas des variétés de l'herpès, mais des variétés de genres multiples, c'est-à-dire du lichen, de l'eczéma, du psoriasis? D'autre part, je vous apprendrai bientôt que des cinq espèces de pityriasis, les *pityriasis, scrofuleux, carcinomateux* et *syphilitique* ne doivent pas être admises ; qu'il n'existe qu'un pityriasis arthritique et un pityriasis herpétique.

M. Gintrac (de Bordeaux) a admis avec nous l'existence d'un pityriasis parasitaire et d'un pityriasis constitutionnel, et a placé cette affection d'une part dans la classe des maladies cutanées chroniques parasitaires, et de l'autre dans celle des maladies cutanées chroniques diathésiques. Mais l'herpétisme serait la seule maladie constitutionnelle ou diathésique qui pût donner naissance au pityriasis, et cette affection ne constituerait pas une manifestation arthritique aux yeux de ce dermatologiste, erreur qui prouve une fois encore que M. Gintrac n'a fait qu'entrevoir la vérité.

M. Hardy a décrit le pityriasis versicolor dans la classe des maladies parasitaires, a admis qu'il existait dans les squames qui caractérisent cette affection des spores libres et des tubes vides ou remplis de spores, c'est-à-dire un champignon (*microsporon furfur* ou *epidermophyton*); mais il s'est demandé si le pityriasis versicolor constituait une affection parasitaire au même titre que le favus et que la trichophytie, et il a cru devoir résoudre la question d'une manière négative, avancer que le rôle du champignon était dans ce cas tout différent de celui qu'il joue dans les autres maladies parasitaires.

« Dans la marche et dans l'étiologie du pityriasis, a-t-il écrit page 183, on trouve bien plutôt le cachet d'une affection dartreuse que d'une affection parasitaire. Ainsi on le voit toujours revenir chez les mêmes individus et à peu près à la même époque, au printemps; sa contagion est aussi fortement mise en doute. Nous avons donc une grande tendance à considérer ici le parasite comme se développant secondairement sur les squames d'une maladie dartreuse. Ce n'est pas du reste la première fois que nous faisons une observation semblable. Ainsi, dans quelques cas de pityriasis parfaitement dartreux, d'eczémas arrivés à la troisième période, nous avons pu observer des ramifications de mycelium aussi nombreuses et aussi abondantes que dans le pityriasis versicolor.

» M. Bazin explique les récidives si fréquentes de la maladie par le développement de germes qui auraient échappé aux agents parasitaires; mais il est bien difficile d'admettre que ces germes aient attendu un an pour se reproduire, tandis que nous voyons les germes de l'herpès circiné rester latents tout au plus pendant deux mois. Notre opinion est donc que le rôle principal est dévolu à la maladie dartreuse, et que le champignon ne se développe consécutivement sur les squames que parce qu'il y trouve un terrain favorable à sa production. »

D'après cette manière de voir le pityriasis versicolor aurait plus de droits à se trouver dans la classe des dartres que dans celle des maladies parasitaires et comme toutes les autres variétés de pityriasis admises par M. Hardy constituent des manifestations exclusivement dartreuses, cette affection devrait donc occuper une seule place dans la classification de notre collègue, être uniquement rangée dans la classe des dartres.

Telle n'est pas notre manière de classer le pityriasis : d'une part, envisageant cette affection comme un genre dermatologique, nous la plaçons dans l'ordre des squames, à côté du pityriasis ; de l'autre, l'envisageant, comme une espèce, nous la rangeons parmi les affections de cause externe et parmi les affections de cause interne.

Le pityriasis de cause externe est artificiel ou parasitaire.

Le pityriasis de cause interne est herpétique ou arthritique.

Vous trouverez donc le pityriasis dans notre grand tableau des affections spéciales, d'un côté parmi les affections provoquées par l'application de substances irritantes et les végétaux parasites (affections de cause externe), de l'autre parmi les affections symptomatiques des maladies constitutionnelles, parmi les herpétides et les arthritides pseudo-exanthématiques et sèches (affections de cause interne).

ÉNUMÉRATION ET DESCRIPTION DES ESPÈCES ET VARIÉTÉS DE PITYRIASIS.

Bateman a admis quatre variétés de pityriasis : le pityriasis capitis, le pityriasis rubra, le pityriasis versicolor et le pityriasis nigra.

Le pityriasis capitis, désigné sous le nom de crasse de tête lorsqu'il existe chez les jeunes enfants, se présente, dit-il, sous la forme d'une teigne légère et blanchâtre le long du sommet du front et des tempes ; mais sur l'occiput les écailles sont plus larges, aplaties, séparées, demi transparentes.

Bateman n'a pas fait la distinction du pityriasis rubra en pityriasis rubra aigu et pityriasis rubra chronique : « Au début du pityriasis rubra, dit-il, l'épiderme est seulement rude et rouge, mais bientôt il devient farineux ou écailleux et se détache en laissant par dessous un épiderme semblable ; il existe de la sécheresse, peu de transpiration, une démangeaison incommode et une forte tension. Lorsque la rougeur et les écailles disparaissent, les croûtes sont d'une couleur jaune ou pâle, mais cet état peut se reproduire en entier à de courts intervalles et la maladie est ainsi beaucoup prolongée. »

Le pityriasis versicolor est bien caractérisé selon Bateman par la décoloration bigarrée de l'épiderme, qui se manifeste dans cette maladie ; cette affection paraît ordinairement, dit-il, sous la forme de taches brunes, diversement ombrées, s'étendant et se réunissant d'une manière variée et présentant çà et là des interstices dont la couleur est saine.

Bateman, ainsi que le démontre cette description, avait donc observé avec attention des exemples de pityriasis versicolor, mais il n'en avait pas reconnu la nature, et il n'attribuait pour origine à cette affection que l'influence de la chaleur, l'ingestion de fruits, de champignons, un exercice violent, l'usage de la flanelle, l'impression de la chaleur et du froid.

Bateman, enfin, raconte que Willan avait observé chez des enfants transportés de l'Inde en Angleterre une variété de pityriasis qui commençait par une éruption partielle de boutons et se terminait par une décoloration noirâtre, accompagnée d'une légère desquamation furfuracée; c'est à cette variété qu'il donne le nom de pityriasis nigra.

J'ai eu dernièrement l'occasion d'observer une éruption dont l'analogie avec celles des enfants dont parlent Willan et Bateman m'a frappé : Une demoiselle romaine, née d'une mère italienne et d'un père anglais, présentait de larges plaques noires sur lesquelles existaient de petites écailles épidermiques et dont quelques-unes offraient à la circonférence des papulo-pustules. Quel nom devait-on donner à cette affection ?

En interrogeant la malade, j'appris que son grand-père et son père avaient été affectés d'accès de goutte, que la malade elle-même avait été atteinte de douleurs rhumatismales, et, sans m'arrêter plus longtemps au diagnostic de l'affection générique, j'instituai un traitement antiarthritique.

M. Cazenave admet, comme Bateman et Biett, quatre variétés de pityriasis : le pityriasis capitis, le pityriasis rubra, le pityriasis versicolor et le pityriasis nigra.

Mais sous le nom de pityriasis nigra il ne désigne pas l'affection que nous venons de décrire ; pour lui c'est une variété de pityriasis que Biett, son maître, avait observée pendant l'épidémie d'acrodynie qui régna à Paris en 1828 et 1829.

« Cette variété, dit M. Cazenave, présente, comme les autres, une desquamation furfuracée; mais ici cette exfoliation a lieu sur des surfaces noires, quelquefois même d'un noir assez foncé. Ce pityriasis s'est présenté sous deux formes assez distinctes; dans l'une c'était l'épiderme lui-même qui était coloré, et, si on le détachait, on mettait à nu des surfaces rouges ou rosées; dans l'autre, au contraire, l'épiderme était transparent et c'était la couche sous-épidermique qui était le siége de la coloration noire. »

C'est ici le lieu de vous faire remarquer que des quatre variétés de pityriasis admises par Willan, Bateman, Biett et M. Cazenave, la première (pityriasis capitis), basée sur le siége de l'affection, sied mal à côté des trois autres variétés établies en prenant en considération leur forme variable; que ces dermatologistes n'ont admis que des variétés et non des espèces de pityriasis.

Tous les disciples de Willan n'ont pas accepté aveuglément les divisions du maître : M. Gibert a désigné le pityriasis capitis sous le nom de pityriasis simple et a admis en outre des pityriasis rubra, versicolor et nigra, une variété nouvelle : le pityriasis rosé.

Notre collègue a donné une preuve de son talent d'observation en admettant deux variétés de pityriasis rubra; le pityriasis rosé et le pityriasis rubra proprement dit. Ce dermatologiste décrit en ces termes ces deux variétés :
« Le pityriasis rosé est caractérisé par de petites taches furfuracées, très légèrement colorées, irrégulières, d'une étendue qui ne dépasse guère celle de l'ongle, nombreuses et rapprochées, bien que séparées toujours par quelque intervalle de peau saine, prurigineuses, qui se répandent sur les parties supérieures du corps et de préférence sur le cou, le haut de la poitrine, le haut des bras, mais peuvent se propager de haut en bas, jusque sur les cuisses, en sorte que la durée totale de l'éruption se

prolonge assez ordinairement pendant six semaines à deux mois.

» Le pityriasis rubra proprement dit, forme la plus grave et la plus persistante, est caractérisé par une rougeur intense de la peau sur laquelle se produit une desquamation foliacée et lamelleuse. Les écailles restent d'abord adhérentes par un de leurs bords, puis tombent par le frottement. Cette variété résiste pendant des mois et des années au traitement le plus actif. »

Nous admettons le pityriasis rosé et le pityriasis rubra de M. Gibert; mais la première variété constitue pour nous un pseudo-exanthème arthritique ou dartreux et la seconde une affection chronique de nature herpétique.

Nous n'avons d'autre particularité à vous signaler touchant le pityriasis versicolor que l'admission de sa nature parasitaire par notre collègue.

Enfin la description du pityriasis nigra que donne M. Gibert est identique avec celle de M. Cazenave; à sa suite est rapportée l'histoire du nommé Grandery, malade observé par Alibert, et qui paraît avoir été affecté d'une hypersécrétion pigmentaire de toute la surface de la peau.

M. Devergie a admis deux sortes de variétés de pityriasis : des variétés d'après la couleur et des variétés d'après la forme.

Les variétés du premier groupe sont les pityriasis alba, versicolor, nigra, rubra et pilaris.

Les variétés du second groupe sont les pityriasis fugax, perstans, diffusa et circumscripta. Nous devons ajouter que si M. Devergie admet l'existence de ces quatre variétés, du moins n'y attache-t-il que peu d'importance.

Le pityriasis alba de M. Devergie se présente sous deux formes : « Dans l'une, la peau conserve sa coloration normale, mais est farineuse et le siége de démangeaisons très faibles; on l'observe à l'âge de dix-huit, vingt, vingt-quatre ans, sur les joues, le menton. C'est un état fugace que des bains et des onctions avec de l'axonge font disparaître.

» Cette forme doit évidemment être regardée comme une variété du pityriasis de cause externe, comme un pityriasis artificiel.

» La seconde constitue le pityriasis du cuir chevelu, des sourcils, de la barbe et des poils du pubis; elle est décrite par les auteurs, dit M. Devergie, sous le nom de *pityriasis capitis*; mais s'il est vrai qu'elle existe quatre-vingt-dix fois sur cent à la tête, n'est-ce pas toujours une mauvaise chose que de dénommer une affection par son siége? »

Ce pityriasis n'est d'ailleurs autre chose que le pityriasis simplex des auteurs ; il est caractérisé par une sécrétion d'épiderme qui se détache sous forme de son ou de farine, et n'est pas accompagné de modifications dans la coloration des téguments.

Plus loin, au sujet du traitement de ce pityriasis alba, M. Devergie écrit : « On voit que dans ce traitement nous ne nous préoccupons pas du cryptogame, du trichophyton; c'est que, *quoi qu'en ait dit M. Bazin, il n'y a pas à s'en préoccuper.* »

D'autre part, ce dermatologiste avait dit dans le cours de la description de ce même pityriasis alba : « *Si dans cette forme, il existe un cryptogame, il naît et disparaît sans soin.* »

Ces lignes vous prouvent, messieurs, que si M. Devergie

a lu nos ouvrages, du moins a-t-il fait cette lecture avec légèreté. Nous n'avons pas seulement, en effet, admis l'existence d'un pityriasis alba parasitaire, mais encore celle d'un pityriasis alba herpétique. La première espèce est essentiellement caractérisée par la présence d'un parasite qui n'est pas chose accessoire, mais dont la destruction seule peut amener la guérison de l'affection; la seconde espèce est caractérisée par des squames dans lesquelles l'examen microscopique le plus minutieux ne saurait démontrer l'existence d'un champignon, aussi avons-nous changé son nom pour la distinguer de la première espèce et avons-nous écrit dans notre *Traité des arthritides et des herpétides* : « Comme nous avons déjà décrit un pityriasis alba parasitaire, nous désignerons le pityriasis alba des auteurs, — celui de M. Devergie par conséquent, — sous le nom de pityriasis simplex. » Or, n'est-il pas dès lors évident que l'on ne saurait écrire avec M. Devergie, sans faire preuve d'une connaissance imparfaite de nos doctrines, que dans le pityriasis alba des auteurs, ou pityriasis simplex, nous admettons la présence d'un cryptogame! Nous vous ferons d'ailleurs dans quelques instants la description du pityriasis alba parasitaire et celle du pityriasis alba des auteurs ou pityriasis simplex, vous verrez qu'il n'est question de parasites que dans le pityriasis alba symptomatique de la présence du trichophyton.

Le pityriasis rubra de M. Devergie est une variété qui débuterait par une rougeur érythémateuse, vive, foncée, s'étendant en largeur et accompagnée de sensations de chaleur, cuisson, démangeaison même ; la peau s'épaissirait, deviendrait humide ; il se formerait des squames épidermiques et en un espace de temps variable, quelquefois quinze jours seulement, toute la peau serait envahie. Plus tard cette membrane donnerait lieu à une exsudation semblable à de la sueur, empesant le linge, mais ne le colorant pas sensiblement en gris noirâtre, ainsi que le fait la sérosité de l'eczéma.

On comprend, ajoute un peu plus loin M. Devergie, qu'une maladie dans laquelle on trouve la peau enflammée, sécrétante, siége de chaleur et de démangeaisons, puisse être confondue avec l'eczéma et le pemphigus chronique.

Pour nous, messieurs, il est évident que M. Devergie a commis l'erreur dont il signale la possibilité, a confondu l'eczéma avec le pityriasis rubra, et a décrit sous cette dernière dénomination une affection qui devait porter le nom d'eczéma ou de pemphigus ; jamais, en effet, le pityriasis rubra aigu ne donne naissance à du suintement ainsi que le prétend M. Devergie.

Dans un quatrième chapitre, M. Devergie décrit l'achromie et le pityriasis nigra. Ce dermatologiste a réuni le vitiligo (achromie) et le pityriasis nigra parce que la première de ces affections est liée à la seconde et souvent même au pityriasis versicolor. Il est évident pour nous que notre collègue a été le jouet d'une illusion, a considéré comme morbides les intervalles qui séparent les taches du pityriasis versicolor ou du pityriasis nigra, intervalles où la peau a conservé sa coloration normale et ne paraît plus blanche que parce qu'elle est entourée de parties des téguments plus ou moins vivement colorées.

Quoi qu'il en soit, M. Devergie pense que le pityriasis

nigra ne constitue qu'un degré plus avancé du pityriasis versicolor !

Enfin le pityriasis pilaris est la dernière variété admise par M. Devergie.

« Cette variété, dit ce dermatologiste, a essentiellement son siége dans la peau qui recouvre les bulbes pileux, je ne dis pas bulbes des cheveux parce que je ne l'ai jamais rencontrée sur la tête.

» Elle amène un épaississement de la peau qui avoisine et recouvre le bulbe des poils avec rougeur chronique de ce tissu, de manière à représenter à la base de chaque poil une petite pyramide conique du sommet de laquelle s'échappe le poil, chacune de ces petites pyramides est isolée du bulbe voisin par une portion de peau saine, de manière que dans les parties affectées la peau représente cet état que l'on désigne sous le nom de chair de poule.

» Au sommet de ces élevures conoïdes traversées par le poil existe une petite lamelle épidermique assez dure, en partie libre, en partie adhérente. »

Cette description ne se rapporte-t-elle pas au lichen pilaris et non au pityriasis?

M. Rayer a admis deux variétés de pityriasis : le pityriasis général et le pityriasis local : la première variété répond au pityriasis rubra des auteurs et au pityriasis que nous vous décrirons bientôt sous le nom de pityriasis inflammatoire herpétique. M. Rayer a su éviter l'erreur dans laquelle est tombée M. Devergie ; s'il a, en effet, signalé l'existence d'un suintement dans le cours du pityriasis général, du moins l'a-t-il considéré comme un phénomène accidentel et exclusivement dû aux grattages répétés du malade.

Les pityriasis limités à une partie du corps sont : le pityriasis capitis au sujet duquel nous n'avons aucune particularité à vous signaler ;

Le pityriasis des paupières, qui, d'après M. Rayer, pourrait exister seul et indépendamment de toute manifestation antérieure de cette maladie sur une autre partie du corps; qui déterminerait assez fréquemment la chute d'une partie des cils et la propagation de l'inflammation à la conjonctive ;

Le pityriasis des lèvres, qui jusqu'à ce jour aurait été confondu avec le psoriasis dont il différerait cependant en ce qu'il s'annonce sur les lèvres ou sur la peau qui les entoure, non par des élevures papuleuses suivies de squames épaisses, mais par de petites taches rouges auxquelles succède une desquamation continuelle de l'épithélium des lèvres et quelquefois de l'épiderme de la peau environnante ;

Le pityriasis de la paume des mains et de la plante des pieds : cette variété, dit M. Rayer, a été confondue jusqu'ici avec le psoriasis palmaire, mais le psoriasis débute par des élevures papuleuses dont le sommet se couvre d'écailles sèches et d'un blanc mat, le pityriasis par des taches rouges qui s'étendent et ne tardent pas à devenir jaunâtres par suite d'un léger suintement qui se produit à la face interne de l'épiderme, cette dernière membrane se dessèche, se fendille et se détache continuellement.

Qu'est-ce que ce pityriasis ?

Dans le pityriasis buccal, l'intérieur de la bouche serait le siége d'une inflammation chronique avec desquamation habituelle de l'épithélium surtout à la base de la langue, et sans qu'il existe d'affection concomitante du pharynx, de l'estomac ou des poumons.

C'est cette affection que M. Auzias-Turenne désigne sous le nom de *psoriasis buccal*.

Le prépuce et les grandes lèvres sont enfin, d'après M. Rayer, le siége d'une desquamation qui se rapproche singulièrement de celle du pityriasis.

École d'Alibert. — Alibert a admis deux espèces de pityriasis : l'une constitue une affection dartreuse, c'est le *pityriasis furfuraceus volatil*; l'autre constitue, au contraire, une dermatose dyschromateuse ; elle comprend le *pannus hepaticus* et le *pannus scorbutique*.

Nous avons déjà insisté sur l'erreur dans laquelle était tombé Alibert en regardant le pannus hepaticus, expression synonyme de pityriasis versicolor, comme une affection due à un vice de sécrétion pigmentaire. Ajoutons qu'il n'est pas conforme à la vérité de n'admettre, en outre du pannus hepaticus, qu'une seule espèce de pityriasis : le *pityriasis dartreux*.

Il n'existe également pour M. Gintrac que deux espèces de pityriasis : le *pityriasis phyto-dermique* ou *parasitaire* (pityriasis versicolor) et le *pityriasis herpétique;* aussi le médecin de Bordeaux est-il passible des mêmes reproches qu'Alibert.

Les variétés de pityriasis que M. Gintrac admet n'ont aucune importance.

Nous vous avons démontré que M. Hardy ne faisant jouer qu'un rôle accessoire au microsporon furfur dans la production du pityriasis versicolor, et considérant cette affection comme une manifestation du vice herpétique, il n'existait en réalité, pour ce médecin, qu'une seule espèce de pityriasis, le *pityriasis dartreux.*

Notre collègue reconnaît, en outre du pityriasis versicolor, quatre variétés : le *pityriasis alba* ou *pityriasis commun*, le *pityriasis rubra*, le *pityriasis nigra* et le *pityriasis pilaris* (1). (*Leçons sur les maladies de la peau*, 1858.)

Telles sont les espèces et les variétés de pityriasis admises par les dermatologistes. Pour cette affection comme pour les autres genres dermatologiques, les willanistes ont admis des variétés de forme ou de siége, et non des espèces; et les alibertistes, en rattachant exclusivement le pityriasis

(1) Dans les leçons de l'année dernière (*Leçons sur les affections cutanées dartreuses*, publiées en 1862), M. Hardy n'admet plus, des quatre variétés qu'il décrivait en 1858 que le *pityriasis rubra* et le *pityriasis pilaris*, variétés auxquelles il en adjoint une nouvelle : le *pityriasis circiné*. Il était intéressant de rechercher pour quelles raisons M. Hardy avait modifié ses idées premières, c'est ce que nous avons fait : or, nous avons trouvé que le pityriasis alba, simplex ou commun avait été rattaché à l'eczéma. « Cette forme (*pityriasis alba*), lit-on page 87, se relie directement à l'eczéma, dont elle n'est que la période ultime, que le dernier degré et le mode constant de terminaison. On peut toujours la considérer, soit comme l'expression la plus bénigne et la plus superficielle de l'eczéma, soit comme la terminaison de cette même éruption qui a pu offrir, dans ses périodes précédentes, une intensité variée ; ce qui revient à dire que le pityriasis peut exister d'emblée ou n'être qu'un degré de l'eczéma. »

Nous trouvons dans ces lignes une contradiction flagrante : au commencement, en effet, M. Hardy prétend que le pityriasis alba constitue la période ultime de l'eczéma, et à la fin on lit que ce même pityriasis peut exister *d'emblée* ou n'être que le dernier *degré de l'eczéma*. Ne voilà-t-il pas deux opinions essentiellement opposées ? Pour comble de malheur, ni l'une ni l'autre ne sont l'expression de la vérité.

Si, en effet, le pityriasis alba apparaît d'emblée, n'a-t-il pas sa raison d'être parmi les variétés du genre pityriasis, et, sous ce rapport, la première édition ne valait-elle pas mieux que la dernière ? Et si le pityriasis alba est le dernier degré de l'eczéma, pourquoi en faire un pityriasis ? n'est-ce pas évi-

à la dartre (Alibert et M. Hardy), ou à la dartre et à l'existence des parasites (Gintrac), n'ont entrevu qu'une partie de la vérité.

Espèces et variétés de pityriasis admises par M. Bazin.
— Nous admettons un pityriasis de cause externe et un pityriasis de cause interne.

Le pityriasis de cause externe reconnaît pour origine, tantôt l'action d'agents irritants (*pityriasis artificiel*), tantôt l'existence de parasites végétaux (*pityriasis parasitaire*).

Le pityriasis de cause interne constitue une manifestation arthritique ou herpétique.

demment un faux pityriasis ? Est-il jamais venu à l'esprit de M. Hardy de décréter eczéma toute affection dans le cours de laquelle se produit une exhalation de liquide ? Pourquoi donc décorer du nom de *pityriasis* tout état de la peau caractérisé par des squames, que ces squames aient été ou non précédées d'autres phénomènes ? Mais à ce compte, le lichen aussi est un pityriasis, puisque dans son cours se produit une desquamation épidermique ! A notre avis, il n'y a pityriasis qu'autant que l'affection est *caractérisée à sa période d'état par une desquamation épidermique*, sans saillie des téguments. (Voyez la définition du pityriasis.)

Ainsi, M. Hardy a eu tort de considérer la période squameuse de l'eczéma comme constituant un pityriasis ; il dit, il est vrai, qu'il est impossible de différencier le vrai pityriasis du faux pityriasis. Nous avons déjà réfuté cette manière de voir dans l'histoire du lichen. Ajoutons enfin que nous croyons pouvoir attribuer l'erreur de M. Hardy à la définition qu'il a donnée de l'eczéma. « Cette affection, dit-il, est caractérisée à son début, *soit par des taches exanthématiques, soit par des vésicules, soit par des fissures, soit par des pustules, soit par des squames, soit par des papules.* »

M. Hardy ajoute : « C'est grâce à cette définition que nous pouvons rattacher au type commun l'eczéma, l'impétigo, le pityriasis, le lichen. » Nous dirons à notre tour : c'est grâce à cette mauvaise définition que M. Hardy a été conduit à confondre des genres dermatologiques essentiellement distincts. Telles sont les réflexions que nous avions à faire au sujet du pityriasis alba ; passons au pityriasis circiné.

En 1859, c'est-à-dire un an après la publication des premières leçons de

Mais chacune de ces espèces de pityriasis comprend des variétés dont vous trouverez l'énumération dans le tableau suivant :

1° PITYRIASIS DE CAUSE EXTERNE.

(a) ARTIFICIEL.... Pityriasis dû au rasoir, etc.
(b) PARASITAIRE... Pityriasis versicolor (microsporon furfur).
Pityriasis alba trichophytique (trichophyton).

2° PITYRIASIS DE CAUSE INTERNE.

(a) ARTHRITIQUE... { Pseudo-exanthématique... { Pityriasis { maculata.
                                                rubra aigu { circinata.
                    Chronique (arthritide sèche). Pityriasis pilaris.

(b) HERPÉTIQUE... { Pseudo-exanthématique... { Pityriasis.
                                               rubra aigu.
                   Chronique (herpétide sèche). Pityriasis { simplex.
                                                            rubra chronique ou inflammatoire.

M. Hardy (dans lesquelles ne se trouve pas mentionné le pityriasis circiné), paraissait le traité de M. Bazin *sur les arthritides et les herpétides*. Or, parmi les arthritides pseudo-exanthématiques se trouve le pityriasis aigu disséminé, ou pityriasis rubra aigu, auquel ce médecin reconnaît deux variétés: le *pityriasis maculata* et le *pityriasis circinata*. A partir de ce moment, sans doute, l'attention de M. Hardy fut attirée sur cette variété de pityriasis, dont il ne dut pas tarder à observer des exemples, et qu'il accepta; malheureusement, il n'a pas voulu adopter complétement les idées de M. Bazin ; n'a pas considéré cette affection comme un pseudo-exanthème; l'a rattachée exclusivement à la dartre, tandis que son collègue la regarde comme une manifestation arthritique ; enfin, au lieu de faire du pityriasis circiné une variété de forme du pityriasis rubra, il a décrit séparément le pityriasis circiné et le pityriasis rubra aigu.

Dans ses leçons de l'année 1861, comme dans celles de 1858, M. Hardy a décrit, sous le nom de *pityriasis pilaris*, le lichen pilaris. « Le pityriasis pilaris, dit-il, est une affection dont nous ne saurions mieux dépeindre le caractère général qu'en disant qu'il offre l'exagération frappante de cet état des follicules pileux qu'on désigne vulgairement sous le nom de *chair de poule*, il imprime à la peau un aspect rugueux, chagriné, dû à l'existence de petites squames qui recouvrent et coiffent l'orifice des follicules et entourent le collet du poil. Les saillies sont assez élevées pour que M. Cazenave se soit cru autorisé, d'après cette seule lésion, à considérer comme un lichen cette variété de pityriasis..... »

Nous pensons comme M. Cazenave que cette variété de pityriasis n'est autre chose qu'un lichen. (Note du RÉDACTEUR.)

DESCRIPTION SUCCINCTE DE CES ESPÈCES ET VARIÉTÉS DE PITYRIASIS.

Pityriasis de cause externe. — Des deux variétés de pityriasis de cause externe, le pityriasis parasitaire seul présente des particularités dignes d'être mentionnées.

Le pityriasis versicolor est caractérisé par des taches dont la coloration rappelle souvent la teinte du café au lait, mais qui présentent quelquefois une couleur brune ou jaune ; ces taches sont le siége d'une desquamation furfuracée, revêtent une forme irrégulière, offrent des bords sinueux et recouvrent une partie plus ou moins grande des téguments : tantôt, en effet, leurs dimensions ne dépassent pas celles d'une pièce de vingt centimes, tantôt elles occupent la plus grande partie de la face antérieure de la poitrine. Le tronc et le cou sont les siéges de prédilection de cette affection ; il n'est pas rare, cependant, de l'observer sur les membres.

Si l'on examine au microscope les squames d'une tache de pityriasis versicolor, on constate qu'elles contiennent des spores à l'état de liberté, et un grand nombre de tubes ou filaments droits ou contournés, simples ou ramifiés, dont l'ensemble constitue un réseau très riche.

Les spores sont presque toutes sphériques, plus grosses que celles du microsporon Audouini, réfractent fortement la lumière et ne renferment pas de granules à leur intérieur.

L'ensemble de ces spores et de ces tubes constitue un végétal auquel on a donné le nom de *microsporon furfur*. Ce champignon végète à la surface des poils, mais ne pénètre pas à leur intérieur.

Le traitement du pityriasis versicolor est exclusivement externe ; nous avons l'habitude de conseiller aux malades atteints de cette affection des lotions avec le solutum de sublimé :

    Eau. . . . . 1000 grammes.
    Sublimé . . . . 10 —

et des bains sulfureux ou de sublimé.

1° *Pityriasis alba trichophytique*. — Nous vous avons dit, en vous traçant l'histoire de l'herpès, que la teigne tonsurante était caractérisée à son début par des cercles herpétiques, érythémateux, etc. D'autre part, nous vous avons appris que le sycosis constituait la troisième période de la teigne tonsurante. Quelle affection forme donc le trait d'union entre l'herpès parasitaire et le sycosis ? Vous avez tous nommé le pityriasis alba trichophytique.

Lorsqu'en effet le trichophyton a germé dans le tissu cutané et a développé, par l'irritation qu'il produit, des inflammations éruptives, il apparaît à l'extérieur sous l'aspect d'une substance blanche, floconneuse ou lamelleuse, substance qui forme autour des poils une gaîne amiantacée d'un blanc mat, complète ou incomplète. Si elle est incomplète, on voit au centre de la petite masse blanche constituée par le champignon un point noir qui répond à l'extrémité libre du poil cassé. Mais, plus souvent, la gaîne est complète, et les poils entièrement cachés à la vue ne se peuvent reconnaître qu'à la saillie de la matière cryptogamique. La matière champignonneuse existe aussi dans l'intervalle des poils.

Il est rare d'observer seulement le pityriasis alba ; le plus ordinairement, on constate simultanément l'existence de cercles d'herpès circiné et même de tubercules sycosiques.

Nous vous avons dit, en décrivant le sycosis, que si la teigne tonsurante n'était encore parvenue qu'à sa deuxième période (*pityriasis alba*), il était bon d'attendre l'apparition des tubercules sycosiques avant d'épiler les surfaces malades et de se borner à faire usage d'une pommade parasitaire, de la pommade au turbith, par exemple :

> Axonge . . . . 30 grammes.
> Turbith minéral . . . . 0,50 à 2 grammes.

Toutefois, nous conseillons quelquefois l'épilation quand le malade ne présente que les phénomènes de la deuxième période; mais alors la guérison exige un temps beaucoup plus long que si cette opération était pratiquée un peu plus tard, c'est-à-dire lorsque les tubercules sycosiques existent.

2° *Pityriasis de cause interne.* — *Pityriasis arthritique.* — Vous avez vu dans le tableau synoptique que nous vous avons tracé des espèces et variétés de pityriasis, que nous admettons un pityriasis arthritique pseudo-exanthématique et un pityriasis arthritique chronique.

En général, le pityriasis rubra aigu est précédé de phénomènes prodromiques, dont la durée ne dépasse pas deux à trois jours ; à ces symptômes succède une éruption qui se présente sous deux aspects différents ; aussi peut-on admettre deux variétés de pityriasis : le *pityriasis maculata* et le *pityriasis circinata*.

Le pityriasis rubra maculata est caractérisé par des taches d'un rouge vif, offrant de petites dimensions, une forme plus ou moins arrondie et des bords sinueux, ne faisant aucune saillie au-dessus des parties environnantes, disséminées à la surface du corps, séparées les unes des autres par des intervalles variables de peau saine, mais se réunissant quelquefois et constituant alors de larges plaques. Ces cercles érythémateux sont le siége d'une exfoliation épidermique, qui, d'abord lamelleuse, devient rapidement furfuracée. La rougeur des taches disparaît progressivement, et le pityriasis rubra passe à l'état de pityriasis simplex.

Le pityriasis rubra circinata est caractérisé par de petites taches rouges, disséminées, semblables à celles que l'on observe dans le psoriasis guttata, et se réunissant pour constituer des cercles plus ou moins étendus et assez analogues à ceux de l'herpès circiné, ou pour former des bandes linéaires et des demi-cercles qui rappellent l'éruption de la lèpre vulgaire.

Le pityriasis rubra aigu disparaît quelquefois après un laps de temps très court, après une durée de dix ou quinze jours, mais persiste dans d'autres cas pendant six semaines ou deux mois. Jamais, d'ailleurs, il ne passe à l'état chronique.

Le pityriasis rubra aigu constitue une affection idiopathique ou symptomatique de l'arthritis et de la dartre. À quels caractères peut-on reconnaître sa nature ? Le traitement ne saurait en aucune façon venir à notre aide pour résoudre ce problème, puisque dans tous les cas le pityriasis rubra aigu guérit spontanément. Les causes, la marche et surtout les rapports du pityriasis rubra aigu avec d'autres affections, pourront seuls nous éclairer ; c'est ainsi que le pityriasis arthritique apparaît sous l'influence du froid, survient chez des individus qui présentent tous les caractères de la constitution arthritique, tandis que le pityriasis herpétique récidive fréquemment, se montre à la suite d'émotions morales, coexiste avec des migraines, des dyspepsies herpétiques, etc.

D'ailleurs, une erreur de diagnostic sur la nature de l'affection importe peu, puisque le pityriasis rubra aigu offre une tendance naturelle à se terminer par résolution et ne présente par lui-même aucun danger.

On pourra cependant favoriser sa guérison en prescrivant des boissons rafraîchissantes, une petite saignée si les phénomènes fébriles sont intenses, plusieurs laxatifs, etc.,

Pityriasis chronique arthritique. — Le pityriasis arthritique se développe sur les régions velues et les parties découvertes : le cuir chevelu, les sourcils, la barbe, les parties génitales, la partie antérieure de la poitrine et les aisselles.

Il se présente sous la forme de plaques irrégulières qui se manifestent de préférence à la nuque, aux régions temporales, à la partie antérieure, du cuir chevelu, aux joues et à la lèvre supérieure mais occupent rarement toute la surface de la tête et la figure. Tantôt chacune des plaques de pityriasis présente une couleur générale ou une couleur partielle et disposée en forme de disques autour de chaque poil, tantôt elles n'offrent aucun changement dans leur coloration. Quoi qu'il en soit, on remarque que les glandes pilifères forment une saillie plus considérable et sont recouvertes de squames minces et petites; que les poils qui les traversent sont enveloppés d'une gaîne épidermique qui remonte plus ou moins haut sur la tige, sont le siége d'une sécheresse et partant d'une friabilité remarquable. Lorsque l'affection persiste pendant un long espace de temps, les poils s'atrophient, se cassent avec la plus grande facilité et tombent; ils repoussent sans doute, mais à un certain moment les altérations de la papille sont si considérables que la perte du poil de temporaire devient permanente et que la calvitie est définitive.

La sécheresse de la partie affectée et des poils trouve son explication naturelle dans la suspension de toute sécrétion de la sueur et de la matière sébacée, dans l'abondance des squamules qui remplissent le canal de la glande pilifère et dans la sécrétion des parois du follicule.

Ajoutons enfin que les surfaces affectées de pityriasis arthritique sont le siége de prurit et plus souvent encore de picotements et d'élancements.

Cette affection persiste pendant un laps de temps variable de quelques mois à plusieurs années et offre de fréquentes récidives. Une calvitie temporaire, souvent permanente, est le résultat ordinaire du pityriasis arthritique.

Chez les scrofuleux, il n'est pas rare d'observer à la suite d'un eczéma chronique un pseudo-pityriasis qu'il est difficile de distinguer du pityriasis arthritique. Cependant on parviendra, dans la plupart des cas, à établir le diagnostic différentiel. On apprendra du malade, s'il s'agit d'un faux pityriasis qu'une sécrétion plus ou moins abondante existait au début de l'affection; le pityriasis, au contraire, est squameux dans toutes ses périodes. Le faux pityriasis présente des squames plus épaisses, un peu jaunes, qui ont un certain aspect d'humidité; le pityriasis est caractérisé par des squames sèches, plus fines et grisâtres. Enfin celui-là occupe des lieux de prédilection, la face postérieure des oreilles ou le pavillon auriculaire ; il n'est pas accompagné de prurit et de picotements comme le pityriasis arthritique.

La difficulté qu'on éprouve à guérir le pityriasis arthritique nous engage à nous arrêter quelque temps sur son traitement. Voici ce que je conseille contre cette affection :

1° J'ordonne la tisane de saponaire ou de pensée sauvage édulcorée avec le sirop de fumeterre ou d'orme pyramidal.

2° Le malade prend, matin et soir, une heure avant le repas, une cuillerée à soupe de sirop alcalin :

Sirop de saponaire, de Tolu, de fumeterre, etc.... 500 grammes.
Bicarbonate de soude........................ 4 à 10 gram.

3° Je prescris une eau alcaline aux repas, soit de l'eau de Vichy artificielle, soit celles de Chateldon, de Pougues, de Vittel, ou toute autre se rapprochant de ces dernières par ses vertus thérapeutiques.

4° Je fais raser ou couper, à quelques millimètres de la peau, les cheveux ou les poils qui recouvrent les parties malades.

5° Tous les trois jours, je recommande de badigeonner à l'huile de cade les surfaces affectées.

6° On emploie trois ou quatre fois par jour les lotions avec une solution de glycérine ou de saponine, et une faible dose de carbonate de soude :

Eau de son............... 500 grammes.
Glycérine anglaise........ 30
Carbonate de soude....... 25 centigr. à 1 gram.

7° On peut varier les bains et donner : bains alcalins et bains de vapeur, douches alcalines et douches de vapeur.

8° Enfin, il faut surveiller le régime qui doit être approprié à la maladie constitutionnelle. (*Leçons sur les affections arthritiques.*)

Pityriasis herpétique. — Le pityriasis dartreux comme le pityriasis arthritique constitue tantôt une affection pseudo-exanthématique, tantôt une herpétide sèche squameuse (chronique). Nous avons déjà décrit le pityriasis rubra aigu ou pseudo-exanthématique, il ne nous reste donc plus qu'à tracer l'histoire du pityriasis chronique. Or les auteurs, prenant en considération l'absence ou la présence des phénomènes congestifs dans le pityriasis, en ont admis deux variétés : le pityriasis alba et le pityriasis rubra. Cette distinction est réelle et mérite d'être conservée. Mais nous avons déjà décrit un pityriasis alba parasitaire et un pityriasis rubra pseudo-exanthématique ; aussi pour éviter toute confusion désignerons-nous les deux variétés de pityriasis herpétique sous les noms suivants : 1° *pityriasis simple*, 2° *pityriasis inflammatoire*.

1° Le pityriasis simple (*alba des auteurs*) est caractérisé par des plaques irrégulières, disséminées à la surface de tout le corps, offrant à leur début la largeur d'une pièce de cinquante centimes, ou celle d'une pièce d'un franc, se réunissant quelquefois, après une certaine durée, et occupant alors une large surface, ne faisant habituellement aucune saillie au-dessus des téguments voisins, et déterminant des démangeaisons vives, qui augmentent sous l'influence de la chaleur, des excès de table, etc.

Loin d'occuper exclusivement les parties velues, comme

le pityriasis arthritique, il se développe sur toutes les régions de l'économie, et s'il apparaît primitivement sur des parties recouvertes de poils, du moins se propage-t-il aux surfaces voisines. D'ailleurs, dans ce pityriasis, l'inflammation reste limitée longtemps au réseau papillaire du derme et n'envahit qu'accidentellement le follicule pileux. Aussi la chute des poils n'a-t-elle lieu qu'après une longue durée de l'affection.

Comme toutes les affections herpétiques, le pityriasis présente des récidives fréquentes et tend à s'invétérer.

2° Le pityriasis inflammatoire est caractérisé par des surfaces rouges, irrégulières et parfois un peu saillantes, et par des squames plus larges et plus adhérentes que celles du pityriasis simple. Les parties malades sont le siège de cuissons et de vives démangeaisons.

Le pityriasis inflammatoire occupe des régions étendues; quelquefois il se propage à toute la surface du corps. Il se prolonge ordinairement pendant plusieurs mois et présente de temps en temps des exacerbations.

Le traitement général du pityriasis herpétique ne diffère pas de celui de toutes les affections dartreuses : il consiste dans l'usage à l'intérieur de préparations arsenicales. Nous ordonnons en outre des bains renfermant de la gélatine et une petite quantité de sulfure de potasse, de l'huile de cade pure ou mélangée avec l'huile d'amandes douces en proportions variables et employée comme topique, etc.

DIXIÈME LEÇON.

DU PSORIASIS.

J'ai commencé l'histoire du pityriasis, en vous disant que l'ordre des squames de Bateman comprenait trois affections : le pityriasis, le psoriasis et l'ichthyose; mais en énonçant cette assertion, je sous-entendais dans mon esprit que la lèpre des Grecs de Bateman et le psoriasis ne formaient qu'une seule et même affection ; s'il n'en eût été ainsi, j'aurais dû professer que l'ordre des squames de Bateman comprenait quatre genres : la *lèpre des Grecs*, le *psoriasis*, le *pityriasis* et *l'ichthyose*.

Est-il donc vrai que sous les noms différents de lèpre et de psoriasis, Bateman ait décrit une même affection : le psoriasis ; que la lèpre des Grecs et le psoriasis ne constituent qu'un seul et même genre ? Telle est, messieurs, notre manière de voir, et nous pouvons revendiquer à son appui l'observation et le raisonnement.

Si vous recherchez quelle ligne de conduite ont suivie les dermatologistes, qui depuis Bateman jusqu'à nos jours ont joui d'une réputation méritée, et nous ont transmis les fruits de leur observation, vous verrez que l'une et l'autre opinion ont eu pour défenseurs des médecins également recommandables, que si Biett, MM. Cazenave, Devergie et Rayer ont imité Bateman, d'autre part Samuel Plumbe, MM. Gibert, Emery, Fleury, Gintrac et Hardy n'ont pas admis l'opinion du médecin anglais, mais ont fait un seul genre des deux affections qu'il séparait, ont regardé la lèpre vulgaire comme une simple variété de forme du psoriasis.

Ainsi nous ne pouvons nous appuyer sur le témoignage des dermatologistes, puisque la manière de voir de Bateman a trouvé parmi eux autant d'adeptes que celle que nous défendons.

Quelles sont donc les raisons qui militent en faveur de notre opinion ? Nous pouvons en invoquer plusieurs : en premier lieu, nous voyons les auteurs qui ont admis les deux genres ne pas être d'accord sur leurs caractères distinctifs. Tandis, en effet, que Bateman a écrit que la lèpre des Grecs était caractérisée par des plaques écailleuses de différentes dimensions, mais ayant toujours la *forme circulaire*, et le psoriasis, au contraire, par des taches irrégulières dont le contour n'était ni ovale, ni régulier, comme celui de la lèpre, M. Cazenave différencie ces deux affections en disant que dans la plaque de lèpre il existe une dépression centrale et des bords élevés, et dans celle du psoriasis, au contraire, une élévation papuleuse dans toute l'étendue ; et M. Devergie, enfin, avance que la lèpre vulgaire existe, mais que tous les dermatologistes l'ont peu ou mal décrite, qu'ils l'ont confondue, à l'instar d'Alibert, avec le psoriasis herpétiforme, forme composée du psoriasis ; que la lèpre vulgaire est caractérisée par une petite rougeur qui s'élargit, se dispose en fer à cheval, c'est-à-dire, prend, comme Willan l'a fait observer, une forme ovoïde, représente une anse ovale dont un segment manque, ce segment étant formé par de la peau saine ; que M. Cazenave s'est donc trompé quand il a décrit la lèpre vulgaire comme représentant des cercles qui peuvent prendre une étendue très considérable et se confondre entre eux, que ce sont là les caractères du psoriasis herpétiforme.

Ainsi, entre les médecins qui ont admis la lèpre vulgaire règne un désaccord complet au sujet de ses caractères distinctifs, preuve évidente du peu d'individualité de cette affection.

D'autre part, il n'est pas rare d'observer sur le même malade et des saillies psoriasiques recouvertes d'écailles dans toute leur étendue, et des anneaux dont le centre est sain, et des segments d'ovoïde, en un mot la lèpre vulgaire à côté du psoriasis, preuve nouvelle de l'identité d'origine et de nature de ces deux variétés.

C'est qu'en effet la lèpre vulgaire n'est qu'une modification dans la forme que peut revêtir l'éruption psoriasique ; c'est qu'elle n'est due qu'à la réunion, à la juxtaposition en forme de cercle de gouttes psoriasiques, ou à l'évolution toute spéciale d'une plaque nummulaire de psoriasis, évolution qui consiste en ce que le centre guérit, tandis que la circonférence reste malade.

Enfin ces deux affections reconnaissent les mêmes causes, affectent la même marche, donnent naissance à la même symptomatologie et réclament le même traitement. Existe-t-il deux affections moins dissemblables ?

Le mot psoriasis vient de Ψωρα, gale, et était employé par les Grecs pour désigner une affection squameuse. Mais cette expression ne tarda pas à perdre son sens primitif, représenta successivement dans l'esprit des auteurs une affection humide ou une affection sèche, fut appliquée, en un mot, à des affections squameuses, papuleuses, pustuleuses, et Bateman est le premier dermatologiste qui lui ait donné une signification précise.

Cet auteur en assignant une place au psoriasis dans son ordre des squames (ordre II) à côté du pityriasis et de l'ichthyose, fit, en effet, cesser toute confusion. Le seul reproche que l'on puisse lui adresser est d'avoir séparé la lèpre vulgaire et le psoriasis, d'en avoir fait deux genres distincts.

Définition. — Nous définissons le psoriasis une affection de la peau caractérisée à la période d'état par des squames sèches, épidermiques, lamelleuses, épaisses, adhérentes, offrant tantôt une couleur d'un blanc terne, tantôt une couleur argentée ou nacrée, squames qui constituent des plaques écailleuses de forme et d'étendue variable, et au-dessous desquelles on constate une saillie plus ou moins grande des téguments et une rougeur qui rappelle quelquefois la teinte des syphilides.

Symptomatologie. — Nous partagerons la description de cette affection en trois parties correspondant aux périodes d'éruption, d'état et de déclin.

1° *Période d'éruption.* — Dans le plus grand nombre des cas le psoriasis apparaît d'emblée et n'est pas précédé de phénomènes précurseurs, quelquefois cependant on constate l'existence d'un prurit plus ou moins intense avant l'apparition de l'éruption ou bien celle-ci est précédée d'un pityriasis de même nature ou de nature différente, d'un lichen généralisé ou circonscrit, d'une syphilide, etc.; nous avons eu l'occasion d'observer dans notre service la transformation *in situ* d'un lichen syphilitique en psoriasis: après un traitement mercuriel de deux mois, les papules se recouvrirent de squames blanches et argentées, se transformèrent, en un mot, en papules psoriasiques.

Non-seulement, d'ailleurs, on voit un psoriasis généralisé succéder à une affection générique, mais on observe encore la conversion d'une affection circonscrite, d'une syphilide tuberculeuse par exemple, en un psoriasis arthritique. Cette transformation *in situ* d'une affection syphilitique en psoriasis, est le plus ordinairement méconnue, aussi les médecins sont-ils frappés d'étonnement quand ils constatent l'insuccès des préparations mercurielles et iodurées, de l'usage des eaux de Bagnères-de-Bigorre, de Luchon, d'Aix, pendant toute une saison, chez des malades présentant cependant des manifestations vénériennes, et cherchent-ils vainement pourquoi ces malades sont réfractaires à une médication qu'ils persistent à considérer comme rationnelle! Pour nous, messieurs, le nœud de la question est facile à trancher : nous constatons une transformation de la syphilide en psoriasis arthritique, nous rejetons donc le mercure et ses succédanés, pour conseiller les alcalins *intus* et *extra*, une saison à Vichy, etc., et nous avons le bonheur de voir notre traitement couronné d'un rapide succès.

Quoi qu'il en soit, le psoriasis apparaît le plus souvent d'emblée : il débute par de petites saillies papuleuses qui se recouvrent de squames quelquefois très étroites (*psoriasis punctata*); dans d'autres circonstances, la saillie est plus large, arrondie, bombée au centre et déprimée à la circonférence (*psoriasis guttata*), ou au contraire l'élévation est déprimée à son centre, relevée sur ses bords, et entourée d'une ligne rougeâtre.

Si le psoriasis se généralise, on ne tarde pas à observer des variétés de formes différentes de celles que je viens de vous indiquer. En effet, si la goutte du psoriasis guttata s'étend par sa circonférence, ou si autour d'une plaque de psoriasis s'en forment d'autres qui se réunissent à elles, on voit le psoriasis revêtir la forme de surfaces nummulaires (*psoriasis nummulaire*) ; les plaques de psoriasis nummulaire peuvent à leur tour se réunir, se fusionner et former des surfaces anguleuses et losangiques (*psoriasis diffusa*), ou enfin les saillies du psoriasis guttata peuvent se réunir suivant la direction d'une ligne plus ou moins droite, d'une bande (*psoriasis gyrata*), ou suivant une ligne circulaire (*psoriasis circinata, lèpre vulgaire*).

Mais, quelle que soit la diversité d'aspect et de forme que présente le psoriasis, il n'en constitue pas moins une seule et même affection ; aussi considérons-nous la minutie avec laquelle les dermatologistes ont décrit ces variétés de forme ou d'aspect comme une faute d'autant plus grande, que non-seulement la connaissance de la nature, et partant de la thérapeutique de la maladie, n'en a pas été éclairée d'une lumière nouvelle, mais que l'insistance que l'on a mise à les étudier a fait oublier de rechercher leur origine.

Quelle que soit d'ailleurs la forme sous laquelle se présente le psoriasis, il nous offre à étudier au point de vue de son développement, l'élément symptomatologique et la disposition topographique.

Les éléments symptomatologiques sont la rougeur, la surélévation au-dessus des parties environnantes et les squames.

Les saillies papuleuses du psoriasis sont le siége d'une rougeur dont on peut quelquefois constater l'existence au pourtour des plaques ou lorsque les squames présentent des fissures, mais qui n'est en général visible que lorsque les squames ont été enlevées à l'aide de bains ou d'applications liquides, telles que la glycérine, l'huile de cade, etc. La nuance de cette rougeur varie à l'infini : rosée dans quelques cas, elle est d'un rouge vif dans d'autres et se rapproche le plus souvent de la teinte cuivrée des syphilides.

La surélévation de la tache psoriasique au-dessus des parties environnantes est en général plus marquée au centre; quelquefois cependant la circonférence de la plaque est plus élevée que la partie médiane. Cette saillie reconnaît pour cause l'hypertrophie de la peau et la superposition des squames; elle constitue un élément important dans le diagnostic de cette affection.

Les squames sont constituées par des lamelles blanches, nacrées, argentées, adhérentes aux téguments sur lesquels elles reposent, et dont on ne les détache qu'avec quelque difficulté; la face interne de la partie exfoliée, de la squame, offre des saillies et des dépressions correspondant aux saillies papillaires et à leurs intervalles.

La face externe, au contraire, est irrégulière, offre une couleur micacée et d'un blanc d'argent ou un aspect terne; c'est dans ce cas que les taches de psoriasis guttata ont pu être comparées avec justesse aux taches de bougie ou à de petits morceaux de plâtre. Ces squames psoriasiques sont formées par la réunion de lamelles épidermiques plus ou moins nombreuses; quelques auteurs ont cependant écrit qu'ils y avaient observé, à l'aide du microscope, non-seulement des cellules d'épithélium, mais encore des globules de pus, des globules pyoïdes et des végétaux myco-dermiques. Quant à moi, je puis vous affirmer que je n'ai jamais constaté, dans les nombreux examens microscopiques auxquels je me suis livré, que l'existence de cellules épidermiques. Ajoutons cependant qu'il n'est pas rare d'observer du pus ou de la sérosité purulente sous les squames, mais seulement dans le psoriasis aigu.

Le psoriasis débute, en général, par les coudes et les genoux, se répand de là sur le tronc et gagne ainsi successivement toutes les parties du corps, voire même la tête et la face. On a écrit que le psoriasis de la face était rare, mais cette assertion constitue évidemment une erreur : nous avons eu, assez souvent, en effet, l'occasion de l'observer. Seulement, comme les squames n'existent presque jamais, soit parce que, siégeant *sur une peau fine*, elles se détachent plus facilement, soit parce que les malades, pour masquer leur affection, ont soin de les détacher, on peut être induit en erreur si on n'est pas prévenu.

D'ailleurs le siége du psoriasis varie suivant l'origine qu'il présente. Est-il artificiel, il est limité aux points d'application de l'agent producteur, de la cause ; est-il arthritique, il n'occupe que les parties découvertes, le cuir chevelu, la paume des mains, la plante des pieds; est-il enfin herpétique, il offre cette tendance à la généralisation que nous vous signalions il y a un instant.

2° *Période d'état.* — Quand le psoriasis a acquis un certain degré de développement, il cesse de s'étendre et reste stationnaire pendant un temps plus ou moins long, des mois, des années même ; c'est à cette époque où l'éruption psoriasique ne subit plus aucune modification que commence la deuxième période essentiellement caractérisée par la persistance des phénomènes que je viens d'indiquer. Toutefois, il n'est pas très rare de voir apparaître des recrudescences dans le cours de cette période d'état, et alors l'extension de l'affection revêt tantôt une marche aiguë, tantôt une marche lente et chronique.

Dans le premier cas on observe une rougeur érythémateuse qui, née des plaques psoriasiques, gagne progressivement les parties environnantes et ne tarde pas à se recouvrir de squames minces, foliacées et analogues à celles du pityriasis inflammatoire ; quelquefois même, la surface malade est suintante comme celles qui sont le siége de l'eczéma, mais l'absence de croûtes jaunes et épaisses, et de l'état ponctué des téguments, le début de l'affection par les coudes et les genoux, les caractères de l'éruption à son origine, caractères qu'un interrogatoire habile pourra vous révéler, cet ensemble de connaissances vous empêchera de tomber dans l'erreur.

Dans le second cas, l'extension se fait lentement et par l'addition de nouvelles plaques.

L'existence d'un psoriasis peut se concilier avec une santé parfaite ; aussi quelques dermatologistes ont-ils avancé que le psoriasis était une affection que l'on ne rencontrait que chez les personnes robustes.

Cependant, messieurs, nous voyons chaque jour des individus frêles et délicats en être affectés ; aussi ne saurions-nous admettre d'une manière absolue l'assertion de nos collègues.

On a également imprimé que cette affection était rare chez les femmes et les petites filles ; c'est là, messieurs, une nouvelle erreur : il n'est personne d'entre vous qui n'ait observé, s'il a suivi assidûment notre visite pendant quelques mois, de nombreux exemples d'enfants du sexe féminin affectés de psoriasis.

Enfin simultanément avec le psoriasis peuvent exister d'autres accidents de la dartre ou de l'arthritis, des congestions, des migraines, des névralgies, etc.

3° *Période de déclin.* -- Le psoriasis peut se terminer par la guérison, mais c'est là une exception que nous n'avons que trop rarement l'occasion de constater. Cependant le psoriasis artificiel guérit toujours si le malade se soustrait à la cause qui l'a engendré ; le psoriasis arthritique s'efface aussi sous l'influence d'un traitement approprié, et s'il est sujet à récidiver, du moins disparaît-il définitivement à une certaine période de la vie, terminaison heureuse que l'on ne peut jamais espérer quand le psoriasis est de nature herpétique.

Dans ce dernier cas, en effet, le psoriasis persiste le plus souvent jusqu'à la mort du malade. Cette issue peut d'ailleurs survenir de différentes manières : tantôt c'est à une maladie aiguë intercurrente, une pneumonie, une pleurésie, etc., que succombe le malade ; tantôt l'affection s'invétère, le psoriasis recouvre toute la surface du corps, des fissures et des crevasses se produisent au niveau des articulations que le malade ne peut désormais faire jouer sans douleur, puis un moment arrive où les organes digestifs s'altèrent. où la quatrième période de la dartre commence, c'est-à-dire où les altérations organiques se produisent, où l'asthme, la bronchite, le cancer apparaissent et constituent autant de causes d'une mort plus ou moins prochaine.

Quoi qu'il en soit, lorsque le psoriasis entre dans la

période de la décroissance, les squames deviennent de moins en moins nombreuses, et si, après s'être détachées de la surface malade, elles se reproduisent encore pendant un certain temps, du moins leur quantité diminue-t-elle de jour en jour; la saillie sur laquelle elles reposent s'affaisse progressivement, et enfin la teinte rouge des téguments devient de moins en moins intense; en sorte qu'après un certain laps de temps il n'existe plus à la place des saillies recouvertes de squames que des taches plus ou moins rouges, taches qui s'effacent elles-mêmes plus ou moins rapidement, et le psoriasis eût-il duré dix, vingt ans, il ne laisse aucun stigmate de son existence passée.

Marche, durée. — Nous ne saurions, avec M. Devergie, diviser le psoriasis en psoriasis aigu et en psoriasis chronique. Ce n'est qu'accidentellement que cette affection revêt la forme aiguë : au début, à un moment donné de son existence, elle se généralise avec une rapidité extrême; toute la surface du corps est couverte d'une rougeur érythémateuse et est le siége d'une desquamation foliacée, mais après un laps de temps variable et qui ne dépasse pas en général un mois ou six semaines, la rougeur diminue, les squames deviennent moins abondantes, çà et là apparaissent des îlots où la peau recouvre son état naturel, îlots qui s'agrandissent et deviennent de jour en jour plus nombreux jusqu'au moment où l'affection est rentrée dans ses limites ordinaires et a repris ses allures habituelles.

N'est-il pas vrai que ce mode d'apparition ou cette recrudescence momentanée de l'affection ne constitue qu'un accident et ne doit pas nous faire admettre la division de **M. Devergie**?

La durée du psoriasis est variable et en rapport avec sa nature. Est-il herpétique, sa durée est indéterminée ; il disparaît sans doute sous l'influence d'un traitement approprié, mais pour récidiver bientôt, ou pour faire place à de nouvelles manifestations, et triste privilége qui lui est commun avec toutes les affections dartreuses, il tend à chaque récidive à envahir des surfaces plus étendues.

J'ai déjà dit que le psoriasis arthritique était également sujet aux récidives, mais que du moins il disparaissait à jamais à une certaine période de la vie du malade.

Quant au psoriasis artificiel, sa durée est en rapport avec le temps pendant lequel le malade reste soumis à l'action de l'agent producteur.

Siége anatomique. — M. Hardy a placé le siège du psoriasis dans le corps muqueux de Malpighi, mais le corps muqueux de Malpighi n'est autre chose que la couche profonde de l'épiderme, c'est-à-dire une partie exclusivement composée de cellules, et susceptible sans doute de subir des modifications, mais non de constituer un organe sécréteur ; aussi rejetons-nous cette opinion et admettons-nous simplement que le siège du psoriasis doit être placé dans l'organe sécréteur de l'épiderme, dans la papille épidermique.

Sémiotique. — 1° *Diagnostic.* — Dans la dernière leçon je vous ai énuméré les caractères différentiels du pityriasis et du psoriasis, je ne reviendrai donc pas sur ce sujet.

Il est facile de ne pas confondre l'ichthyose, affection congénitale, caractérisée par des écailles grisâtres répandues sur toute la surface du corps avec le psoriasis, affection qui survient spontanément dans le cours de la vie et est caractérisée par des écailles blanches, argentées, adhérentes et souvent limitées aux coudes et aux genoux.

Le diagnostic du psoriasis et de l'eczéma offre quelquefois plus de difficultés : on voit, en effet, dans certaines variétés de psoriasis, dans le psoriasis de la tête, par exemple, se produire un suintement, une exhalation séreuse, et si l'on n'observe que cette région, on pourra tomber dans l'erreur; mais si l'on a soin d'examiner les coudes et les genoux, on reconnaîtra en ces points les caractères spéciaux du psoriasis, et l'on évitera toute méprise. Toutefois, si le psoriasis est limité au cuir chevelu, l'examen des autres parties du corps ne fournira aucun indice diagnostique ; il faudra alors prendre en considération l'abondance de la sécrétion moindre dans le psoriasis que dans l'eczéma, la quantité des squames plus grande dans la première affection que dans la seconde. C'est principalement, d'ailleurs, quand l'eczéma est parvenu à la période de desquamation et occupe la paume des mains, que le diagnostic est couvert de telles obscurités que les dermatologistes les plus éminents hésitent et restent dans le doute.

Cependant, si l'on considère que le psoriasis de la paume des mains est caractérisé par des plaques circonscrites séparées les unes des autres par des intervalles de peau saine, recouvertes au début de squames blanches et argentées, tandis que l'eczéma occupe toute l'étendue de la face palmaire, présente des crevasses plus nombreuses et plus profondes, donne naissance à un suintement plus abondant, on arrivera à réunir une somme de probabilités telle, qu'on sera bien près de la vérité.

D'ailleurs qu'importe le diagnostic précis du genre, ne savons-nous pas que le psoriasis et l'eczéma limités à la paume des mains sont toujours arthritiques, et dès lors notre thérapeutique ne sera-t-elle pas toujours la même, que nous ayons à traiter un eczéma ou un psoriasis?

L'herpès circiné et le psoriasis annulaire offrent des analogies et pourraient à la rigueur être pris l'un pour l'autre ; cependant un examen attentif suffira le plus souvent pour permettre d'éviter l'erreur ; si en effet la forme que revêtent ces deux affections est la même, du moins n'existe-t-il dans l'herpès circiné qu'une rougeur érythémateuse recouverte ou non de vésicules et de croûtelles, tandis que le psoriasis est caractérisé par une élévation papuleuse recouverte de squames épaisses. Enfin l'examen microscopique révèle dans un cas l'existence de spores et de tubes, et dans l'autre celle de cellules épithéliales.

Le psoriasis peut être confondu avec des affections syphilitiques : c'est ainsi que l'on a pu prendre le lichen syphilitique généralisé pour un psoriasis ; cependant lorsqu'on a sous les yeux un lichen syphilitique, les papules offrent une couleur cuivrée, les squames sont toujours moins nombreuses et individuelles pour chaque papule, on ne constate pas de démangeaisons et l'on peut retrouver les traces des accidents primitifs. C'est principalement, d'ailleurs, la syphilide tuberculeuse de la paume des mains qui donne lieu aux méprises les plus fréquentes. Toutefois l'éruption syphilitique a été précédée de tubercules dont on a constaté la présence, ou à la préexistence desquels on peut remonter en interrogeant le malade, offre une coloration cuivrée, ne donne jamais naissance à une desquamation abondante, etc.

Ajoutons, d'ailleurs, qu'il existe quelquefois des circonstances bien capables d'induire en erreur un médecin prévenu : qu'un malade, par exemple, ait été atteint de syphilis avant d'avoir vu paraître son psoriasis, et l'on pourra croire qu'il existe une relation de cause à effet entre cette affection et la maladie constitutionnelle dont elle a été précédée et cependant le traitement mercuriel ne sera suivi d'aucun résultat, d'aucun effet heureux, tandis que le malade guérira rapidement si, éclairé par cet insuccès du traitement spécifique, on ordonne les alcalins à l'intérieur et si en même temps on modifie la constitution dans le cas où le malade aurait absorbé une quantité trop grande de mercure.

Le lichen circonscrit offre aussi de l'analogie avec le psoriasis, mais le lichen est caractérisé par des papules, ne donne naissance qu'à une desquamation farineuse, et n'occupe pas les régions qui sont les siéges de prédilection du psoriasis.

L'érythème pellagreux ne saurait être méconnu que par un observateur inattentif; cette affection apparaît, en effet, au printemps, est caractérisée par une rougeur érythémateuse, par des squames peu épaisses qui se détachent lentement de la surface cutanée, et bientôt par un amincissement tel de la peau que les tendons des extenseurs se dessinent nettement. Enfin elle se présente sur toutes les parties que ne protégent pas les vêtements, c'est-à-dire sur la face, les mains, les pieds, le cou, etc.

Pronostic. — Le pronostic du psoriasis varie avec l'espèce que présente le malade : cette affection est-elle artificielle, elle n'entraîne à sa suite qu'un pronostic des plus légers, puisqu'elle doit disparaître avec la cessation de la cause. Au contraire, le pronostic est très fâcheux si le psoriasis est herpétique, puisque cette espèce est sujette aux récidives, et prend droit de domicile chez le malade à mesure qu'il avance en âge. Enfin, la gravité du psoriasis arthritique, moindre que celle du psoriasis herpétique, est plus grande que celle du psoriasis artificiel. Si, en effet, cette manifestation arthritique ne guérit pas aussi facilement que le psoriasis artificiel, du moins offre-t-elle de la tendance à disparaître à une certaine période de la vie, et non à s'invétérer comme le psoriasis herpétique.

Traitement. — Le médecin chargé du traitement d'un psoriasis doit remplir deux sortes d'indications, les unes fournies par l'affection générique, les autres fournies par la nature de cette affection.

Indications fournies par l'affection. — Si dans le cours du psoriasis survient un état aigu, la médication antiphlogistique donnera les résultats les plus heureux ; on prescrira donc les bains émollients, les applications topiques émollientes, etc. On rejettera, au contraire, ces agents médicamenteux si le psoriasis est simplement chronique, et l'on mettra en usage l'huile de cade, les bains alcalins, les bains de vapeur, la pommade au goudron, etc.

L'huile de cade est le modificateur dont nous nous servons habituellement et à l'aide duquel nous obtenons les succès les plus grands. Qu'un malade se présente à nous, affecté de psoriasis, et nous lui conseillons, en outre d'un traitement général approprié, de faire chaque soir, sur toutes les parties malades, des frictions avec de l'huile de cade pure ou légèrement mitigée avec de l'huile d'amandes douces, d'en laisser une légère couche à la surface des téguments et de coucher avec la chemise qui en est imprégnée. Il est rare que nous ne constations pas une amélioration évidente au bout de quelques jours et une disparition complète de l'éruption après six semaines ou deux mois d'un traitement régulièrement suivi.

Mais les indications les plus utiles, les plus urgentes à satisfaire, sont celles qui sont fournies par la nature de l'affection.

Indications fournies par la nature de l'affection. — Le psoriasis est-il artificiel, est-il dû à la profession du malade, il faut conseiller avant tout, la cessation de la cause, si l'on veut obtenir une rapide guérison. Mais la profession du malade peut n'avoir constitué qu'une cause occasionnelle, qu'une épine qui, par sa présence, a déterminé l'apparition de manifestations arthritiques ou dartreuses; dans ce cas, l'affection subsiste même après que la cause a cessé d'exister, et pour arriver à d'heureux résultats, il faut recourir à une médication antiarthritique ou antiherpétique, médication qu'il faut employer de prime abord, si le psoriasis est arthritique ou herpétique.

Que les eaux minérales soient alcalines ou arsenicales, leur usage est suivi de peu de succès, procure peu d'améliorations, si on les conseille à un malade affecté de psoriasis herpétique; mais elles sont très utiles, au contraire, s'il s'agit d'un psoriasis arthritique : peu importe d'ailleurs qu'elles soient sulfuro-alcalines ou simplement alcalines.

Quelques dermatologistes ont vanté le bon effet des préparations cantharidiennes; je ne les ai jamais employées sur une échelle assez large pour pouvoir me prononcer avec autorité, aussi me bornerai-je à cette simple mention.

Avant de terminer cette histoire dogmatique du psoriasis, il me reste à résoudre deux questions importantes : Peut-on sans danger faire disparaître promptement le psoriasis ? Cette affection est-elle alors sujette à récidiver rapidement ? A ces questions, nous ferons les réponses suivantes : Non, le psoriasis ne peut être guéri sans danger dans certaines circonstances ; si, par exemple, le malade est atteint d'un asthme ou d'une bronchite chronique, la suppression du psoriasis aura pour effet de rapprocher les accès d'asthme et d'en allonger la durée ; de même si le malade est sujet à des accès de folie, vous verrez les intervalles de lucidité devenir moins nombreux et moins longs après la suppression du psoriasis, et au contraire la folie disparaître avec le retour de l'affection cutanée.

Dans un certain nombre de cas, il faut donc user de prudence et agir avec ménagement ; mais sauf ces exceptions, on pourra toujours sans danger guérir promptement le psoriasis.

M. Devergie prétend que si on balaye rapidement le psoriasis à l'aide de frictions générales, la récidive sera plus facile et plus à craindre ; sans doute ce retour rapide de l'affection s'effectuera si le malade cesse toute médication après la disparition de l'affection ; mais s'il continue l'usage de l'huile de cade, prend des pilules d'arséniate de fer ou la solution arsenicale, les récidives ne seront pas plus fréquentes après une guérison rapide, qu'après une disparition lente de l'affection.

CLASSEMENT DU PSORIASIS.

1° *École de Willan*. — Willan et Bateman ont rangé le

psoriasis dans l'ordre des squames, à côté du pityriasis et de l'ichthyose, mais ont établi une séparation entre la lèpre vulgaire et le psoriasis.

Samuel Plumbe, Duffin et M. Gibert ont admis le classement des auteurs anglais, mais n'ont pas considéré comme deux affections distinctes la lèpre et le psoriasis. Samuel Plumbe s'est efforcé, dans son traité intitulé : *A practical Treatise on Diseases on the Skin*, d'établir l'identité de nature de la lèpre vulgaire et du psoriasis.

M. Gibert a suivi cette voie et a écrit : « Les mots *psoriasis* et *lèpre vulgaire* doivent s'appliquer à des affections cutanées de même nature, et qui ne diffèrent entre elles que par la forme. »

MM. Cazenave et Devergie, au contraire, ont adopté, sans les modifier, les traditions willanistes, ont placé le psoriasis dans l'ordre des squames, et ont consacré un chapitre spécial à la lèpre vulgaire.

2° *École d'Alibert.* — Alibert a désigné le psoriasis sous le nom d'*herpès furfureux arrondi*, et l'a décrit dans le chapitre des dermatoses dartreuses. Pour Alibert, l'herpès est une dermatose dartreuse qui comprend deux espèces : l'herpès furfureux et l'herpès squameux ; l'herpès furfureux offre deux variétés : l'herpès furfureux volatil, et l'herpès furfureux circiné ; l'herpès furfureux volatil répond au pityriasis, et l'herpès furfureux circiné au psoriasis.

Le psoriasis constitue pour M. Hardy une des quatre affections dont se compose sa classe des dartres ; elle se trouve placée à côté du pityriasis, de l'eczéma et du lichen.

M. Gintrac (de Bordeaux) a considéré également le

psoriasis comme une dartre, et l'a placé dans sa classe essentiellement naturelle des herpétides.

Mais cet auteur ajoute dans le court chapitre qu'il a consacré aux arthritides, que des affections squameuses paraissent être la conséquence évidente du principe arthritique, et que Willan a vu chez des goutteux le psoriasis palmaire alterner avec les attaques et manifester ainsi ses affinités avec la diathèse dominante; malheureusement il ne va pas plus loin, considérant le sujet comme à l'étude.

Quant à nous, messieurs, nous avons envisagé le psoriasis, d'une part, comme une affection générique, et nous l'avons placé dans l'ordre des squames, de l'autre comme une affection symptomatique, et nous l'avons rangé parmi les affections de cause externe et parmi les affections de cause interne.

ÉNUMÉRATION ET DESCRIPTION DES ESPÈCES ET VARIÉTÉS DE PSORIASIS ADMISES PAR LES DERMATOLOGISTES.

Nous vous avons déjà dit que Willan et Bateman avaient considéré et décrit comme des genres distincts la *lèpre vulgaire* et le *psoriasis;* il nous reste maintenant à vous énumérer les variétés de forme et de siège qu'ont admises les dermatologistes anglais.

Les variétés de forme de la lèpre vulgaire sont : la lèpre vulgaire, la *lepra alphoides* et la *lepra nigricans*.

La lèpre vulgaire est caractérisée par des plaques écailleuses de différentes dimensions, mais offrant toujours une forme circulaire.

La lepra alphoides offre à peu près les mêmes caractères que la variété précédente : elle n'en diffère que par les dimensions des plaques, dont le diamètre dépasse rarement quelques lignes, par la petitesse et la blancheur des écailles, par son siége aux extrémités, etc. Or ces caractères distinctifs sont-ils suffisants pour nous faire accepter cette variété ? Nous n'hésitons pas à répondre par la négative.

Enfin la lepra nigricans est une variété plus rare, qui diffère de la lèpre vulgaire par la couleur brune et livide de ses plaques, par la facilité avec laquelle s'enlèvent les squames et parce que enfin la surface de la peau est souvent excoriée et donne issue à de la sérosité sanguine jusqu'à ce qu'une nouvelle incrustation soit formée.

Cette description s'applique-t-elle à une variété de lèpre vulgaire ou à une variété de syphilide, ainsi que le veulent quelques dermatologistes ? Évidemment Bateman a décrit dans les lignes précédentes une affection essentiellement différente de la lèpre vulgaire.

L'auteur anglais admet quatre variétés de forme de psoriasis :

Le psoriasis guttata qu'il considère comme un anneau intermédiaire au psoriasis et à la lèpre, est caractérisé par des plaques distinctes, petites, c'est-à-dire dont le diamètre dépasse rarement deux à trois lignes.

Le psoriasis diffusa (*infantilis* de Willan) est le plus ordinairement caractérisé par des plaques larges, irrégulièrement circonscrites, dont la surface est rude, rouge gercée et se trouve parsemée de légères écailles; mais dans d'autres circonstances, il commence à se manifester sous la forme de plaques séparées, dont les dimensions et la forme sont indéterminées et qui deviennent confluentes jusqu'à ce qu'elles couvrent la presque totalité du membre ; cependant cette variété peut rester limitée au point où elle est née : ainsi est-il lorsqu'elle est produite par une irritation locale, chez les boulangers (*gale des boulangers*), les blanchisseuses à leur poignet, etc.

Chez les enfants depuis l'âge de deux mois jusqu'à celui de deux ans, le psoriasis diffusa se présente quelquefois avec un développement assez grand, aussi Willan en a-t-il fait une variété distincte qu'il a désignée sous le nom de *psoriasis infantilis*.

Le psoriasis gyrata est caractérisé par des plaques disposées sous la forme d'une raie tortueuse ou serpentine.

Le psoriasis inveterata débute par des plaques distinctes, irrégulières, qui s'étendent et deviennent confluentes jusqu'à ce qu'elles couvrent à la fois toute la surface du corps, à l'exception d'une partie de la face, ou de la paume des mains et de la plante des pieds ; c'est quelquefois, ajoute Bateman, le dernier degré du psoriasis diffusa ou une suite du prurigo senilis.

Seul le psoriasis présente des variétés de siége ; ce sont :

Le psoriasis labialis ;
— palmaria ;
— ophthalmica ;
— præputialis ;
— scrotalis.

Le psoriasis labialis est situé sur les lèvres et principalement sur la lèvre inférieure dont l'épiderme délicat s'épaissit et se gerce quelquefois pendant un long intervalle de temps.

Le psoriasis palmaria est caractérisé par des plaques écailleuses présentant des sillons profonds, etc.

Telles sont les variétés de psoriasis admises par Bateman ; elles ont été plus ou moins fidèlement reproduites par les dermatologistes willanistes qui se sont succédé depuis cet auteur.

M. Cazenave, à l'exemple de Willan, Bateman et de Biett son maître, considéra la lèpre vulgaire et le psoriasis comme deux genres distincts ; toutefois il ne conserva pas les deux variétés de la lèpre vulgaire que Bateman avait décrites sous les noms de *lepra alphoides* et de *lepra nigricans*. « La première de ces deux variétés, a-t-il écrit, ne diffère de la lèpre vulgaire que par une étendue un peu moindre et une teinte un peu plus blanche de ses plaques ; quant à la seconde (*lepra nigricans*), nous ne possédons que trop peu de faits pour la décrire, nous avons cru longtemps qu'elle constituait une variété de syphilide, mais Biett a eu dans ses salles deux malades affectés d'une éruption offrant tous les caractères de la lepra nigricans, et n'étant évidemment pas de nature syphilitique. »

Enfin notre collègue a admis les quatre variétés de forme de psoriasis qu'avait décrites Bateman, et en outre des cinq variétés de siège du dermatologiste anglais, les deux variétés suivantes : le psoriasis dorsalis et le psoriasis unguium.

« Le psoriasis dorsalis, dit-il, est quelquefois fixé sur le dos de la main et s'étend peu à peu sur la face dorsale des doigts ; il présente des squames plus sèches, plus larges, plus dures, se compliquant de gerçures profondes au niveau des articulations. C'est la gale des boulangers ; on le rencontre aussi chez les blanchisseuses. » Il est facile de s'apercevoir que sous le nom de psoriasis dorsalis, M. Cazenave a décrit la forme locale du psoriasis diffusa de Bateman. Est-ce bien là, d'ailleurs, un psoriasis que la plume de notre collègue a décrit?

Le psoriasis unguium est une forme que M. Cazenave a empruntée à Biett; elle coexiste souvent avec d'autres formes, et principalement avec le psoriasis guttata; l'affection gagne ordinairement la matrice de l'ongle, la sécrétion est viciée, l'ongle se contourne, se couvre d'aspérités, devient inégal, lamelleux.

Cette variété constitue une manifestation arthritique.

M. Rayer a décrit également comme genres distincts la lèpre vulgaire et le psoriasis, et a admis deux variétés de lèpre vulgaire, la lèpre alphoïde et la lèpre vulgaire proprement dite.

D'autre part, il a accepté, sans y apporter de modifications, les quatre variétés du psoriasis de Bateman : le psoriasis discret (*guttata*), le psoriasis confluent (*diffusa*), le psoriasis inveterata ou agria des anciens, et enfin, le psoriasis gyrata; mais il a décrit six variétés de siége : les psoriasis du cuir chevelu, de la face, du tronc, du scrotum, du prépuce et des mains.

Nous vous tracerons dans un instant les caractères distinctifs de ces variétés, disons seulement ici que la plupart constituent des manifestations arthritiques, que M. Rayer, en parlant du psoriasis de la face, avance que les affections squameuses des paupières ne constituent pas, comme il le croyait, des formes de psoriasis, mais des variétés de pityriasis, distinction peu importante à nos yeux, puisque la nature, et partant le traitement de l'affection, ne changent pas, qu'elle soit d'ailleurs psoriasique ou pityriasique; que ce même auteur admet enfin trois sous-variétés de psoriasis palmaire :

Le psoriasis palmaire discret et confluent,
— centrifuge,
— de la face dorsale des mains.

De ces sous-variétes, la dernière correspond à la forme locale du psoriasis diffusa de Bateman, ou au psoriasis dorsalis de Cazenave; la deuxième s'observe, selon M. Rayer, chez les blanchisseuses et les personnes exposées au contact des substances métalliques, est sujette aux récidives, est caractérisée par une élevure solide dont le sommet présente une petite écaille épidermique blanche et sèche, élevure bornée par un cercle rougeâtre autour duquel s'en forme bientôt un deuxième, par des démangeaisons, et plus tard par des gerçures répondant aux lignes observées à la paume de la main; et la première, enfin, est caractérisée par des élevures plus larges que celles des autres variétés de psoriasis, rougeâtres, fermes sous le doigt, siéges de démangeaisons, d'une chaleur assez vive, et de douleur à la pression, élevures qui s'affaissent et font place à un épaississement et à une teinte jaunâtre de l'épiderme, semblable à celle de la peau du talon.

M. Gibert n'a pas séparé le psoriasis et la lèpre vulgaire, mais les a décrits comme deux variétés d'une même affection générique. A l'exemple de ses prédécesseurs, il a admis quatre variétés de forme : les psoriasis guttata, diffusa, inveterata, gyrata, et les quatre variétés suivantes de siége : les psoriasis palmaria et plantaria, præputii et scrotalis, labialis, ophthalmica.

Au sujet des variétés de forme, M. Gibert se demande si

l'on ne pourrait pas indiquer sous le nom de *psoriasis orbicularis* une autre nuance décrite par MM. Cazenave et Schédel, nuance qui lui paraît avoir été retracée par M. Alibert, sous le nom de *dartre squameuse orbiculaire*, et qui est caractérisée par de larges plaques arrondies, rosées, recouvertes de squames minces et légères.

Nous pensons que cette description se rapporte à un pityriasis, mais nous vous rappelons qu'une erreur de genre importe peu au point de vue thérapeutique, puisque la nature de l'affection reste la même.

En décrivant les variétés de siége, M. Gibert établit un rapprochement entre le psoriasis palmaire et la dartre centrifuge d'Alibert. Eh bien! si M. Gibert a raison pour un certain nombre de cas, il a tort pour un grand nombre; si, en effet, la dartre centrifuge comprend le psoriasis, elle comprend aussi l'érythème centrifuge.

Enfin, notre collègue se demande si on ne devrait pas signaler comme variété de siége distincte le psoriasis capitis, vu les analogies qu'il présente avec le pityriasis et l'eczéma. Sans aucun doute, le psoriasis capitis constitue une variété de siége importante, mais moins importante à cause de ses apparences extérieures qu'en raison de son origine très souvent arthritique.

M. Devergie, dont la plume a écrit : Qu'importe qu'un psoriasis soit punctata, guttata, etc.? M. Devergie a cependant décrit comme deux genres distincts le psoriasis et la lèpre vulgaire, c'est-à-dire deux affections qui ne diffèrent que par la forme.

Ce médecin admet des formes simples et des formes composées de psoriasis :

Les quatre variétés de Willan et Bateman et en outre le psoriasis punctata, variété dont les éléments sont toujours limités à des surfaces malades offrant seulement quelques millimètres d'étendue, et sont susceptibles de se multiplier mais non de s'étendre; et le psoriasis nummularia caractérisé par des plaques arrondies de la largeur de pièces de deux à cinq francs, telles sont les formes simples admises par M. Devergie.

Les formes composées sont au nombre de deux : « le psoriasis eczémateux a son siége principal aux jambes et aux avant-bras. Il se montre sous une forme chronique, est caractérisé par une ou plusieurs surfaces plus ou moins étendues qui dès l'abord se recouvrent d'un mélange de squames et de lamelles épidermiques, tout en causant des démangeaisons et en fournissant de temps à autre de la sérosité. Les démangeaisons conduisent aux grattages, produisent des fendillements, des fissures que l'on n'observe jamais dans le psoriasis simple.

» Sa marche est d'ailleurs à peu près la même, ce qui importe, c'est la thérapeutique qui est différente de celle du psoriasis simple. On ne peut, en effet, faire usage de pommades aussi fortes que dans le psoriasis simple, et on obtient de très heureux résultats avec les préparations arsenicales.

» Le psoriasis herpétiforme occupe la partie interne des membres et la région antérieure du tronc autant que leur partie externe et le dos. Il est caractérisé par de petites élevures rouges, ressemblant à des papules plates, qui se dépriment à leur centre, se guérissent en même temps qu'un bourrelet se forme à la circonférence, grandit, s'étend de plus en plus, entourant ainsi la partie saine. »

M. Devergie ajoute que le trichophyton peut se développer sur ces plaques et que l'on a alors sous les yeux une première variété qui répond à l'herpès circiné ordinaire, mais qu'il en existe une autre caractérisée par un bourrelet circonférentiel comme la précédente, mais dont le centre est malade.

Le psoriasis eczémateux constitue une manifestation arthritique ; quant à la première variété de psoriasis herpétique, elle doit être regardée comme une affection parasitaire, comme un érythème ou un herpès circiné trichophytique.

Enfin M. Devergie admet comme variétés de siége, les psoriasis palmaire et plantaire, le psoriasis capitis et le psoriasis unguium, toutes variétés qui constituent pour nous autant de dépendances de l'arthritis, mais rejette comme variétés de siége les psoriasis scrotalis, præputialis, ophthalmica, qui ne sont pour lui que des variétés de siége du pityriasis rubra.

École d'Alibert. — Alibert a décrit le psoriasis et la lèpre vulgaire sous les noms d'*herpès squameux lichénoïde* et d'*herpes furfureux arrondi* dans la classe des dermatoses dartreuses. Ses descriptions n'offrent aucune particularité et ne méritent pas de nous arrêter.

M. Gintrac (de Bordeaux) a admis implicitement deux espèces de psoriasis : le psoriasis herpétique et le psoriasis arthritique ; d'une part, en effet, il a décrit le psoriasis dans la classe des herpétides et d'autre part, il a laissé entrevoir dans le chapitre consacré à l'arthritis, que le psoriasis avait des rapports évidents avec l'arthritis et les affections arthritiques ; malheureusement il n'a pas indiqué les caractères objectifs à l'aide desquels on pouvait reconnaître le psoriasis goutteux.

Les divisions secondaires ne présentant rien de particulier, nous les passons sous silence.

M. Hardy n'a admis qu'une seule espèce de psoriasis, et a rattaché exclusivement à la dartre cette affection squameuse; mais il a décrit des variétés de forme et des variétés de siége.

Les variétés de forme sont les psoriasis punctata, guttata, circiné (*lèpre vulgaire*), nummulaire, gyrata et diffusa, variétés sans importance aucune.

Les variétés de siége sont : le psoriasis communis qui recouvre tout le corps ou seulement les coudes et les genoux.

Le psoriasis capitis,
— de la face,
— palmaire et plantaire,
— unguium,
— præputialis,
— général.

Cette dernière variété est caractérisée par des squames peu épaisses, peu adhérentes, non imbriquées, recouvrant une peau rouge, tendue, etc.; elle nous paraît être une variété de pityriasis.

Telles sont les espèces et les variétés de psoriasis admises par les willanistes et les alibertistes ; leur énumération vous a prouvé que les adeptes de l'école anglaise et les partisans d'Alibert ont suivi pour le psoriasis la ligne de conduite qu'ils avaient déjà adoptée au sujet des autres affections génériques, que ceux-là ont uniquement décrit des variétés de forme ou de siége, mais n'ont en aucune façon cherché à rattacher le psoriasis à une maladie telle que la dartre; que ceux-ci ont sans doute compris que cette affection n'était qu'une manifestation d'un ou de plusieurs états généraux de l'économie, mais l'ont exclusivement rattaché à la dartre, tandis qu'elle constitue une manifestation arthritique et herpétique.

ESPÈCES ET VARIÉTÉS DE PSORIASIS ADMISES PAR M. BAZIN.

Nous reconnaissons deux grandes espèces de psoriasis : le psoriasis de cause externe et le psoriasis de cause interne.

Le psoriasis de cause interne est arthritique ou herpétique et chacune de ces deux espèces secondaires comprend des variétés que nous avons énumérées dans le tableau synoptique suivant :

1° PSORIASIS DE CAUSE EXTERNE.

Psoriasis dû au frottement des téguments contre des parties irritantes.

2° PSORIASIS DE CAUSE INTERNE.

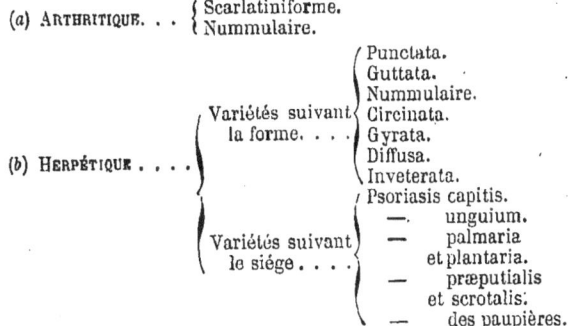

Les variétés d'aspect que nous désignons sous les noms de *scarlatiniforme* et de *nummulaire* n'appartiennent qu'au psoriasis arthritique, tandis que toutes les **variétés** de siège dites psoriasis capitis, unguium, etc., sont communes aux psoriasis arthritique et herpétique; mais, tandis que dans le psoriasis arthritique, l'affection est limitée à chacune de ces régions, dans la plupart des cas elle occupe simultanément d'autres parties du corps lorsqu'elle est herpétique.

1° *Psoriasis de cause externe.* — Le psoriasis artificiel s'observe sur des régions spéciales : au-dessous de la rotule, chez les personnes qui par piété se mettent fréquemment et restent longtemps à genoux; sur la face dorsale des articulations des phalanges chez certains artisans, etc. Il est dans ces cas toujours facile à reconnaître par la localisation de l'affection, l'aspect terne des écailles, les antécédents, etc.

A. *Psoriasis arthritique.* — Cette espèce occupe de préférence les régions découvertes, telles que la tête, la paume des mains, la plante des pieds, etc., mais se rencontre rarement au niveau des coudes et des genoux, régions où siège habituellement le psoriasis herpétique.

Le psoriasis arthritique se présente sous l'aspect scarlatiniforme et sous la forme nummulaire.

a. Le psoriasis scarlatiniforme se développe, dans la plupart des cas, simultanément à la plante des pieds, à la paume des mains, à la racine des cheveux et aux organes génitaux; cependant il peut n'occuper que quelques-unes de ces régions.

Il est caractérisé par un sentiment de tension et de brûlure au niveau des parties malades, par une desquamation qui a lieu par larges plaques épidermiques analogues à celles de la scarlatine, par un épaississement et une rougeur scarlatiniforme des téguments sous-jacents aux squames, et enfin lorsque l'affection siége à la paume des mains et à la plante des pieds, par des fissures profondes, desquelles s'écoule une sérosité plastique qui se concrète sous forme de croûtes, ainsi que par la demi-flexion des doigts et des orteils. Cette forme de psoriasis est assez rare.

b. Le psoriasis nummulaire occupe à peu près les mêmes régions que le psoriasis scarlatiniforme. Il est caractérisé par des plaques rouges, arrondies et recouvertes de squames qui ne présentent jamais la couleur blanche et argentée, la sécheresse remarquable des squames du psoriasis herpétique, mais offrent une humidité due à une sécrétion intermittente des surfaces malades; d'où il résulte qu'il est quelquefois difficile de décider si l'on a sous les yeux un eczéma ou un psoriasis.

C'est, du reste, un des principaux caractères du psoriasis arthritique que la tendance qu'il possède à se convertir en affection suintante, en eczéma : que de fois n'aurez-vous pas l'occasion d'observer à côté de plaques psoriasiques facilement reconnaissables, des plaques recouvertes de squames jaunâtres et molles comme celles de l'eczéma, ou même recouvertes d'un liquide séro-plastique sur une partie de leur étendue? Sachez enfin que le psoriasis devenu eczémateux peut se transformer de nouveau en affection squameuse.

Les surfaces affectées de psoriasis sont ordinairement le siége de picotements et d'élancements.

Le psoriasis scarlatiniforme présente quelquefois une

durée très courte et se termine dans l'espace de quelques semaines, mais souvent il passe à l'état chronique et se perpétue pendant un temps indéterminé. Le psoriasis nummulaire, au contraire, suit toujours une marche chronique, est sujet à récidiver et revient à des saisons ou à des époques fixes. Mais à une certaine époque, l'affection disparaît à jamais, soit parce que la maladie qui lui a donné naissance, a cédé à un traitement approprié, soit parce qu'elle a fait place à des manifestations d'une période plus avancée.

B. *Psoriasis herpétique*. — C'est au psoriasis herpétique que s'applique surtout la description générale que nous avons donnée du psoriasis; aussi est-il inutile de nous appesantir sur les signes généraux de cette espèce, et avons-nous seulement besoin d'indiquer les caractères qui séparent le psoriasis dartreux du psoriasis arthritique.

Le psoriasis herpétique débute par les coudes et les genoux, tandis que le psoriasis arthritique occupe les parties découvertes du corps et principalement la paume des mains, la plante des pieds, etc.; celui-ci reste localisé aux points où il est né, tandis que celui-là tend à envahir toute la surface du corps, et des coudes, et des genoux, se propage sur les membres et le tronc; le premier est caractérisé par des plaques arrondies et recouvertes de squames blanches, argentées et sèches; le second par des plaques qui peuvent revêtir toutes les formes et sont recouvertes de squames jaunâtres et humides; enfin le psoriasis herpétique est le siége de démangeaisons, et le psoriasis arthritique de picotements et d'élancements.

En n'admettant pas l'existence du psoriasis syphilitique, nous nous mettons en désaccord avec la plupart des dermatologistes contemporains; aussi devons-nous vous expliquer pour quels motifs nous n'acceptons pas leur opinion.

Nous pensons que le psoriasis syphilitique des auteurs n'est qu'une phase de l'évolution de la syphilide tuberculeuse circonscrite, de la roséole ou des plaques muqueuses des mains, et que c'est faute d'avoir établi la distinction qui existe entre la lésion primitive et la lésion secondaire, qu'ils sont tombés dans l'erreur. Les trois affections que je viens de vous signaler sont caractérisées par une exfoliation épidermique secondaire qui présente une analogie évidente avec les squames du psoriasis et que pour cette raison on a confondu avec cette dernière affection. Mais, je vous le répète, cette exfoliation ne constitue qu'une phase de l'évolution de quelques syphilides.

Le psoriasis herpétique constitue une affection sérieuse à cause de sa longue durée, de sa tendance à récidiver et à envahir des parties du corps de plus en plus étendues à mesure que le malade avance en âge et enfin parce que l'on doit toujours craindre l'apparition de manifestations herpétiques plus graves.

Je vous ai tracé les règles à suivre dans le traitement du psoriasis, il est donc inutile d'y revenir.

Le psoriasis herpétique offre un grand nombre de variétés de forme et quelques variétés de siége.

Les variétés suivant la forme sont fondées sur la naissance, la marche et l'évolution des éléments psoriasiques, ce sont : les psoriasis punctata, guttata, nummulaire, circinata, gyrata, diffusa, inveterata. Nous les avons décrites en vous faisant l'histoire du psoriasis en général.

Les variétés de siége sont : les psoriasis capitis, unguium, plantaria et palmaria, præputialis et scrotalis et enfin le psoriasis général.

Nous vous avons fait remarquer qu'il n'existait pas de psoriasis général dans le sens absolu de ce mot, mais seulement un psoriasis occupant un grand nombre de régions; quant aux autres variétés, elles ont de l'importance moins parce qu'elles offrent certains signes spéciaux, que parce qu'elles constituent des manifestations arthritiques lorsqu'elles sont limitées aux régions indiquées. Néanmoins nous accorderons à chacune d'elles quelques lignes de description, afin de n'être pas incomplet.

Le psoriasis capitis apparaît primitivement à la partie antérieure du cuir chevelu et s'irradie de là en arrière ou sur les côtés. Il est caractérisé par des plaques arrondies et recouvertes de squames sèches, jaunâtres plutôt que blanches et argentées, plâtreuses pour ainsi dire. Ces plaques sont disséminées irrégulièrement au milieu des cheveux et au-dessous d'elles le cuir chevelu est rouge et épaissi.

Si le psoriasis est limité à cette région, il constitue le plus souvent une affection arthritique ; si au contraire il existe simultanément sur le front, la face et surtout aux coudes et aux genoux, il forme une manifestation herpétique.

Le psoriasis unguium est caractérisé par un épaississement plus ou moins grand et par des cannelures longitudinales des ongles. Ces appendices deviennent très friables, se déforment, présentent à leur extrémité libre une sorte de disjonction de leurs lamelles, finissent par tomber et sont alors remplacés par des écailles épidermiques jaunâtres qui forment une saillie informe, gênent la marche et déterminent quelquefois des abcès des orteils quand ils occupent ces régions. Ils repoussent cependant et reviennent à leur état normal, si l'on a recours à un traitement rationnel, c'est-à-dire arthritique ou herpétique suivant la localisation ou la généralisation de l'affection.

Les psoriasis palmaire et plantaire peuvent être limités exactement à la paume des mains et à la plante des pieds ou occuper toute la surface du pied ou de la main. Le plus souvent on observe des plaques arrondies, de dimensions variables et séparées les unes des autres par des intervalles de peau saine ; quelquefois elles se réunissent et ne forment plus qu'une vaste surface squameuse parsemée de fissures profondes qui rendent les mouvements douloureux.

Lorsque le psoriasis est limité aux mains et aux pieds, il constitue presque toujours, d'après M. Hardy, une manifestation de la syphilis. Mais telle n'est pas notre opinion, vous avons-nous dit ; selon nous, cette variété est dans l'immense majorité des cas une affection arthritique. (Voyez plus haut.)

Les psoriasis præputialis et scrotalis siégent, ainsi que leur nom l'indique sur la verge, le gland, le prépuce et le scrotum. Ils sont caractérisés par des squames minces, et des fissures qui rendent les érections douloureuses et s'opposent quelquefois à l'accomplissement du coït.

Le psoriasis des paupières enfin, gêne les mouvements des voiles palpébraux dont il amène quelquefois le renversement, se propage souvent à la conjonctive et en impose pour des blépharites scrofuleuses.

A toutes ces variétés déjà si nombreuses il faut encore ajouter le *psoriasis pilaris* dont nous avons dernièrement observé un cas des plus remarquables. La seule particularité importante à noter dans ce fait, c'est qu'au début il a donné lieu à une erreur de diagnostic : on l'a pris pour une acné miliaire généralisée. L'erreur s'explique par l'état aigu de l'affection psoriasique qui avait donné lieu à une sécrétion séro-purulente, au-dessous de la squame, dans le conduit folliculaire lui-même.

FIN.

TABLE ANALYTIQUE DES MATIÈRES.

PREMIÈRE LEÇON. — **Considérations générales**	1
Classifications de Willan, de M. Rayer et d'Alibert.—Classifications correspondantes de M. Bazin	2
Supériorité des doctrines de M. Bazin	15
État des esprits à l'égard des affections parasitaires et artificielles.	16
Objections dirigées contre les affections de cause interne	18
1° Les doctrines de M. Bazin ne sont pas différentes de celles de Lorry	19
2° La syphilis est une maladie virulente!	20
3° La diathèse à l'aide de laquelle M. Bazin veut expliquer les maladies constitutionnelles n'existe pas	21
4° On doit considérer les unités pathologiques de M. Bazin comme autant de maladies distinctes et non comme autant d'affections dépendant d'une seule entité morbide	23
5° La catégorisation des dartres est impossible	25
Réfutation des objections adressées par M. Hardy aux caractères que M. Bazin a assignés aux arthritides	28
Vains efforts de Joseph Frank et de M. Gintrac pour catégoriser les dartres	32
DEUXIÈME LEÇON. — **De l'érythème**	34
Que doit-on entendre par affections propres et par affections génériques?	34
But des leçons de l'année 1861	35
1° Histoire du genre érythème	36
Définition de l'érythème	36
Symptomatologie	37
Marche, durée, terminaison et siége de l'érythème	38
Diagnostic du genre	39
Pronostic et traitement	41
2° Classement de l'érythème. — École de Willan	42
Classement de l'école de Willan	42
Classement de l'école d'Alibert	43
Classement de M. Bazin	46
3° Énumération et description des espèces d'érythème	47
École de Willan	47

Variétés admises par Bateman	47
— par MM. Cazenave et Gibert	50
— par M. Rayer	52
— par M. Devergie	53
École d'Alibert	54
Espèces admises par Alibert	54
— M. Hardy	55
— J. Frank	58
— M. Gintrac	60
Espèces et variétés d'érythèmes admises par M. Bazin	62
Érythème de cause externe	63
Érythème pathogénétique (pellagreux et acrodynique)	64
Érythème de cause interne	64
Erythema circinatum et marginatum	65
Erythema papulatum et tuberculatum	67
Érythème papulo-tuberculeux	67
Érythème noueux	68
Érythème intertrigo	71
Érythème pernio	73
Érythème induré	73
TROISIÈME LEÇON. — **De l'herpès**	75
La signification du mot herpès est restée vague jusqu'à Willan	75
M. Hardy rejette l'herpès	75
Mauvaise définition de M. Devergie	76
Opinions de MM. Cazenave et Gibert	75
Opinions d'Hippocrate et de Galien sur l'herpès	77
Signification nette donnée par Willan à l'expression herpès	78
Alibert, Pierre et Joseph Frank ont adopté l'opinion des anciens sur l'herpès	78
1° De l'herpès en général	79
Définition	79
Symptomatologie	79
Siége anatomique	80
Diagnostic	81
Pronostic et traitement	84
2° Classement de l'herpès	85
Il n'est pas permis de supprimer l'herpès, comme l'a fait M. Hardy	85
Classement de l'école willaniste	87
Classement de l'école d'Alibert	87
Classement de M. Bazin	88

TABLE DES MATIÈRES.

3° Énumération et description des espèces d'herpès............	88
École de Willan.....................................	88
Variétés admises par Willan et Bateman..................	88
— M. Rayer..........................	90
— M. Cazenave......................	90
— M. Gibert........................	92
— M. Devergie......................	93
École d'Alibert..	100
Espèces admises par Alibert............................	100
— J. Frank.........................	104
— M. Bazin.........................	102
Herpès de cause externe...............................	106
Herpès parasitaire....................................	106
Herpès circiné.......................................	106
Herpès iris...	107
Observation d'hydroa.................................	108
L'herpès iris de Bateman n'est autre chose que notre hydroa..	114
Herpès nummulaire parasitaire..........................	116
Herpes labialis, præputialis, vulvaris....................	120
Herpès phlycténoïde...................................	122
Zona..	124
Hydroa..	128
QUATRIÈME ET CINQUIÈME LEÇON. — **De l'eczéma**..........	138
1° Histoire du genre eczéma............................	138
Définition...	138
Définition de M. Devergie.............................	139
Définition de M. Hardy...............................	140
Symptomatologie.....................................	143
Marche, durée, terminaison............................	146
Anatomie pathologique................................	150
Sémiologie, diagnostic................................	152
— pronostic................................	158
Traitement..	159
2° Classement de l'eczéma.............................	168
Classement des willanistes.............................	168
Classement des alibertistes............................	169
Classement de M. Bazin...............................	170
3° Énumération et description des espèces et variétés d'eczéma admise par les auteurs.............................	171
École de Willan......................................	171
Variétés admises par Bateman..........................	171

Variétés admises par Biett et M. Cazenave..... 172
— M. Gibert......................... 174
— M. Rayer....................... 174
— M. Devergie................... . 176
École d'Alibert................................ 180
Espèces d'eczéma admises par Alibert.................... 180
— M. Hardy.................. 182
— Giutrac.................... 185
Espèces et variétés admises par M. Bazin................. 189
Eczéma de cause externe............................... 189
Eczémas constitutionnels.............................. 189
Eczéma scrofuleux.................................... 189
Eczéma arthritique.................................... 191
Eczéma herpétique. 194
Eczema rubrum généralisé............................ 195
Forme inflammatoire de l'eczéma herpétique chronique...... 196
Forme sécrétante de l'eczéma herpétique chronique......... 198
Variétés de siége de l'eczéma........................... 199

SIXIÈME LEÇON. — **Du sycosis**.......................... 201

Les anciens connaissaient le sycosis, mais en ignoraient la nature 201
Les caractères principaux de notre sycosis se retrouvent dans la
  relation d'une épidémie que Pline nous a transmise....... 201
1° Histoire du genre sycosis............................. 204
 Définition.. 204
 Symptomatologie................................... 205
 Marche, durée et terminaison du sycosis................ 208
 Siége anatomique................................... 212
 Diagnostic... 213
 Pronostic.. 217
 Traitement... 217
2° Classement du sycosis............................... 221
 Classement des willanistes........................... 221
 Classement des alibertistes........................... 222
 Classement de M. Bazin.............................. 225
3° Espèces et variétés de sycosis admises par les dermatologistes. 225
 École de Willan..................................... 225
 Variétés admises par Bateman......................... 225
 — M. Devergie..................... 226
 — M. Rayer....................... 231
 — M. Cazenave.................... 231
 — M. Gibert....................... 231

TABLE DES MATIÈRES.

École d'Alibert..	232
Espèces admises par Alibert...................................	232
Découverte d'un champignon dans le sycosis par M. Gruby (1842)	233
Influence de cette découverte..................................	233
Espèces de sycosis admises par M. Hardy.......................	234
— par M. Gintrac...................	235
Espèces et variétés admises par M. Bazin.....................	236
Sycosis de cause externe......................................	236
Sycosis de cause interne......................................	237
Sycosis arthritique, syphilitique, scrofuleux	237
Différences qui existent entre le sycosis parasitaire et le sycosis arthritique...	238
Objections de M. Chausit......................................	241

SEPTIÈME LEÇON. — De l'acné........................... 243

Que doit-on entendre par le mot acné?.........................	243
Diverses étymologies et définitions assignées à l'expression acné.	243
Manière dont M. Bazin envisage l'acné.........................	245
Acné considérée au point de vue anatomo-pathologique......	247
Acné considérée au point de vue sémiologique................	248
1° De l'acné boutonneuse.......................................	248
Définition de l'acné boutonneuse	248
Symptomatologie...	249
Marche, durée, terminaison....................................	250
Anatomie pathologique...	252
Diagnostic...	253
Pronostic..	256
Traitement	256
Traitement local...	258
Traitement interne...	260
2° Classement de l'acné..	263
Classement des willanistes...................................	263
Classement des alibertistes...................................	264
Classement de M. Bazin..	266
3° Énumération et description des espèces et variétés d'acné....	266
École de Willan...	266
Variétés d'acné admises par Bateman..........................	266
— Biett	266
— MM. Cazenave et Rayer.........	267
— M. Gibert.......................	268
École d'Alibert	269
Espèces d'acné admises par Alibert	269

Espèces d'acné admises par M. Gintrac............ 271
— M. Devergie................... 272
— M. Hardy..................... 274
Espèces et variétés d'acné admises par M. Bazin............ 275
Acnés de cause externe................................ 276
Acné artificielle et acné pathogénétique....... 276
Acnés constitutionnelles 278
Acné scrofuleuse...................... 278
Acné varioliforme.................................... 278
Acne miliaris.. 279
Acne indurata et acne rosea... 280
Acné arthritique..................................... 282
Acne pilaris... 282
Acne miliaris, indurata et rosea..................... 284
Acné syphilitique.................................... 286

HUITIÈME LEÇON. — **Du lichen**...................... 288

1° Histoire du genre lichen.............................. 288
   Définition du lichen............................... 289
   Symptomatologie..... 289
   Marche, durée, terminaison......................... 291
   Siége anatomique 292
   Diagnostic 292
   Pronostic.. 299
   Traitement... 299
   Indications fournies par l'affection générique............. 300
   Indications fournies par la nature de l'affection..... 301
2° Classement du lichen................................ 303
   Classement des willanistes... 303
   Classement des alibertistes......................... 304
   Classement de M. Bazin............................. 307
3° Énumération et description des espèces et variétés de lichen.. 308
   Variétés admises par Bateman....................... 308
   — M. Cazenave. 309
   — M. Gibert....................... 311
   — M. Rayer....................... 311
   — M. Devergie..................... 313
   — M. Gintrac...................... 316
   — M. Hardy....................... 316
Espèces et variétés de lichen admises par M. Bazin........... 318
Lichens de cause externe............................... 319
Lichen artificiel..................................... 319

TABLE DES MATIÈRES.

Lichen parasitaire	320
Lichen de cause interne	321
Lichen scrofuleux	321
Lichen arthritique	322
Lichen circonscrit	322
Lichen pilaris	323
Lichen lividus	325
Lichen herpétique	326
Lichen syphilitique	327
NEUVIÈME LEÇON. — Du pityriasis	**330**
1° Histoire du genre pityriasis	330
Définition	331
Symptomatologie	332
Marche, durée, terminaison	336
Siége anatomique du pityriasis	337
Diagnostic	338
Pronostic	341
Traitement	341
Indications fournies par l'affection elle-même	341
Indications fournies par la nature de l'affection	342
2° Classement du pityriasis	343
Classement des willanistes	343
Classement des alibertistes	346
Classement de M. Bazin	349
3° Énumération et description des espèces et variétés de pityriasis	349
École de Willan	349
Variétés de pityriasis admises par Willan et Bateman	349
— M. Cazenave	351
— M. Gibert	352
— M. Devergie	353
— M. Rayer	357
École d'Alibert	359
Espèces et variétés admises par Alibert	359
— M. Gintrac	359
— M. Hardy	359
Espèces et variétés de pityriasis admises par M. Bazin	361
Pityriasis de cause externe	363
Pityriasis de cause interne	365
Pityriasis arthritique	365
Pityriasis rubra aigu	365
Pityriasis chronique arthritique	365

Pityriasis herpétique.................................... 370
Pityriasis simple ou alba des auteurs..................... 370
Pityriasis inflammatoire herpétique....................... 371

DIXIÈME LEÇON. — **Du psoriasis**........................ 372
  1° La lèpre vulgaire et le psoriasis ne forment qu'un seul et même genre.. 372
    Définition du psoriasis................................ 375
    Symptomatologie...................................... 375
    Marche et durée...................................... 382
    Siége anatomique..................................... 383
    Diagnostic.. 383
    Pronostic... 386
    Traitement.. 387
  2° Classement du psoriasis.............................. 389
    Classement des willanistes............................ 389
    Classement des alibertistes........................... 390
    Classement de M. Bazin............................... 391
  3° Énumération et description des espèces et variétés du psoriasis. 391
    École de Willan....................................... 391
    Variétés admises par Willan et Bateman................. 391
        —   M. Cazenave....................... 394
        —   M. Rayer.......................... 395
        —   M. Gibert......................... 396
        —   M. Devergie....................... 397
    École d'Alibert....................................... 398
    Espèces et variétés admises par Alibert................ 398
        —   M. Gintrac........................ 398
        —   M. Hardy.......................... 399
    Espèces et variétés de psoriasis admises par M. Bazin.... 401
    Psoriasis de cause externe............................ 402
    Psoriasis de cause interne............................ 402
    Psoriasis arthritique.................................. 402
    Psoriasis scarlatiniforme.............................. 402
    Psoriasis nummulaire.................................. 403
    Psoriasis herpétique.................................. 404
    Psoriasis capitis, unguium, plantaria, palmaria, præputialis, scrotalis et pilaris.................................... 406

FIN DE LA TABLE DES MATIÈRES.

Paris. — Imprimerie de L. MARTINET, rue Mignon, 2.

www.ingramcontent.com/pod-product-compliance
Lightning Source LLC
Chambersburg PA
CBHW060545230426
43670CB00011B/1691